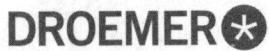

Michael Schulte-Markwort

Kindersorgen

Was unsere Kinder belastet
und wie wir ihnen helfen können

DROEMER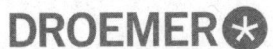

Besuchen Sie uns im Internet:
www.droemer.de

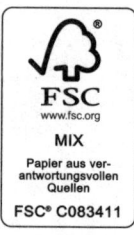

FSC
www.fsc.org
MIX
Papier aus ver-
antwortungsvollen
Quellen
FSC® C083411

© 2017 Droemer Verlag
Ein Imprint der Verlagsgruppe
Droemer Knaur GmbH & Co. KG, München
Alle Rechte vorbehalten. Das Werk darf – auch teilweise –
nur mit Genehmigung des Verlags wiedergegeben werden.
Covergestaltung: ZERO Werbeagentur, München
Coverabbildung: FinePic®, München / shutterstock
Die Bilder hat für uns Simone Trinkl gemalt.
Satz: Nadine Clemens, München
Druck und Bindung: CPI books GmbH, Leck
ISBN 978-3-426-27724-9

5 4 3 2 1

Für Pippi und Ronja.
Und die anderen.

Inhalt

Der Blick der Kinder – ein Übersetzungsversuch

Emil

Emil ist acht Jahre alt. Er freut sich riesig, als seine Eltern ihm eröffnen, dass sie gemeinsam mit ihm und seiner jüngeren Schwester in den Zirkus gehen werden. Das Plakat in der Straße zeigt Löwen und Elefanten, und auch die Clowns sehen lustig aus. Emil zieht seine beste Hose an und sein Lieblingshemd. Tatsächlich ist es in dem riesigen Zelt wirklich aufregend: Es riecht so ungewohnt nach Sägespänen und Tieren, muffig, streng und gleichzeitig so ganz anders. In der Pause wird das große Gitter in der Manege montiert, damit direkt danach die große Löwenschau gezeigt werden kann. Während die Kapelle einen Tusch spielt, bei dem Emil richtig Gänsehaut bekommt, zeigt ein Jongleur noch seine Künste. In einem Gittergang warten schon die Löwen darauf, hereingelassen zu werden. Emil ist fasziniert. Wie geht das wohl, die Löwen aus ihrem Wagen, den er in der Pause gesehen hat, so ruhig hierher in den Gang und dann in die Manege zu lotsen? Gebannt beobachtet Emil die Löwen in dem abgedunkelten Gang. Ruhig stehen sie da, schütteln ab und zu ihre riesige Mähne, und beim Gähnen sieht man ihre furchterregenden Zähne. Der Dompteur steht neben dem Gang und dirigiert seine Tiere ab und zu mit einer kurzen Stange. Emils Vater sitzt hinter seinem Sohn und nimmt immer wieder den Kopf seines Sohnes in die Hände, um ihn auf das Geschehen in der Manege auszurichten. Interessiert dich nicht, was da vorne passiert? Schau nach vorne! Emil lässt sich nicht abbringen. Das Schauspiel hinter den Kulissen fasziniert ihn. Störrisch entwindet er sich immer wieder aus den Händen seines Vaters, der schließlich seufzend aufgibt.

Etwas später sind endlich die Clowns dran. Emil findet sie sehr laut und rücksichtslos. Sie gehen einfach in die erste Reihe und ziehen Kinder in die Manege. Wie gut, dass Emil in der dritten Reihe sitzt. Manche Späße sind wirklich lustig, und auch Emil muss herzhaft lachen. Doch dann entzünden sich plötzlich Knallfrösche, die »im Po« eines der Clowns versteckt sind. Was wie große Pupse wirken soll und viele kleine und große Zuschauer auch sehr belustigt, ist für Emil schrecklich. Er erschrickt fürchterlich und stellt sich vor, wie das sein muss, wenn man »Knaller im Po« haben muss. Weinend läuft er hinaus, und seine Mutter kann ihn nur schwer beruhigen. Auch, wenn es nicht echt war, wie seine Mama immer wieder betont, kann sich Emil nur langsam von seinem Schrecken erholen. Lustig ist doch etwas anderes! Was soll lustig daran sein, wenn Knallfrösche an so einem empfindlichen Körperteil explodieren? Emils Vater ist entnervt. Die Vorstellung dauert noch eine halbe Stunde, und jetzt stehen sie alle draußen vor dem Zelt und frieren. Erst interessiert der Junge sich nicht für das, was in der Manege passiert, und jetzt sprengt er durch seine übertriebene Angst den Familienausflug in den Zirkus. Typisch, dass seine Frau ihn jetzt so strafend ansieht, während Herr E der Meinung ist, dass Emil mal wieder viel zu sanft angefasst wird, obwohl auch seine Frau eher kopfschüttelnd neben ihrem Sohn hockt und ihn eigentlich nicht versteht.

Ich meine, Emil hat recht. Viele Witze und Späße funktionieren nur auf Kosten anderer. Sie sind mehr Ausdruck aggressiver Impulse, als dass sie wirklich von der Idee getragen sind, eine gemeinsame Freude oder Fröhlichkeit auszulösen. Emil ist ein Kind, das sich mit besonders kreativer Klugheit für die Dinge hinter den Kulissen interessiert. Es ist kein Wunder, dass sich diese Fähigkeit mit einer überdurchschnittlichen Sensibilität verbindet. Dann aber sind sein Schrecken und seine Abscheu gegenüber aggressiven Späßen angemessen und müssten eigentlich dazu führen, dass die Eltern sich beim Zirkus nach der Aufführung über derart ängstigende Bestandteile der abendlichen Show beschweren. Selbst wenn ein Elternteil so einen Impuls in sich verspüren sollte: Er wird ihm nicht nachgehen. Das ist jedenfalls meine Erfahrung. Eltern heute tun viel, um nicht als überbesorgte, empfindliche Drohnen-Eltern zu gelten. Bei Emil hingegen wird sich das Selbstgefühl manifestieren, dass er zu empfindlich ist.

Die Sorge und den Schrecken von Emil ernst zu nehmen, würde bedeuten, sich mit seinem Blick auf die Dinge auseinanderzusetzen und anzuerkennen, dass er nicht nur ein Recht auf eine eigene Sichtweise hat, sondern dass seine Einschätzung der aggressiven Clowns angemessen ist. Bei allem Trost durch die Mutter findet genau das nicht statt. Emil hätte einen mutigen Vater verdient gehabt, der sich an seine Seite stellt und keiner falschen Männlichkeit das Wort redet. Emil ist kein übersensibler Junge, sondern einer, von dem wir lernen könnten, wie sehr wir uns an die Aggressivität der Welt gewöhnt haben. In unserem Verhaltensrepertoire als Eltern ist diese Reaktion zu selten: dass wir bereit und offen dafür sind, wirklich – und nicht nur im Rahmen eines Lippenbekenntnisses – von unseren Kindern zu lernen. Emil jedenfalls nimmt von diesem Zirkusbesuch das Gefühl mit nach Hause, dass er ein zu empfindlicher Junge ist. Wenn er diese sensible Seite in sich nicht bekämpft und bei sich bleiben kann, wird er vielleicht eines Tages ein guter Kinder- und Jugendpsychiater.

Vergrabene Kindheit

Dies ist ein Buch über Kinder. Es ist ein Buch, das, anders als sonst, nicht Kinder beschreibt, nicht über Kinder berichtet, sondern das sich in erster Linie um den Blick der Kinder kümmert. Häufig genug geht in unserer Zeit dieser Blick verloren. Er geht verloren, weil der erwachsene Blick die Kindersicht, die wir alle einmal hatten, vergisst. Diese Kindersicht ist manchmal so tief vergraben, dass jede Erinnerung fehlt. Dieses Vergessen ist ein natürlicher Prozess, oft genug haben die betroffenen Erwachsenen ja auch gute Gründe, sich nicht oder nur noch zum Teil an ihre eigene Kindheit zu erinnern. Darüber hinaus ist es ein sehr menschheitsspezifisches Phänomen, dass das Verständnis für die subjektive Sichtweise eines anderen verloren geht, sobald uns aktuelle Fragen mehr beschäftigen, Fragen, die uns selbst betreffen. Dies gilt auch für unsere Beziehung zu Kindern. Als Kinder- und Jugendpsychiater wundere ich mich manchmal darüber, wie sehr manche Eltern den Eindruck vermitteln, nie selbst Kind gewesen zu sein. Ich wundere mich auch darüber, dass manche Eltern gar nicht den Drang verspüren, sich an die eigene Kindheit erinnern zu wollen. Ich stelle mir dann vor, dass diesen erwachsenen Menschen ein wichtiger Teil von sich selbst fehlt. Bei solchen Eltern ist es vielleicht kein Wunder, wenn sie keine Idee haben, was in ihrem Kind vorgeht oder wie sich die Welt aus Kindersicht wohl anfühlt.

Eine Frage der Übersetzung

Dies ist ein Buch für Erwachsene, aber auch für Kinder und Jugendliche, die sich für sich selbst interessieren. Es ist ein Buch, das getragen ist von der Idee, die subjektive Sicht unserer Kinder zu beschreiben. Damit – wie von einem Dolmetscher übersetzt – Eltern, Großeltern und allen, die beruflich mit Kindern zu tun haben, die Vorgänge in der kindlichen Seele verständlich werden. Wenn es mir gelingt, angemessen zu dolmetschen, können Sie nachvollziehen, was in der kindlichen Seele vorgeht, was für Sorgen sich Kinder machen. Dann können sich die Kinder verstanden fühlen – und Eltern eröffnet sich eine neue Perspektive auf ihr Kind.

Ich kenne das aus meiner Praxis. Dort muss ich häufig diese Übersetzungsarbeit leisten. Alleine dadurch stellt sich oft auf allen Seiten eine große Erleichterung ein. Was vorher so wenig zu verstehen war und ausweglos aussah, erscheint durch die Übersetzung in neuem Licht und kann, aus einer neuen Perspektive betrachtet, zum Guten gelöst werden. Insofern ist dieses Buch durch das Beschreiben und Eintauchen in die Kindersorgen und die Symptome und Erkrankungen der Kinder ein Übersetzungsbuch.

Es gehört zu den intensiven Erlebnissen in meiner täglichen Praxis, dass oft schon in den Erstgesprächen mit den Kindern und Jugendlichen durch meine Fragen für die Eltern ein neues Verständnis ihrer Kinder erwächst. Dieses Buch ist daher getragen von der Idee, diese Erfahrung weiterzugeben. Denn es ist für mich sehr bewegend und beglückend, wenn nur durch meine Vermittlung auf einmal Veränderungsprozesse in Familien in Gang kommen.

Und so möchte ich durch dieses Buch etwas bewegen, indem ich einen anderen Blick auf unsere Kinder ermögliche. Und zwar nicht durch eine neue Norm, durch eine neue Brille, sondern allein dadurch, dass ich mich auf das konzentriere, was die Kinder uns mitzuteilen haben. Dann sind konkrete (um nicht zu sagen: konkretistische) Ratschläge nicht mehr so wichtig, auch wenn ich ab und zu in diesem Buch aus der Praxis erzähle, welcher Rat konkret geholfen hat. Schließlich sind meine Ratschläge ein Teil des Wegs, den das betreffende Kind mit mir gegangen ist.

Sorgenfreie Kindheit

Wie ich darauf komme, dass in den Kinderseelen Sorgen verborgen liegen, die ans Licht befördert werden sollten? Viele von uns Erwachsenen gehen davon aus, dass Sorgen nicht ins Kindesalter gehören. Kindheit, das meinen wohl viele, ist die Lebensphase, in der man fröhlich und unbesorgt, nichts ahnend und unbelastet durchs Leben geht. Eine Zeit, in der man spielt, an der Welt Spaß hat und nur für den Moment, allenfalls für den Tag lebt. Sorgen sind das Feld der Großen, die sich bisweilen auch große Mühe geben, ihre schweren Gedanken von den Kindern fernzuhalten. Wir sehen gern fröhliche Kinder, genießen ihre Unbeschwertheit und hoffen, dass ihnen diese möglichst lange erhalten bleibt.

Und wir sind es gewohnt, dass wir Erwachsenen es sind, die unsere Normen und Konventionen wie ein Maßband an die Kinder anlegen. Was aber ist normal? Ob ein Kind sich noch normkonform entwickelt oder ob Maßnahmen zur Korrektur ergriffen werden müssen, darüber entscheiden wir Erwachsenen. Wer Einblick in die Kinderseele hat, die Kinderseelen erkennt, tendiert ebenfalls ganz automatisch dazu, diese Sorgen zu bemessen. Diese Maße und unsere Bewertung aber ändern sich. Auch ich habe in den knapp 30 Jahren Arbeit als Arzt für Kinder- und Jugendpsychiatrie eine Entwicklung genommen. Als junger Assistenzarzt glaubte ich, immer zu wissen, was für Kinder und ihre Familien gut ist. Später dann, als erfahrenerer Arzt und Psychotherapeut, habe ich erkannt, dass es oft reicht, mich zunächst um die Binnensicht aller Beteiligten zu kümmern und allen Beteiligten diese Binnensicht bewusst zu machen. Oft stelle ich dann positiv überrascht fest, dass allein dadurch, dass ich die Binnensicht aufdecke, Veränderungen angestoßen werden können.

Ich habe mich also weiterbewegt, von der Norm und Konvention hin zur Beobachtung von Subjektivität und Leidensdruck. Während ich früher aus Unsicherheit und Unwissen gern auf eine standardisierte (mit Fragebögen durchgeführte) Diagnostik und möglichst klare Maße und Konventionen angewiesen war, die ich von außen an das Kind und seine Familie angelegt habe, so habe ich heute erkannt, dass nur über ein vertieftes Verständnis der Innensicht meiner Patienten effektive Hilfe stattfinden kann. Entsprechend werde ich in diesem Buch vorgehen und beschreiben, wie so ein vertieftes Verständnis aussehen, wie es erreicht werden – und was es bewirken kann.

Der Fall Pippi Langstrumpf

Wir bewundern Pippi Langstrumpf, diese Ikone kindlicher Unbeschwertheit und Freiheit, die trotz Schicksalsschlägen fröhlich ihr eigenes Leben gestaltet, sich von niemandem bevormunden lässt und jedes Problem mutig und stark weglacht. Die Fröhlichkeit dieses sommersprossigen rothaarigen Mädchens steht für eine Kindheit voller Spaß und Eigenwillen. Ein Kind, das der Erwachsenenwelt zeigt, dass wir längst nicht mit jedem Kind machen können, was wir wollen. Ein unabhängiges Kind, das unsere Pädagogik ad absurdum führt und maximales Einfühlungsvermögen seitens der Erwachsenen einfordert – und uns gleichzeitig immer wieder scheitern lässt. Es macht Spaß zu erleben, wie konsequent Pippi die Erwachsenen an der Nase herumführt. Wer hätte sich nicht einmal in seiner Kindheit gewünscht, so zu sein? Wer wollte nicht einmal so stark und unberührbar sein, um es den Erwachsenen einmal richtig zu zeigen? Ist es nicht merkwürdig, dass Pippi Langstrumpf trotz ihrer Verhaltensweisen, die im realen Leben immer zu Sanktionen und Ausschluss führen würden, in dieser Weise idealisiert wird?

Die andere Seite von Pippi, die Tiefe ihrer Seele, kommt nicht zur Sprache. Pippi und Sorgen? Trotz der manchmal ängstlich besorgten Nachfragen von Annika und Thomas wird allein diese Möglichkeit nicht zuletzt durch Pippi selbst immer wieder durch den Einsatz ihrer übermenschlichen Körperkraft und ihr Durchsetzungsvermögen verdeckt, verdrängt und unkenntlich gemacht.

Ich gehe davon aus, dass Pippi im Erstgespräch mit mir in einer anfänglichen intensiven Phase an ihrem Bagatellisieren und dem Weglachen festhalten würde. Dann aber – wenn meine Beziehungsaufnahme gelingt – würde sie vielleicht traurig werden über ihre Einsamkeit, ihre Verlorenheit und ihre Verweigerungshaltung. In einer Psychotherapie mit Pippi würde deutlich werden, wie sie aus einer Not heraus – und nicht aus freien Stücken – stärker und erwachsener geworden ist, als es ihrer Entwicklung eigentlich entspricht und guttut, und wie sehr sie sich damit jeden Tag aufs Neue überfordert, um den Preis des Schul- und Gemeinschaftsausschlusses. Im Rahmen einer stationären Behandlung würde sie langsam lernen, sich ihrer unendlichen Trauer, ihrer Elternlosigkeit zu stellen. Sie würde vorsichtig unter professioneller Begleitung Kontakt zu anderen Kindern aufnehmen können und in der Klinikschule lernen, wie sie anders als über trotzige Verweigerung zeigen kann, wie klug sie eigentlich ist. Wir würden uns intensiv darum kümmern, dass Pippi nie das Gefühl bekommen muss, sie sei defizitär – in den gemeinsamen Behandlungskonferenzen mit ihr würden wir versuchen, ihr zu verdeutlichen, dass sie ihre unendliche Kraft nur anders einsetzen müsste. Dann wäre sie nicht mehr so ausgeschlossen und einsam. Wir würden ihr einen Weg aufzeigen, wie sie ohne Scham und Gesichtsverlust erleben kann, dass die Aufgabe ihrer Verweigerungshaltung in eine gute Zukunft führen könnte – z. B.

in einer therapeutischen Wohngruppe mit angeschlossenem Pferdestall. Dann aber wäre der Mythos Pippi Langstrumpf endgültig entzaubert, und wir Eltern müssten uns eine neue amüsante Geschichte ausdenken.

In meinem Buch »SuperKids« habe ich das vorherrschende Ideal einer Bullerbü-Kindheit relativiert, und wenn ich hier nun die nächste schöne und romantische Sichtweise auf die Welt von Astrid Lindgren infrage stelle, gehe ich davon aus, dass Sie mutig weiterlesen und sich auf meine grundlegende Motivation verlassen: Ich bin auch weiterhin getragen von der Idee, dass wir Kinder besser verstehen können und sie weder romantisch verklären noch entscheidende Konflikte oder innere Lebensumstände übersehen sollten. Wenn Pippi Langstrumpf heute leben würde, wünschte ich mir einen Erwachsenen, der sich traute, sie zu mir zu bringen. Ich habe schon viele »Pippis« erlebt, und auch die vielen »Ronjas« fordern alle Mitarbeiter und mich in der Klinik täglich immer wieder aufs Neue heraus, bis wir sie in liebevollen therapeutischen Beziehungen in einem positiven Sinn lebensfähig gemacht haben.

Kindersorgen und kein Ende?

Kindersorgen – vielleicht fragen Sie sich, ob es denn so viele gibt, dass sie ein eigenes Buch rechtfertigen. Kindheit ist die Lebensphase – davon gehen viele Erwachsene jedenfalls aus –, in der die Sorgen gering sind. Sie wachsen allenfalls im Laufe der Jahre ein klein wenig, aber sie sind auch in der Jugend kein Vergleich mit den »großen Sorgen«, die uns Erwachsene umtreiben. Das höre ich jedenfalls von Eltern. Wie oft lösen die kindlichen Fragen und »kleinen« Sorgen in uns Amüsiertheit aus, wir lächeln und freuen uns an der Ernsthaftigkeit, mit der »die Kleinen« den Großen nacheifern. Echte Sorgen sehen allerdings anders aus, da sind viele Erwachsene sich sicher.

Ich reagiere nach vielen Jahren Arbeit als Kinder- und Jugendpsychiater inzwischen empfindlich auf solche Relativierungen kindlichen Erlebens. Schmerz ist auch unter Erwachsenen immer subjektiv und unvergleichbar. Woher nehmen wir uns die Freiheit zu urteilen, dass der kindliche Schmerz, die kindliche Sorge, »kleiner«, weniger wichtig und zu vernachlässigen ist? Berechtigt uns die eigene Erinnerung an eine – im Vergleich zu unserem heutigen Erwachsenenleben –»unbeschwerte« Kindheit dazu, unsere Kinder mit ihren Sorgen weniger ernst zu nehmen? Woher wissen wir, dass dies sich aus kindlicher Sicht ebenso darstellt? Wie nehmen Kinder das wahr?

Genau betrachtet, gibt es keinen Anlass, davon auszugehen, kindliche Sorgen wögen weniger schwer. In meinem Buch werde ich jedenfalls viele dieser vermeintlich »geringen« Sorgen genauer beleuchten, sie von den Kindern erzählen lassen – und dann wird, so hoffe ich, deutlich, wie ernst viele dieser Sorgen zu nehmen sind. Mögen Sie als Leser am Ende entscheiden, wie viel Übertreibung hinter den beschriebenen Kindersorgen steckt!

Ich sehe mich vielfach mit dem Vorwurf konfrontiert, dass ich Probleme »kleiner Menschen« zu groß rede, übertreibe und dramatisiere, und wie oft höre ich die Frage, ob nicht manche der heutigen Probleme mit Kindern und Jugendlichen nur daher rühren, dass wir zu intensiv auf sie eingehen, Schwierigkeiten herbeireden statt sie wie früher einfach zu übergehen. Ich kann mich nicht daran erinnern, Probleme in Kinder hineingeredet zu haben. Selbst, wenn Eltern – insbesondere Väter – anfangs skeptisch waren, so sind wir in der Regel im Konsens nach abgeschlossener Diagnostik oder Behandlung auseinandergegangen.

Ein genauerer Blick auf die eigenen Kinder kann uns neue Perspektiven eröffnen. Diese Perspektiven decken sich aber nicht automatisch mit der Vorgabe, es existiere nur eine fröhliche Kindheit. Ich verstehe das, wir alle sind getragen von dem Wunsch, unsere Kinder möchten sich maximal wohlfühlen, zufrieden und gesund heranwachsen und sich Zeit lassen mit der Annäherung an die Probleme der Welt. Aber sind sie deshalb auch automatisch fröhlich?

Fröhliche Kindheit – Mythos oder Realität

Aus der Erinnerung an die eigene Kindheit schließen wir Erwachsenen gern, dass die Sorgen mit dem Alter zugenommen haben. Kinderzeit war wesentlich unbeschwerter – kein Vergleich mit den Sorgen, die uns heute plagen, den erwachsenen Sorgen. Wie oft betonen Eltern im Gespräch mit mir, dass ihre Kinder »ansonsten« (d. h. unabhängig von dem Vorstellungsgrund bei mir) *sehr, sehr fröhlich* sind.

Dieser betonte Hinweis hinterlässt bei mir ein Fragezeichen. Ich habe zu oft beobachtet, dass der Wunsch der Eltern, die Kinder möchten fröhlich sein, hinter dieser Wahrnehmung steht und nicht eine tatsächliche Fröhlichkeit der Kinder.

Überhaupt: Niemand – auch Kinder nicht – kann immer fröhlich sein! Wir alle kennen solche Menschen, die sich und der Welt ständig beweisen müssen, dass sie fröhlich sind. Wie überaus anstrengend!

Was aber zählt dann? Ich meine: Viel wichtiger als Fröhlichkeit ist Lebenszufriedenheit. Die geht allerdings nicht automatisch mit Fröhlichkeit einher. Jeder Mensch – jedes Kind – kann hochzufrieden mit sich und der Welt sein, und dabei still spielen und genießen.

Nach knapp 30 Jahren Berufstätigkeit als Kinder- und Jugendpsychiater habe ich erkannt, dass diese Zuschreibung, Kinder lebten sorgenfrei, aus dem elterlichen Wunsch auf die Kinder projiziert ist. Wir projizieren *unsere* Sehnsucht nach Unbeschwertheit und Sorgenfreiheit auf unsere Kinder, weil es so schwer auszuhalten ist, dass unser gesamtes Leben – mal mehr, mal weniger – von Sorgen begleitet wird. Dann sollen wenigstens unsere Kinder sorgenfrei aufwachsen. Dabei laufen wir Gefahr, die kindlichen Sorgen in ihrer Bedeutung gar nicht wahrzunehmen und sie zu verniedlichen.

Kindheit pur

Dieses Buch über die Kindersorgen möchte mit dem Mythos einer sorgenfreien Kindheit aufräumen, ohne zu dramatisieren und ohne Kindheit schlechtzureden. Der rosafarbene Zuckerguss, mit dem wir Kindheit allzu oft übergießen, verdeckt den Blick auf das Seelenleben unserer Kinder.

Um das zu ändern, nehme ich zunächst den Blickwinkel der Kinder ein, lasse sie erzählen. Normalerweise sind wir etwas anderes gewohnt. Nicht die Sichtweise der Kinder steht im Mittelpunkt, sondern unser Blick auf die Kinder. Wir betrachten sie, beobachten, nehmen wahr, und je nach Kind, unserer eigenen Persönlichkeit und der Situation entsteht daraus ein fürsorglicher, ein liebevoller Blick – oder eine besorgniserregende oder gar eine alarmierende Perspektive eröffnet sich. Dabei geht uns der Blick des Kindes auf sich selbst verloren, auf die Familie, die Freunde, die Schule – auf uns und die Welt.

Für mich ist es an der Zeit, diese Perspektive in den Fokus zu rücken. Wie sieht die Welt aus kindlicher Sicht aus? Wie stehen *wir* aus dieser Perspektive da? Was wird anders durch so eine Perspektivänderung? Was können wir verstehen? Welche Sorgen rücken auf einmal ins Blickfeld? Verändert sich dadurch unsere Haltung, unsere Unterstützung und Fürsorge den Kindern gegenüber? Welche Hilfe bietet sich an bei großen Sorgen – und müssen wir überhaupt helfen, oder reicht es, Hilfestellung anzubieten?

Wenn ich mich also mit diesem Buch aufmache, Kindersorgen zu beschreiben, dann erfasse ich damit immer nur einen Teil dessen, was die gesamte Beziehung zum Kind ausmacht. Und aus Verständnis alleine erschließt sich nicht automatisch eine Handlungsanweisung. Aber Sie werden sehen, dass sich Ihre Einstellung zum Kind vielleicht ändert. Ihre Haltung den Jugendlichen gegenüber. In meiner täglichen Arbeit ist eine Haltungsänderung, die sich aus einem vertieften Verständnis speist, oft wichtiger als eine konkrete Handlungsanweisung. Eltern sind manchmal enttäuscht, weil sie doch zuallererst von mir wissen wollen, was sie als Nächstes unternehmen sollen, damit ihr Kind sich ändert oder seine Sorgen loswird. Ich aber gehe davon aus, dass größeres Verständnis automatisch zu einer neuen Haltung führt. Einer geänderten Einstellung. Auch in unseren Behandlungsteams verwenden wir viel Zeit darauf, unsere Haltung gegenüber einem Kind beständig zu reflektieren und zu überdenken, weil wir wissen, wie wirksam eine veränderte Haltung in der Beziehung ist. Das wirkt oft Wunder, selbst wenn man nicht explizit mit dem Kind darüber gesprochen hat. Dann macht sich eine neue Haltung dem Kind gegenüber bezahlt.

Erwarten Sie also nicht nur konkrete Rezepte – wenn Sie nach der Lektüre des Buches einen liebevollen Blick auf die Kinderseelen entwickelt haben und ein Verständnis für das breite Band der Normalität, habe ich nicht nur Ihre Sorgen gemindert, sondern bestimmt auch die der Ihnen anvertrauten Kinder.

Persönliches

Ich schreibe dieses Buch auch deshalb, weil ich nicht nur beruflich als Arzt für Kinder- und Jugendpsychiatrie tätig bin, sondern weil mich eine eigene Kindheitserinnerung motiviert: Schon als Kind war ich häufig getragen und fasziniert von der Fantasie, was geschehen würde, wenn ich in der Lage wäre, mich hinter die Augen meines Gegenübers zu begeben, mich als kleines Wesen hinter den Augapfel eines anderen Menschen zu stellen, um von dort gleichsam wie mit einem Fernrohr in die Welt schauen zu können. Diese tiefe Sehnsucht nach einem Perspektivenwechsel und die Faszination des Themas Eigen- und Fremdwahrnehmung haben mich mein Leben lang begleitet. Der Wunsch, Kinder- und Jugendpsychiater werden zu wollen, speist sich unter anderem aus genau dieser Kindheitsfantasie. Bis heute gehört es zu den zutiefst befriedigenden Erlebnissen meiner Arbeit, wenn ich den Eindruck bekomme, dass sich mein Gegenüber tatsächlich von mir verstanden fühlt, dass sich offensichtlich doch so etwas wie Übereinstimmung in der Einschätzung und Beurteilung seelischer Zusammenhänge herstellen lässt. Die tiefe Begegnung, die in solchen Momenten entsteht, ist mit kaum etwas anderem zu vergleichen und durch nichts Materielles aufzuwiegen. Die Dankbarkeit von Kindern und Jugendlichen – die sich in dieser Beziehung zu mir widergespiegelt sehen – ist der tägliche Lohn für meine Arbeit. Das ist manchmal anstrengend, weil es nur über den Einsatz der kompletten eigenen Seele funktioniert. Doch die Belohnung ist groß, der Einsatz wird so intensiv emotional beantwortet und erwidert, dass das Gefühl der Anstrengung immer wieder erstaunlich schnell weicht.

Kindersorgen – Sorgenkinder

Bei den Kindern, die zu mir kommen, handelt es sich um Kinder, die Sorgen haben. Das sind zumeist nicht Sorgenkinder, also Kinder, die, seit sie auf der Welt sind, ihren Eltern große Sorgen bereiten. Kindersorgen aber sind etwas anderes. Mir ist es wichtig, diesen Reflex von den Kindersorgen zu den Sorgenkindern zu unterbinden. Nicht, weil ich das Ausmaß der Sorgen bagatellisieren möchte, sondern weil die Sorgen allein es in der Regel nicht rechtfertigen, die Kinder zu kompletten Sorgenkindern zu erklären. Meistens hat jedes Kind mit Kindersorgen ausreichend andere Ressourcen, es kann sein Leben angemessen meistern. Trotzdem sollten seine Sorgen nicht übersehen werden.

Kindersorgen aus kinder- und jugendpsychiatrischer Sicht sind häufig mit Symptomen und Erkrankungen verkoppelt. Die Angst von Emil zu Beginn dieser Einleitung ist wahrscheinlich nicht behandlungsbedürftig geworden. Er wird vielleicht eine lange Zeit ohne Zirkusbesuche ausgekommen sein und auch später nur bei anspruchsvollen Programmen gerne hingehen. Dennoch ist es wichtig zu verstehen, dass ihm zumindest von seinem Vater etwas als Sensitivität – als Überempfindlichkeit – ausgelegt worden ist, was bei näherer Betrachtung eine Verteidigung durch beide Eltern verdient hätte. Emils Erlebnis ist ein Beispiel dafür, wie schnell die Kindersicht und das Kindererleben als übertrieben gekennzeichnet und ausgelöscht werden.

In den folgenden Kapiteln über die Kindersorgen orientiere ich mich nicht nur an Themen, mit denen Kinder oft beschäftigt sind, sondern eher an häufigen Symptomen und Diagnosen, mit denen Kinder und Jugendliche mir von ihren Eltern vorgestellt werden. Dennoch ist es kein kinder- und jugendpsychiatrisches Lehrbuch für Eltern, weil ich mich auf die Kindersicht und deren Verständnis und Deutung beschränke.

Die Konsequenzen, die sich daraus ergeben, entstehen nur durch unser Einlassen auf die kindliche Sicht. Man kann nie allgemeingültig voraussagen, wie die Konsequenzen aussehen. Es ist mir ein Anliegen, dies bewusst Ihnen, der Leserin, dem Leser, zu überlassen, weil nur im inneren Dialog zwischen demjenigen, der sich der Kindersicht anvertraut, und dem – realen oder fiktiven – Kind das entstehen kann, was man als Haltungswechsel oder Handlungsänderung bezeichnet.

Sie erwarten konkreten Rat? Das ist mein Rat: Eine Änderung der Haltung und des Handelns vonseiten der Eltern ist ein riesiger Schritt in jeder Diagnostik und Therapie von Kindersorgen. Und die innere Auseinandersetzung von Eltern mit ihrer eigenen Sicht auf ihr Kind und die Anerkennung von dessen Sorgen sind die ersten und wichtigsten Schritte auf dem Weg zu Veränderungen!

Wenn manche Fälle dem Leser »banal« vorkommen, weil ich nichts Dramatisches schildere, so ist mir auch diese Geschichte wichtig, weil auch im »Kleinen« wichtige Erkenntnisse enthalten sein können – so wie bei Emil: Man kann die Vignette über seinen Besuch im Zirkus lesen als eine Bagatelle, wie sie Kindern jeden Tag widerfährt. Man kann aber auch, wenn man den Blick durch die Lupe wagt, verstehen, dass in Emil ein Kind nicht angemessen wahrgenommen wird.

Der Aufbau des Buches

Die jeweiligen Kapitel sind so aufgebaut, dass ich eine oder mehrere Fallgeschichten erzähle, die jeweils neben der Diagnostik zum Schluss auch Behandlungsstrategien oder -empfehlungen enthalten. Die Sicht der Eltern kommt nur vor, wenn sie meiner Meinung nach unentbehrlich ist für das Verständnis des Kindes.

In jedem Kapitel bin ich getragen von der Idee, die subjektive Kindersicht in den Vordergrund zu stellen, um das Thema dann einzuordnen in fachliche oder gesamtgesellschaftliche Aspekte. Wo es hilfreich erscheint, skizziere ich Behandlungsverläufe.

»Kindersorgen« endet mit einem Kapitel über die aktuelle kindliche Seelenlandschaft. Das ist der Versuch, aus allen Fallgeschichten eine Art Landkarte zu zeichnen, die es uns Erwachsenen ermöglicht, Kindheit heute aus kinder- und jugendpsychiatrischer Sicht zu beleuchten und zu verstehen.

Alle beschriebenen Fälle sind so pseudonymisiert, dass sich niemand erkennen kann. Ich danke allen Kindern, Jugendlichen und ihren Familien für ihr Einverständnis, dass ich aus der Begegnung mit ihnen dieses Buch machen durfte, damit das Verstehen unserer Kinder leichter wird.

Sie werden sehen, dass Verstehen oder Verständnis gegenüber unseren Kindern nicht bedeutet, nachlässig zu werden oder zu übertreiben.

Ein zu großes Verständnis gibt es nicht, ebenso wenig, wie es zu viel Liebe geben kann.

1. Kapitel

»Wenn ich ausgerastet bin, geht es mir besser«

Ahmad

»Ich habe Schuld, dass ich meine Eltern verlassen habe und dass mein Bruder sterben musste. Wenn ich nichts gesagt hätte in der Koranschule, würden wir noch bei unserer Familie in Syrien leben. Hier in Deutschland wollen alle etwas von mir. Ich soll dies und das, ich soll nicht so aggressiv sein. Ich bin einsam. Wenn ich ausraste und es passiert jemandem etwas, ist es mir egal, auch wenn mir etwas dabei zustößt. Mein Leben ist sowieso nichts mehr wert. Wahrscheinlich musste meine Familie inzwischen sterben, weil wir gegen al-Qaida waren. Ich gerate jeden Tag in fast unerträgliche Zustände – dann muss mir nur jemand in die Quere kommen, und ich flippe aus. Ich stehe dann wie unter Strom, bin unruhig, und meine Muskeln zittern. Wenn ich ausgerastet bin, geht es mir besser, aber ich habe noch mehr Schuldgefühle. Bis zum nächsten Ausraster ... Keiner darf sehen, wie es mir wirklich geht. Ein Mann darf nicht so schwach sein, wie ich es gerade bin. Ich bin verloren. Aber eigentlich bin ich wütend und stark. Dann kann mir keiner etwas. Ich zeige der ganzen Welt, was für ein Unrecht mir angetan wurde.«

Ahmad ist 17. Er ist ein minderjähriger unbegleiteter Flüchtling, der seit drei Monaten in Deutschland lebt. Er gehört zu den Flüchtlingen, die ohne Eltern aus ihrem Herkunftsland – in diesem Fall aus Syrien – nach Deutschland gekommen sind. Ahmad wird uns vorgestellt, weil er in seiner Erstversorgungsunterkunft dadurch aufgefallen ist, dass er schnell aggressiv reagiert, z. B. andere bedroht, Möbel umwirft und zuletzt auch einer Betreuerin angedroht hat, sie zu schlagen. Mit der Ärztin in unserer Ambulanz redet er erst gar nicht. Auch mit der hinzugerufenen Oberärztin ist er nicht bereit zu sprechen. Die Kolleginnen rufen schließlich mich dazu. Ich bin über solche Situationen nicht besonders erfreut – nicht, weil ich nicht helfen möchte oder es nicht zu meinen Aufgaben gehörte, als letzte Instanz zu intervenieren, sondern weil ich von Ahmad in eine Situation gezwungen werde, meine eigenen Mitarbeiterinnen zu degradieren, indem ich zulasse, dass angeblich nur ein Mann die Lage regeln kann. Ich möchte nicht, dass die ärztlichen Kolleginnen abgewertet werden, und gleichzeitig stehe ich in ärztlicher Versorgungspflicht gegenüber Ahmad: Ich möchte wissen, welche Sorgen hinter seinem Verhalten stecken.

Zum Glück verändert sich die Haltung von Ahmad im Kontakt mit mir sofort, er wird zugänglicher, wenngleich anklagend und vorwurfsvoll.

»Ihr behandelt eure Frauen schlecht. Ihr schützt sie nicht, schickt sie zur Arbeit. Das ist schlecht. Vor einer Frau spricht ein Mann nicht über seine Probleme. Ich will keine Probleme haben, ich bin doch kein Psycho! Schlimm genug, dass jetzt auch eine Dolmetscherin mir helfen muss, damit ihr mich versteht.«

Ich lasse mich nicht dazu verführen, gegenzuhalten und zu diskutieren, sondern möchte erst einmal versuchen, Raum zu schaffen dafür, dass Ahmad überhaupt berichtet, worum es geht und was ihn im Innern beschäftigt, damit ich, darauf aufbauend, überlegen kann, wie wir die Situation deeskalieren bzw. wie wir ihm helfen können.

Ahmad berichtet weiter: »Ich war ein Jahr auf der Flucht. Davor bin ich wie immer mit meinem jüngeren Bruder nachmittags in die Koranschule gegangen. Eines Tages waren dort neue Lehrer, die wir nicht kannten. Sie haben uns gesagt, dass wir für jeden toten Ungläubigen von Allah belohnt werden würden. Ich habe mich gemeldet und gesagt, dass wir das früher anders gelernt hätten. Die Lehrer haben mich böse angeschaut. Als ich das nachmittags meinem Vater erzählt habe, hat er gesagt, dass wir sofort wegmüssten. Ich bin dann mit meinem jüngeren Bruder zu meinem Onkel in die nächste Stadt gegangen, um in dessen Bäckerei mitzuarbeiten.

Nach drei Wochen kamen plötzlich Al-Qaida-Kämpfer um die Ecke und haben nach uns gefragt. Mein Onkel hat uns verleugnet. Als mein Bruder aufgetaucht ist, haben sie sofort geschossen und ihn getötet. Ich habe mich versteckt. Als sie wieder weg waren, hat mein Onkel gesagt, dass ich sofort fliehen muss, bevor sie wiederkommen. Er hat mir Geld gegeben, und ich bin losgelaufen. Ich wollte nach Deutschland, weil ein anderer Onkel hier lebt. Auf der Flucht habe ich mein ganzes Geld verloren, weil die Fluchthelfer immer alles haben wollten. Als ich dann nichts mehr hatte, haben sie mich vergewaltigt. Ich mache mir Vorwürfe, dass ich meinen Bruder nicht schützen konnte. Er musste sterben, und ich habe kein Recht auf ein Leben. Ich kann mich aber nicht töten, dazu bin ich zu feige. Von meiner Familie weiß ich nichts. Mein Onkel in Deutschland lebt in München, und ich bin jetzt in Hamburg. Ich hasse alles. Wenn die Betreuerin in der Einrichtung mir dann sagt, ich soll nicht so laut sein, dann raste ich aus. Mir ist alles egal. Manchmal träume ich davon, dass die Polizei mich erschießt. Dann wäre wenigstens Ruhe. Ich lasse mir nichts mehr gefallen. Jeden Tag werde ich vertröstet, dass meine Papiere bald fertig sind, aber es dauert und dauert. Und überall nackte Mädchen. Das darf man nicht. Ich bin allein, habe keine Freunde. Und wenn ein Mann hinter mir steht, dann muss ich immer weggehen, weil ich Angst habe, er will mir etwas tun.«

Ahmad ist ein schmächtiger, dunkelhäutiger junger Mann, der älter aussieht, als er ist. Möglicherweise ist er schon 19 Jahre alt, hat sich aber auf und für die Flucht und vor allem für die Ankunft in Deutschland jünger gemacht. Ich selbst bin ein grauhaariger, großer Mann – stärker könnten die Gegensätze zwischen uns beiden Männern nicht sein. Ahmad ist hin- und hergerissen zwischen Angst und Anlehnungsbedürfnis. Einerseits sehnt er sich so sehr nach einer väterlichen Figur, die ihn schützt und versorgt, und andererseits ist auch mir gegenüber seine aggressive Abwehr spürbar. Frau D, die (Ausgerechnet!!, denke ich beschämt und über mich selbst gleich darauf verärgert) blonde Ärztin in unserer Ambulanz, fühlt sich bedroht von Ahmad. Immer wieder schaut er wütend zu ihr rüber. Die Dolmetscherin wirkt eingeschüchtert. Durch meine deeskalierende Intervention gelingt es, Ahmad etwas zu beruhigen und mit ihm in Kontakt zu kommen. Es ist deutlich, wie sehr er es gewohnt ist, Anweisungen von väterlichen Männern anzunehmen. Immer wieder rede ich beruhigend auf ihn ein und mache ihm deutlich, dass es nicht darum geht, ihn zu erniedrigen oder zu bestrafen. Ich sage ihm, dass ich verstehe, dass er unter einem doppelten Schock leidet: zum einen der Schock durch die Traumata, die seelischen Verletzungen, und zum anderen der Schock durch die fremde Kultur.

Die Folgen der Traumatisierung bei Ahmad sind unmittelbar einzufühlen und zu verstehen. Gleichzeitig erzeugt er bei uns durch seine ablehnende, aggressive Haltung Angst und Gegenaggressionen. Natürlich bin ich auch versucht, ihn des Hauses zu verweisen, wenn nicht bereit ist, mit meinen Kolleginnen und der Dolmetscherin zu kooperieren. Für uns alle ist jetzt psychische Arbeit notwendig, um uns nicht von der vordergründigen Aggressivität Ahmads verleiten zu lassen, uns ihm gegenüber aggressiv abzugrenzen. Wenn sich bei ihm etwas ändern und wenn er sich auf ein Behandlungsangebot einlassen soll, dann gelingt dies nur über ein einigermaßen vertrauensvolles Arbeitsbündnis.

So entwickelt sich auch in der Ambulanz eine brisante Situation, von der wir Beteiligten nicht wissen, ob wir sie beruhigen und in den Griff bekommen können. Diese Situation ist nicht ohne Weiteres schnell zu lösen. Erschwert wird sie dadurch, dass ich Ahmad nicht einfach so auf unserer Akutstation aufnehmen möchte, weil ich weiß, dass ein Zusammentreffen der dort in Behandlung lebenden 16-jährigen, sich selbst verletzenden und selbstmordgefährdeten Mädchen mit einem jungen Mann wie Ahmad, von dem ich glaube, dass er älter als 18 Jahre alt ist, nicht guttut. Mein Schutzimpuls den Mädchen gegenüber konkurriert mit dem ethischen Gebot, auch Ahmad zu behandeln. Klar ist, dass Ahmad dringend eine Traumatherapie braucht. So schnell werden wir ihm keinen Platz organisieren können, sodass wir mit ambulanten Terminen, in denen wir ihn zu stützen versuchen, überbrücken. Gleichzeitig wird er ohne ein Medikament, das ihm seine Anspannung etwas nimmt und antidepressiv wirkt, nicht auskommen. Es ist nicht gesagt, dass er das regelmäßig einnehmen wird. Setzen wir auf meine positive Autorität in diesem Fall. Zusätzlich besucht ihn einer unserer Ärzte, der für die Versorgung der jungen Flüchtlinge in den Erstversorgungseinrichtungen zuständig ist. Er hilft auch den Sozialpädagogen vor Ort, damit sie besser mit Ahmad klarkommen und aggressive Situationen besser handhaben können.

Ahmad lässt sich schließlich auf mein Angebot ein. Er sagt zu, dass er die Medikamente nehmen wird, und er stimmt der ambulanten Traumatherapie ebenfalls zu. Er ist allerdings ganz offen froh zu hören, dass der ärztliche Kollege aus unserem Team ein Mann ist.

Eine posttraumatische Belastungsstörung mit allen Folgen einer depressiv-aggressiven Entwicklung – so fassen wir die Symptomatik von Ahmad im Arztbrief zusammen. Ahmad ist ein Beispiel dafür, was extreme Erlebnisse, Traumata, für die Seele eines jungen Menschen für Folgen haben können. Wenn er keine lebende Zeitbombe für sich und andere werden soll und will, muss er zeitnah und effektiv behandelt werden. Wir sind vorsichtig optimistisch, als wir drei Kollegen uns am Ende des Gesprächs in die Augen schauen. Der zeitliche Aufwand muss von der Oberärztin und mir wieder wettgemacht werden (andere Patienten haben gewartet). Auch dies darf zu keinerlei Ressentiments gegenüber Ahmad führen. Und der emotionale Aufwand, der spürbar für alle Anwesenden nicht gering war, gehört zum Beruf.

Eine Traumatherapie, wie sie mir für Ahmad vorschwebt, kann auf der Grundlage der bestehenden psychotherapeutischen Verfahren wie Verhaltenstherapie oder tiefenpsychologisch orientierter Psychotherapie durchgeführt werden. Für die Behandlung posttraumatischer Belastungsstörungen werden die Verfahren jeweils verändert und angepasst. Sie bestehen in der Regel aus drei Phasen: der Stabilisierungsphase, der Traumabearbeitungsphase und schließlich der Integrationsphase. Medikamente können je nach Symptomatik unterstützend eingesetzt werden. Ein spezifisches Verfahren ist EMDR (Eye Movement Desensitization and Reprocessing), bei dem über spezifisch angeleitete Augenbewegungen eine Reorganisation der Vernetzungen im Gehirn angeregt wird. Alle Verfahren sollten nur von entsprechend ausgebildeten und erfahrenen ärztlichen oder psychologischen Psychotherapeuten durchgeführt werden.

Ben

Ahmad ist ein Beispiel dafür, wie Traumatisierungen zu übermäßigen Aggressionen führen können. Natürlich kommen aggressive Verhaltensweisen auch bei jüngeren und auch bei deutschen Kindern vor, ohne, dass sie im eigentlichen Sinn traumatisiert wurden. Ein Beispiel dafür ist Ben. Und was für eine Sorge in diesem Kind versteckt ist, erfahren wir nicht sofort von ihm.

Ben ist 11 Jahre alt. Die Kinderärztin hat ihn in unsere Klinik eingewiesen, weil er weder zu Hause noch in der Schule zu halten ist. Dort hat man sich zuletzt geweigert, Ben weiter zu beschulen, weil er jeden Tag in Prügeleien verwickelt ist, andere Kinder schlägt und quält und sogar die Lehrer beschimpft und anpöbelt. Seine Mutter ist verzweifelt, weil Ben auch zu Hause keine Regeln einhält, mit ihr ständig streitet und zuletzt mit einem Messer vor ihr stand, das er schließlich wütend in den Küchentisch gerammt hat.

Ben sieht das anders. »Ich weiß gar nicht, was alle immer von mir wollen. Immer werde ich in der Schule geärgert, und wenn ich mich wehre, dann kriege ich den Ärger. Meine Mutter hält auch nicht mehr zu mir. Lasst mich doch alle in Ruhe! Jetzt muss ich auch noch in die Klapse. Hier sind alle total streng. Mein ganzes Leben ist ätzend«, so berichtet Ben im Aufnahmegespräch.

Bens Störung des Sozialverhaltens, wie seine Diagnose lautet, ist ohne zusätzliche Informationen aus seiner Anamnese, seiner Lebensgeschichte, nicht zu verstehen: Die Mutter von Ben war 21 Jahre alt, als sie von ihrem ersten Freund ungewollt schwanger wurde. Richtig bemerkt hat sie die Schwangerschaft erst, als es für eine

Abtreibung schon zu spät war. Ihr Freund hat sie bei dieser Nachricht sofort verlassen. Seitdem ist Frau B alleinerziehend. Ihre Lehre zur Einzelhandelskauffrau hat sie abgebrochen, als Ben auf der Welt war. Von Beginn an war ihr dieses Kind zu viel, obwohl sie ihn sehr liebt, wie sie immer wieder betont. Elterliche Hilfen gab es nicht, weil die Großeltern mütterlicherseits von Ben, diesem »Bastard«, nichts wissen wollten. Als Frau B mehr und mehr das Gefühl hatte, ihre eigene Jugend zu verpassen, ist sie mit viel Alkohol feiern gegangen. Eine Nachbarin hat dann auf Ben aufgepasst, der oft nachts wach wurde und dann weinend vor der Wohnungstür nebenan stand. Im Kindergarten fiel er schon bald wegen aggressiver Verhaltensweisen auf. Das hinzugezogene Jugendamt organisierte eine Familienhelferin, die Frau B unterstützen sollte. Es zeigte sich im weiteren Verlauf allerdings schnell, dass die auffälligen Verhaltensweisen von Ben nicht weniger wurden, im Gegenteil. Eine ambulante Psychotherapie, als Ben 6 Jahre alt war, wurde leider nach einem Jahr ohne Einleitung weiterer Maßnahmen wieder abgebrochen, weil die Therapeutin keinen Fortschritt sah. Ich wundere mich immer wieder über Kollegen, die wenig bereit sind, sich verantwortlich im Gesamtsystem der für Ben zuständigen Sozial- und Gesundheitssysteme zu zeigen. Solche Kollegen begnügen sich mit der Kennzeichnung »therapieresistent«, ohne dafür Sorge zu tragen, von wem ein Junge wie Ben weiter versorgt wird – und wie.

In der Grundschule gab es ab der dritten Klasse eine Schulbegleitung, mit der Ben den Schulalltag einigermaßen bewältigen konnte, aber auch dort war man froh, als Ben in die weiterführende Stadtteilschule übergeben werden konnte. Das Schicksal nahm dann weiter seinen Lauf. Ben wurde immer schwieriger, bis er schließlich in der sechsten Klasse nach Ansicht der Schule nicht mehr beschulbar war.

Auch auf unserer Kinderstation schließlich kamen die Mitarbeiter vom Pflege- und Erziehungsdienst immer wieder an ihre Grenzen, weil Ben blitzschnell aus der Haut fahren konnte, kleinste Regeln und Hinweise als Beleidigung auffasste und dann manchmal so schwer zu begrenzen war, dass der Gedanke aufkam, ihn besser auf die geschlossene Akutstation zu verlegen.

In der Visite mit mir ist Ben nicht gut drauf. Er hatte gerade einen Vormittag voller Konflikte hinter sich und ist nun darauf gefasst, vom »Chef« gemaßregelt zu werden. Ich spüre, dass die Situation erneut blitzschnell eskalieren könnte, so angespannt ist der Junge. Ein Satz wie: »Was war denn heute Morgen mit dir los, Ben?«, würde von Ben innerlich übersetzt werden in: »Warum hast du es wieder mal nicht geschafft, dich zu benehmen? Du strengst dich zu wenig an, und du bist ein schrecklicher Junge!« Also stelle ich mich erst einmal freundlich vor und frage, ob ich Ben kennenlernen darf. Damit signalisiere ich, dass er selber die Grenzen bestimmen darf und nicht fürchten muss, dass ich seine Grenzen überschreite. Ben ist überrascht. Keine Vorwürfe?

Die kleine Phase der Entspannung ermöglicht es ihm, sich mir gegenüber etwas zu öffnen: »Ich habe Angst, dass ich meine Mutter verliere. Wir beide sind völlig allein gelassen. Mein Vater hat sich aus dem Staub gemacht, ihn kenne ich gar nicht. Ich hasse ihn. Und manchmal hasse ich die ganze Welt. Immer bekomme ich den Ärger, immer soll ich die ganze Schuld haben. Ich aber bin im Recht! Manchmal könnte ich die ganze Welt zusammenschlagen. Dann reiße ich alles in Stücke. Ist mir doch egal, wenn ich dabei draufgehe! Wenn ich groß bin, werde ich Bodybuilder und Spezialsoldat für besonders gefährliche Einsätze. Dann bin ich der Stärkste.« Ich warte weiter ab, als eine kleine Sprechpause entsteht, weil ich spüre, dass hinter den Drohgebärden ein ganz anderer Ben steckt. Er fährt dann fort: »Ich helfe dann meiner Mutter, damit ihr niemand etwas antun kann. Dann lasse ich auch keine Männer mehr in unsere Wohnung. Mir kann keiner was. Wenn ich jetzt in ein Heim soll, schlage ich alles kurz und klein. Nur manchmal, wenn es keiner sieht, bin ich traurig und verzweifelt. Dann ziehe ich mir die Bettdecke über den Kopf und weine. Als die Nachtschwester mich neulich trösten wollte, habe ich sie wütend weggeschickt. Wenn mich eine Schwester in der Klinik freundlich anlächelt, könnte ich ihr schon eine reinhauen.«

»Wir beide wissen, wie verzweifelt deine Situation ist, Ben«, antworte ich, »und wir beide wissen, dass Mama und du zurzeit keine gemeinsame Zukunft habt!« Ben sieht mich erschrocken an, und ich spüre deutlich, wie haarscharf die Situation auf der Kippe steht. Entweder er springt auf und rennt türenschlagend raus oder: Ben beginnt zu weinen.

Außer einem: »Ich weiß, wie schwer das gerade für dich ist«, sage ich nichts dazu. Ben verstummt mit Tränen in den Augen, und ich wechsele nach kurzer Zeit das Thema, um ihm die Möglichkeit zu geben, aus der Situation wieder herauszukommen, ohne dass er sich beschämt fühlt. Wir sprechen über Fußball ...

Auch bei Ben wird man zumindest vorübergehend nicht ohne Begleitmedikation, die ihm die stärksten aggressiven Spitzen nimmt, auskommen, und höchstwahrscheinlich wird man dafür sorgen müssen, dass er in einer therapeutischen Wohngruppe untergebracht wird. Die Arbeit in der Psychotherapie wird davon geprägt sein, Raum für seine Trauer entstehen zu lassen und ihm zu helfen, sich irgendwann einigermaßen mit seinem Schicksal auszusöhnen. Ben wird auf seine Weise die Mitarbeiter auf der Station jeden Tag daraufhin prüfen, ob sie die Balance zwischen Verstehen und Begrenzen halten können. Es wird gute und es wird schlechte Tage geben – für beide Seiten.

Zwei Jahre später wird Ben mir noch einmal von seiner Wohngruppe vorgestellt. Es hat insgesamt ein Jahr gedauert, bis er sich dort so verhalten konnte, dass von seinen Aggressionen deutlich weniger zu spüren war. Sowohl in der Wohngruppe als auch in der Schule kommt er seitdem gut zurecht. Die Kontakte zu seiner Mutter finden einmal monatlich statt, und auch Frau B hat gelernt, dass die Fremdunterbringung ihres Sohnes die Bedingung dafür ist, dass er sich gut entwickeln und auch die Mutter-Sohn-Beziehung entspannter gelebt werden kann.

Was aber genau ist das, worunter Ben leidet, was ist diese Störung des Sozialverhaltens?

Die ICD-10 (International Classification of Diseases der WHO) beschreibt sie unter der Codierung F91 als eine Psychische Störung, die »durch ein sich wiederholendes und andauerndes Muster dissozialen, aggressiven oder aufsässigen Verhaltens charakterisiert« ist (Dilling H, Mombour W und Schmidt MH: Internationale Klassifikation psychischer Störungen. 8. Auflage. Huber-Verlag, 2011). »In seinen extremsten Auswirkungen beinhaltet dieses Verhalten gröbste Verletzungen altersentsprechender sozialer Erwartungen.« Dissoziale Kinder oder Jugendliche halten sich nicht an Regeln, sind delinquent, schlagen oder quälen andere oder Tiere, sind oft nicht gruppenfähig, zündeln, zerstören, sind übermäßig aggressiv – um die wichtigsten diagnostischen Kriterien zu nennen. Betroffen davon sind etwa 7 Prozent aller Kinder. Ben ist also kein Einzelfall.

Von Ahmad und Ben lernen

Ahmad und Ben – zwei sehr unterschiedliche Lebensgeschichten, die eines gemeinsam haben: eine ungeheure Aggressivität und Wut. Ist es bei Ahmad ein ausgeprägtes Trauma, das ihn wütend und verzweifelt werden lässt, führt bei Ben eine überforderte Mutter mit einer Beziehungsstörung dazu, dass Ben nicht sicher gebunden ist – oder wie er es sagt: »Ich helfe meiner Mutter, damit keiner ihr was antun kann.« Wie viel Unsicherheit steckt in diesem Satz!

Man sieht an diesem Beispiel deutlich, was Bindung eigentlich bewirkt. Der entwicklungspsychologischen Theorie nach hat jeder Mensch ein angeborenes Bedürfnis danach, enge und intensive Beziehungen zu den nächsten Mitmenschen aufzubauen. Wird dieses Bedürfnis nicht angemessen von der Mutter und / oder dem Vater beantwortet, so entwickeln sich unsicher gebundene Kinder, die nicht in der Lage sind, entsprechende Beziehungen aufzubauen und zu halten. Ben fehlt diese Fähigkeit offenbar.

Ahmad ist hingegen aus voller psychischer und physischer Gesundheit in seiner Seele so verletzt worden, dass deren Kompensationsmechanismen nicht mehr ausreichen, während Ben von Beginn an unter Beziehungsbedingungen aufwächst, die ihm das Gefühl vermitteln, nicht ausreichend geliebt und gehalten zu sein. Kinder, die das erleben, gehen davon aus, dass es etwas an ihnen gibt, was sie nicht liebenswert sein lässt – und reagieren darauf mit Wut und Verzweiflung.

Aggressionen in unserem Leben

Aggressionen – ein unangenehmes Thema. Wie oft in meiner beruflichen Laufbahn habe ich mir gewünscht, wir würden ohne Aggressionen auskommen. Und zwar nicht nur aufseiten unserer Patienten, sondern auch auf der Seite von uns Professionellen. Ich liebe dieses Thema nicht, und dennoch ist es von zentraler Bedeutung bei meiner Arbeit, für das Verstehen der Kinder und Jugendlichen, für das Verstehen der Umwelt.

Wie viele Friedensappelle begleiten die Entwicklung der Menschheit, wie viele Friedensverträge haben nicht gehalten? Was für das Große gilt, ist im Kleinen nicht minder bedeutsam und lebensbestimmend. Kein Mensch, kein Kind kommt ohne Aggressionen aus. Als Kinder- und Jugendpsychiater ist eine tägliche Auseinandersetzung mit diesem Thema zentral. Zum einen, weil wir Aggressionen und aggressive Symptome behandeln, zum anderen, weil auch manche unserer Handlungen als aggressiv aufgefasst werden können oder tatsächlich gewalttätig im Sinne einer Grenzüberschreitung sind. Wenn wir beispielsweise ein Kind gegen seinen Willen behandeln. Wenn wir gar – wenn auch zum Glück sehr selten – ein Medikament gewaltsam verabreichen oder einen Patienten im Bett fixieren, d. h. mit einem Fünf-Punkte-Gurt am Bett festschnallen.

Ich habe im Laufe meines Berufes gelernt, dass die Verleugnung von Aggression die große Gefahr birgt, dass sie sich genau dadurch steigert. Wer davon überzeugt ist, dass es in ihm keine aggressiven Impulse gibt, geht das Risiko ein, dass diese sich dann ihren eigenen Weg nach außen oder in den Körper suchen und auf versteckte Weise deutlich und wirksam werden. Deshalb ist es auch für das Leben mit Kindern besonders wichtig zu verstehen, wie übermäßige Aggressionen entstehen können, in welchen Symptomen sie sich äußern können und wie man mit ihnen umgeht.

Kinder machen sich sehr oft große Sorgen über die bei sich und anderen erlebten Aggressionen. Sie fürchten, dass auch ihre nicht ausgelebten aggressiven Impulse zu einer Verstoßung und Ächtung führen könnten. Für ihr Seelenheil ist es sehr wichtig, einen guten Umgang zu finden, und – noch wichtiger – Erwachsene zu erleben, die vormachen, wie man mit normalen *und* mit übersteigerten krankhaften Aggressionen umgeht. Kinder brauchen Erwachsene, die ihnen aufzeigen, wie aggressive Impulse so gelebt werden können, dass keine großen Verletzungen bei anderen entstehen. Sie müssen erleben, wie man Konflikte löst, wie man streitet und wie man die Kräfte misst. Aggressionen sind immer da und gefühlt auch von Beginn unseres Lebens an.

Von Geburt an?

Aggressionen sind nicht angeboren. Im Unterschied zu den vielen anderen Gefühlen, die von Beginn an zu unserem Seelenrepertoire gehören, entstehen Aggressionen erst im Laufe der persönlichen Entwicklung, d. h. auf der Basis übermäßiger Zurückweisung oder seelischer Verletzung. Die Aggression wird dann zu einem Überlebensmechanismus, der sicherstellt, dass der betroffene Mensch nicht lebensunfähig zusammenbricht. Es gibt Begrenzungen im Leben eines jeden Kindes, die nicht zu vermeiden sind, sodass jeder Mensch wütend und aggressiv wird, allerdings in einem normalen und für alle aushaltbaren und zu akzeptierenden Ausmaß.

Kennt man die Entwicklungsgeschichte von Ahmad und Ben, so kann man verstehen, warum sie übermäßig aggressiv sind. Trotzdem darf das Verständnis nicht zu einer Entschuldigung des jeweiligen Verhaltens führen. Ahmad und Ben haben Anspruch darauf, ernst genommen zu werden. Das bedeutet, dass ich ihre Verzweiflung ernst nehme, ihnen aber ihr Recht nicht abspreche, die Verantwortung dafür selbst zu übernehmen. Das ist in beiden Fällen in der Begegnung mit mir deutlich geworden: Ich versuche, in jeder Situation mit ihnen so weit zurückzutreten, dass Ahmad und Ben sich nicht bedrängt fühlen und stattdessen ein Gefühl des Verstandenwerdens erwachsen kann. Dennoch konfrontiere ich Ben mit der Realität einer anstehenden Trennung von seiner Mutter.

Ich wünsche mir in solchen Fällen Behandlungsstrategien, die auf der einen Seite Verständnis für das zugefügte Leid bezeugen, auf der anderen Seite das klare und verlässliche Durchsetzen von Regeln ermöglichen sowie verhaltenstherapeutische Maßnahmen, durch die Ahmad und Ben lernen könnten, wie sie mit dem inneren Druck und der extrem schnellen Kränkbarkeit umgehen können, ohne die Grenzen anderer Menschen zu verletzen. Das geht immer nur auf einem Weg: Die Grundlage muss stimmen, und sie muss zunächst einmal geschaffen werden zwischen Therapeut und Patient. Grundvoraussetzung dafür ist emotionale Flexibilität. Dann können auch die Konfrontationen und Übungen zugelassen werden, ohne die es nicht abgehen wird. Über Rollenspiele oder auch in einer realen Gruppe können beide mehr Frustrationstoleranz lernen. Sie machen (vielleicht erstmals) die Erfahrung, dass sie trotz ihrer schwierigen Seiten gehalten werden, und können auf dieser Grundlage immer ein Stückchen weiter gehen, sich also weiterentwickeln.

Aggressionen gehören zum emotionalen Inventar des Menschen, habe ich geschrieben. Und wirklich ist jeder von uns in allen Lebensphasen gefordert, seine Aggressionen für seine Mitmenschen akzeptabel zu leben. Es ist entscheidend, dass jeder Mensch, aber auch die Gesamtgesellschaft lernt, die eigenen Aggressionen zu beherrschen und zu kontrollieren. Viele Formen der Sublimation (eine Umwandlung eines aggressiven Impulses in einen sozial akzeptierten) wenden Menschen täglich an. Holzhacken statt den Nachbarn zu beschimpfen, wäre z. B. eine Form, eine andere ist Sport zu treiben als friedliche Form des Wettkampfes oder auch nur zum Abreagieren. Unsere Kultur bietet hierfür viele Möglichkeiten und schafft unabdingbare Voraussetzungen für ein friedliebendes, demokratisches und die Menschenrechte achtendes Zusammenleben. Menschliches Leben und Aggressionen sind weltweit untrennbar miteinander verbunden.

Aggressionen in der Welt

Wir leben in einer Zeit, in der uns kollektive Aggressionen weltweit bedrängen. Einzelne Attentäter, die sich in religiösen, pseudoreligiösen oder terroristischen (Sub-) Kulturen aufhalten, schaffen es, uns in Angst und Schrecken zu versetzen, und ganze fundamentalistische oder terroristische Armeen halten die Welt in Atem. Viele Gesellschaften, auch in Europa und dem Westen, driften auseinander, spalten sich auf in reaktionäre, rückwärtsgewandte und kollektiv aggressive Strömungen auf der einen Seite und Gruppierungen, die an dem erreichten friedlichen und toleranten Fortschritt im Sinne der Aufklärung festhalten möchten. Da ist es kein Wunder, dass sich auch Kinder Sorgen machen über den Zustand der Welt. Oder sie leiden: Ahmad ist ein Beispiel dafür, dass die Vorstellung nicht weit weg ist, er könnte zum Amokläufer werden oder sich doch noch von al-Qaida ausbilden lassen. Ben löst hingegen Fantasien aus, er könnte tatsächlich einmal Söldner werden oder als Türsteher auf dem Kiez aggressiv für Schreck und Ordnung sorgen. Das ist mir an den beiden Beispielen besonders wichtig: Aggressionen, die zu Straftaten werden, entstehen nicht in Monstern, also in fremdgesteuerten »Irren« (ein Wort, das aus unserem Wortschatz verbannt gehörte!), sondern in Menschen, die mit einem schweren Trauma oder einem schweren Defizit aufwachsen müssen oder mussten. Das Trauma von Ahmad kann im Prinzip jedem von uns widerfahren.

Verstehen und entschuldigen

Aber immer gilt: Verstehen heißt nicht entschuldigen, verstehen ist aber die zentrale Grundlage von Behandlung und damit von Veränderung.

Deshalb ist es wichtig, auch kollektiv als Gesellschaft neben einer angemessenen Wehrhaftigkeit (den »Regeln« und Gesetzen) Strategien der Deeskalation anzuwenden und zu leben. Wenn wir Ahmad nur einsperren würden aus Angst, er könnte zu einer tatsächlichen Bedrohung werden (wofür es in einem demokratischen Rechtsstaat zum Glück keine Handhabe gibt), würde sich seine Wut potenzieren. Nur die Kombination aus verständnisvoller Behandlung und Konfrontation mit der Notwendigkeit, selbst bei sich Grenzüberschreitungen zu kontrollieren, wird am Ende dazu führen können, dass Ahmad lernt, mit seinem unendlichen Leid zu leben, ohne es anderen ebenfalls zuzufügen. Eine Wohngruppe mit geschulten Erziehern und Sozialarbeitern in Kombination mit der psychotherapeutischen Behandlung bildet die Grundlage für eine andere, eine gute Entwicklung bei Ben.

Wir alle müssen beachten: Aggressive Verhaltensweisen im Kindesalter chronifizieren sehr schnell, d.h. sie entwickeln sich zu einem Verhalten, das kaum noch zu beeinflussen ist. Deshalb ist es sehr wichtig, übermäßige Aggressionen schnell und effektiv zu begrenzen. Oft wünsche ich mir Eltern, die in der Lage sind, auf ein aggressives Kind nicht nur vorwurfsvoll und ängstlich zu reagieren, sondern die den Schulterschluss mit allen Eltern – auch denen des betroffenen Kindes – suchen, um gemeinsam, am besten auch mit einer Besprechung unter Beteiligung aller Eltern, den Lehrern und allen Kindern zu signalisieren: Wir möchten, dass übermäßige Aggressionen nicht mehr vorkommen, und wir übersehen dabei nicht, welches individuelle Leid dahin geführt hat.

Die Mitarbeiter auf unseren Stationen der Klinik sind darauf besonders vorbereitet: Sie wissen, dass jede Grenzüberschreitung, auf die nicht deeskalierend und/oder begrenzend reagiert wird, dazu führen kann, dass sich Spiralen der Gewalt etablieren, aus denen bald keiner mehr herauskommt. Jede Grenzüberschreitung wird angesprochen, und je nach Ausmaß und Konstellation finden sofortige Gespräche statt, in denen vermittelt wird: Hilfe ist möglich und nötig, aber immer nur in einem gegenseitigen Entgegenkommen. Eltern oder auch Lehrer sind an solchen Stellen zu oft lediglich auf der Seite der Forderung: Verändere dich, halte dich an unsere Regeln, pass dich an! Oder auf der anderen Seite: Ich weiß, dass du nichts dafür kannst. Was fehlt, ist die Balance zwischen Verstehen und Begrenzen, zwischen Zurückweichen und sich Durchsetzen. Es ist sehr anstrengend, sich diese Balance für jedes Kind jeden Tag neu zu erarbeiten. Gerade, wenn man sich vor Augen hält, wie viele Kinder in einer Klasse sind. Oder dass ein Kind auch Geschwister hat, die wahrgenommen werden wollen. Oder dass Eltern arbeiten müssen – und ausgerechnet dieses eine Kind keine Ruhe gibt. Wir alle sollten uns fragen: Bin ich bereit, mich gefühlt zum tausendsten Mal auf diesen Marathonlauf (ich persönlich hasse Laufen …!) der Behandlung aggressiver Symptome einzulassen, dann gibt es eine Chance, die Symptome zu verändern.

Auch im täglichen Leben begegnen uns Aggressionen, und auch dort sind wir gefordert, ihnen immer und entschlossen entgegenzutreten. Das Beispiel von Emil ganz am Anfang des Buches zeigt es auf: Eigentlich hat das Kind eine angemessene Wahrnehmung unzumutbarer oder zumindest grenzwertiger Aggressionen durch die Clowns. Die Erwachsenen aber machen die Äußerung seiner Wahrnehmung zu einem Problem des überempfindlichen Emil, der mit seiner Sensibilität die Familie aus dem Konzept bringt. Es wäre richtig gewesen, Emil zu vermitteln, dass seine Wahrnehmung angemessen war. Besonders Väter fürchten an solchen Stellen in der Regel, als zu weich zu gelten. Überhaupt verwechseln Männer oft Einfühlungsvermögen mit Schwäche und verbergen hinter einer männlichen Härte ihre Aggressionen – die sich wiederum nahezu ausnahmslos aus Angstquellen speisen. Mutige Väter sind solche, die ihren Kindern Einfühlung vorleben und ihr Cowboykostüm spätestens an der Garderobe ihrer Wohnung abgeben.

Alltäglich ist das noch nicht, noch leben »alte« Männerrollen weiter. Ich wundere mich zudem oft darüber, welche Aggressionen beispielsweise in Comedy-Shows als vermeintlicher Witz (auf Kosten anderer) weggelacht werden. Genauso wundere ich mich über die Haltung, dass es gut und normal ist, wenn Jungen ihre Konflikte handgreiflich lösen. Das Bild der Erzieherinnen im Kindergarten, die seelenruhig zuschauen, wie zwei raufende Jungens durch den Garten toben mit der Haltung: »Sie müssen lernen, ihre Konflikte selber zu lösen«, ist eine Form der Vernachlässigung – und empörend.

Der angemessene Umgang mit aggressiven Symptomen

Aggressionen als menschheitsimmanente Phänomene lassen sich nur durch beständige Kontrolle und das Abreagieren in Maßen (Sport!) begrenzen. Der ausgereifte, demokratische Sozialstaat kommt nie ohne Kontrollmechanismen aus. Sosehr für mich in meiner klinischen Arbeit der Satz gilt: »Kontrolle ist gut, Vertrauen ist besser«, so sehr habe ich im Kontext aggressiver Verhaltensweisen gelernt, dass der Satz für diese Konstellationen umgedreht werden muss. Wenn ich mit einem Kind konfrontiert bin, das seine aggressiven Impulse nicht steuern kann, weiß ich, dass der Satz: »Vertrauen ist gut, Kontrolle ist besser«, so lange gelten muss, wie ich und mit mir das gesamte Team die aggressiven Ausbrüche gemeinsam mit dem Kind kontrollieren müssen. Ziel ist es immer, diesen Satz so schnell wie möglich wieder umzudrehen, weil psychische Entwicklung nur in einer Atmosphäre gegenseitigen Vertrauens stattfinden kann.

Als ich als junger Assistenzarzt mit dissozialen, aggressiven Jungen konfrontiert war, dachte ich, ich müsste schnell in einem Fitnesscenter meine Muskeln trainieren, um der Gewalt gewachsen zu sein und die Patienten notfalls selber körperlich zu begrenzen. Vor unseren sogenannten Time-out-Räumen (Zimmer, in denen man sich mit aggressiven Kindern einschließen konnte) gab es phasenweise regelrechte Warteschleifen mit ausgeflippten Kindern. Schon lange haben wir gelernt, dass wir mit deeskalierenden Maßnahmen viel weiter kommen und vor allem durch Gegengewalt weitere Eskalationen bei den Patienten verursachen. Deeskalation bedeutet allerdings nicht, zurückzuweichen (auch, wenn dies im Einzelfall durchaus nötig werden kann), es bedeutet immer im selben Atemzug, das Einhalten der Regeln einzufordern und durchzusetzen.

Deeskalation bedeutet, auch körperlich und sichtbar einen Schritt zurückzutreten, um dem Gegenüber zu signalisieren, dass keine Bedrohung von einem selbst ausgeht.

Für zu Hause empfehle ich Eltern immer, in eskalierten Situationen nicht zu versuchen, eine Klärung herbeizuführen, sondern dafür zu sorgen, dass eine zeitliche Unterbrechung des Konflikts stattfindet. »Stopp. Jeder von uns geht in sein Zimmer, und wir treffen uns in einer halben Stunde wieder. Oder sag Bescheid, wenn du so weit bist«, kann der Satz lauten, der möglichst frühzeitig gehört werden muss. Kinder, die sich nicht daran halten und Eltern dann verfolgen, hören einen Satz wie: »Ich spreche jetzt nicht mehr mit dir.« Manchmal – zum Glück sehr selten – fragen Eltern, was sie tun sollen, wenn ihr Kind dann körperlich wird und schlägt oder mit Gegenständen wirft. Ich frage dann immer erst zurück, wie Eltern sich in Grenzsituationen ansonsten durchsetzen, und ermuntere sie nachdrücklich, das Entsprechende auch in dieser zu tun. Das kann heißen, dass man auch die Polizei nach Hause holen muss. Eltern erschrecken dann regelmäßig und sind enttäuscht, dass ich keinen anderen Zaubertrick hervorholen kann. Ich habe aber zu oft die Erfahrung gemacht, was geschieht, wenn man seine Grenzen – die persönlichen wie die in der Klinik – nicht verteidigt: Die Aggressionen von Kindern und Jugendlichen werden dadurch potenziert, weil es sehr beängstigend ist, wenn man in seiner grenzenlosen Wut nicht begrenzt wird. In Notfällen in der Klinik bedeutet dies, dass in der ersten Eskalationsstufe, wenn alle Deeskalationsmaßnahmen nichts bewirkt haben!, alle männlichen Mitarbeiter der Klinik zusammengerufen werden. Wenn das nicht ausreicht, wird der Wachdienst des Klinikums hinzugerufen, und wenn auch dies nicht Wirkung zeigt, aktivieren wir die Polizei. Damit bei den Beamten keine Missverständnisse auftreten, biete ich dort regelmäßig Fortbildungen an. Die betroffenen Jugendlichen (bei Kindern reicht in der Regel die erste Stufe) merken, dass wir unter allen Umständen unsere Grenzen und die Unversehrtheit von Patienten und Mitarbeitern verteidigen. Ist die Eskalation beendet, können wir wieder beginnen, das Vertrauen neu aufzubauen und zu besprechen, wie die nächsten Schritte mit dem Patienten aussehen.

Wichtig ist uns dabei: Wir sind nicht nachtragend! Das unterscheidet die Profis natürlich von Eltern, die durch aggressive Verhaltensweisen ihrer Kinder zutiefst verletzt sein können. Gerade für Eltern ist es oft sehr schwer, diese Verletzung in der Beziehung nicht spürbar werden zu lassen. Dennoch brauchen auch Eltern aggressiver Kinder immer wieder einen Neuanfang, weil sonst über zu viel Misstrauen ein Rückzug aus der Eltern-Kind-Beziehung erfolgt und diese nicht gut weiter gelebt werden kann. Überhaupt: Misstrauen ist beziehungstoxisch, ist Gift für jede Beziehung! Deshalb muss man möglichst schnell wieder zurückfinden zu der oben genannten Maxime: »Kontrolle ist gut, Vertrauen ist besser.« Bis zur nächsten Enttäuschung.

Nur, wer diesen Kreislauf mit einem Verständnis für Marathonbedingungen durchhält, hat eine Chance auf Veränderung. Was wir dabei nicht vergessen dürfen: Es hat sich weltweit um uns herum ein recht hohes Aggressionsniveau aufgebaut.

Angst als Auslöser

In einer Zeit, in der wir global und kollektiv mit einer von uns zumindest in Deutschland und Europa nicht erlebten, sondern nur geschichtlich bewussten (!) Intensität von Aggressivität konfrontiert sind, kann man sehen, wie schnell sich Aggressionen auf unbeteiligte Menschen übertragen. Durch die unmittelbare Übermittlung von Nachrichten quasi in Echtzeit entsteht in uns das Gefühl, die Gewalt nähme beständig zu. Das löst Angst aus – und aggressive Reaktionen entstehen, die ihrerseits zu Gegenaggressionen führen. Sehr schnell kann niemand mehr differenzieren, ob, wann und von wem ursprünglich die Aggression ausgegangen ist. Wer hat wann angefangen? Jeder glaubt sich im Recht. Die Steigerung von Angst und Aggressivität, die wir alle an uns selber und in unserer Gesellschaft erleben, ist ein gutes Beispiel dafür, wie auch bei Kindern und Jugendlichen übermäßige Aggressionen entstehen, allerdings bei ihnen auf der Grundlage ungenügender seelischer Ausstattung oder – im Fall von Ahmad – auf der Basis unerträglicher Traumatisierung.

Die Binnensicht der beiden Jungen und dem ängstlich-aggressiven Bürger unterscheiden sich kaum. Wer kennt das nicht, dass man sich plötzlich durch arabisch aussehende Männer bedrängt fühlt, ohne dass etwas Konkretes geschehen ist? »Ich empfinde verschleierte Frauen oder auch Frauen, von denen man nur das Gesicht sieht, als Beleidigung meiner Emanzipation!«, hat mir kürzlich eine erfolgreiche, intellektuelle deutsche Geschäftsfrau gesagt. Was noch vor gar nicht langer Zeit Bestandteil unserer Kultur der Toleranz war, auf die alle stolz waren, verwandelt sich nun in Abgrenzung – bis hin zum Hass. Ein Kollege in der Klinik ergänzt: »Ich war immer tolerant und friedliebend. Ich hatte auch nie etwas gegen Türken oder Araber. Mein Meister in der Autowerkstatt ist Türke, und den mag ich gerne. Aber jetzt? Was zu viel ist, ist zu viel. Müssen wir immer nur die anderen verstehen? Ich empfinde deren Frauen als abgewertet und erniedrigt, und ich möchte umgekehrt unsere Frauen und Mädchen schützen. Ich erwarte, dass alle sich an unsere Regeln halten, ich benehme mich in Tunesien ja auch entsprechend den Landesregeln. Wer nicht hier sein will, muss es ja nicht! Inzwischen werde ich unsicher und aggressiv, wenn ich arabisch aussehende Männer sehe, die mit ihren Rucksäcken hantieren. Sie sollen unser Land wieder verlassen. Ich überlege, mich zu bewaffnen, mindestens mit Pfefferspray.«

Wie leicht ließen sich Ahmad und Ben da einreihen. Das Zitat zeigt, wie schnell wir alle von Aggressionen ergriffen werden können. Und es zeigt den engen Zusammenhang von Angst und Aggression – und gleichzeitig wird die Notwendigkeit deutlich, sich über Sachlichkeit, Vernunft und gute Selbststeuerung wieder einzufangen und zu steuern, damit keine Spiralen von Gewalt und Gegengewalt entstehen. Wir alle laufen Gefahr, angstgetrieben zu übersehen, dass Angst auch unmittelbare Folgen haben kann. Dafür hilft manchmal der Blick in die Statistik: Nach dem Anschlag am 11.9.2001 in New York sind über einige Zeit hinweg in den USA viele Menschen aus Angst weniger mit Flugzeugen gereist. Das hat dazu geführt, dass zusätzlich zu den 3000 Toten von New York 1600 Menschen mehr durch Verkehrsunfälle umgekommen sind als in Vergleichszeiträumen. Diese zusätzlichen Toten muss man eigentlich dem Anschlag zurechnen, allerdings als unmittelbare Folge der kollektiven Angst.

Angst ist kein guter Berater, wenn man mit Aggressionen fertig werden will. Das gilt im Großen globaler Entwicklungen und Phänomene wie im Kleinen der täglichen therapeutischen Begegnung: Wenn ich merke, dass ich Angst habe in der direkten Konfrontation mit einem Patienten, hole ich mir Hilfe, oder ich nehme mich so lange aus der Situation heraus, bis ich mich beruhigt habe.

Die versteckten Sorgen

Aggressiven Kindern und Jugendlichen wird schnell unterstellt, sie seien lediglich disziplinlos und ohne Moral. Sie sind die »Psychos«, von denen manche glauben, unsere Klinik würde nur aus solchen Kindern und Jugendlichen bestehen. Sie sind in der Presse die »Irren«, die weggesperrt gehören, und vor denen alle mit Unverständnis stehen und empört die Köpfe schütteln. Es ist so leicht, sich abzugrenzen mit dem Gefühl: Bei mir, in unserer Familie ist alles ganz anders! Ohne pessimistisch sein zu wollen: Ich weiß, dass dies so nicht stimmt. Jede Familie hat Phasen, in denen es um die Bewältigung aggressiver Impulse geht – bei welchem Familienmitglied auch immer. Das sind in der Regel keine pathologischen Aggressionen, also keine, die Symptomcharakter entwickeln, sie können aber dennoch sehr belastend sein.

Kinder, die in einer sicheren Bindung aufwachsen und sich geliebt fühlen, entwickeln – von wenigen Ausnahmen abgesehen – keine pathologischen Aggressionen. Dissoziale Kinder haben eine defizitäre moralische Entwicklung, das stimmt, aber das entsteht durch emotionale Verwahrlosung. Dieses mangelnde Gehaltensein muss nicht durch eine bindungsschwache Mutter entstehen, es kann auch eine belastende Scheidung oder Trennung der Eltern sein, unter der ein Kind nachhaltig leidet oder auf die es mit Aggressionen antwortet.

Dissoziale Kinder sind getragen von der Wahrnehmung, dass sie selber immer nur reagieren auf eine Aggression ihnen gegenüber. Sie werden beherrscht von dem Gefühl, dass sie sich lediglich – und zu Recht – zur Wehr setzen. Wenn man eine Chance haben möchte, solche Kinder zu erreichen, dann nur über die Umkehrung der Verwahrlosung, also über den Gewinn ihres Vertrauens, auch wenn das im Einzelfall die Zurückweisung der primären Liebesbeziehungen zu Mutter und Vater bedeutet. Nur, wenn diese Kinder anerkennen können, dass sie verzweifelt gegen ein emotionales Defizit ankämpfen, haben sie eine Chance, sich abzufinden.

Man kann sich unmittelbar vorstellen, wie viel seelische Kraft man braucht, um anzuerkennen, dass einem etwas Grundlegendes im Leben fehlt. Wie sollen es dann die Kinder schaffen, gerade wenn man sieht, wie lange sie schon vergeblich dagegen ankämpfen, meist sogar lebenslang. Deshalb braucht ihre Behandlung sehr viel Zeit, Geduld und Ausdauer. Die stationäre Behandlung ist, selbst wenn sie mehrere Monate dauert, hierfür in der Regel zu kurz, sodass die sich oft anschließenden therapeutischen Wohngruppen an dieser Stelle mit den Kindern weiterarbeiten müssen.

Und dann fällt ihnen nichts Besseres ein, als die Kinder in ein Heim zu schicken? Mit dieser erschrockenen Frage bin ich oft konfrontiert. Ja, in der Tat, mir fällt nichts Besseres ein, weil ich gelernt habe, dass diese Kinder mehr brauchen als nur die stationäre Behandlung bei uns. Und weil »Kinderheime« heute professionell geführte Einrichtungen sind, die erst recht, wenn sie therapeutisch ausgerichtet sind, hervorragende Arbeit leisten, bleibe ich davon überzeugt. Ben ist ein Beispiel dafür, was möglich ist, wenn man die kinder- und jugendpsychiatrische Arbeit mit der einer therapeutischen Wohngruppe kombiniert.

Rebecca

Rebecca, 15 Jahre, faucht mich an: »Das geht Sie einen Dreck an, was ich mit meinem Körper mache! Ist doch egal, Hauptsache, die Freier bezahlen, und ich kann mir Klamotten kaufen mit der Kohle. Lassen Sie mich hier raus, ich halte das nicht aus, eingesperrt zu sein. So, und weiter rede ich nicht mit Ihnen, Sie Lackaffe!«

Rebecca ist in der Nacht von der Polizei auf unsere Akutstation gebracht worden, nachdem sie betrunken auf den Gleisen des Hauptbahnhofs aufgegriffen worden war. Nun hat sie ihren Rausch ausgeschlafen und findet sich auf unserer geschlossenen Akutstation wieder.

Ich sage Rebecca, dass kein Weg daran vorbeiführt, dass wir miteinander sprechen, dass ich aber Zeit habe und später wiederkomme. Sie muss auch nicht mit mir sprechen, wenn es zu unerträglich für sie ist, aber sie muss mit einem von uns reden. »Im Übrigen ist es mir nicht egal, wenn du deinen Körper wegwirfst«, gebe ich ihr noch mit auf den Weg, bevor ich das Zimmer verlasse. Das wütende Fauchen, das Rebecca mir hinterherschickt, versengt mir fast die Nackenhaare …

Rebecca ist das dritte Kind einer Prostituierten, die drei Kinder von drei verschiedenen Männern bekommen hat. Mit vier Jahren (vier lange Jahre …!) ist Rebecca vom Jugendamt in Obhut genommen worden. In der ersten Pflegefamilie, in der sie schon bald wegen übermäßiger Aggressionen aufgefallen ist, war sie nach drei Jahren nicht mehr zu halten. Eine zweite Pflegefamilie, die aufgrund einer sozialpädagogischen Ausbildung der Pflegemutter etwas professioneller aufgestellt war, gab schließlich nach vier Jahren auf. Mit elf kam Rebecca in eine Wohngruppe, wo sie ab dem zwölften Lebensjahr regelmäßig weglief und sich herumtrieb. Erste sexuelle Kontakte hatte sie um diese Zeit herum, und Rebecca lernte schnell, dass sich die Jungen und später auch die Männer ihr zuwendeten. Sie verwechselt diese Zuwendung mit Wertschätzung. Seltene Kontakte zur Mutter führten zwar dazu, dass sie sich angewidert fühlte von deren Leben als Hure, die immer mehr herunterkam, aber sie selber bildete sich ein, sie hätte die Männer »im Griff«.

Nach der ersten gescheiterten Kontaktaufnahme versuche ich es später noch einmal. Rebecca spürt, dass ich nicht zu den Männern gehöre, die sie ausbeuten möchten. Sie ist irritiert. Von mir abgewandt, kann sie schließlich ihre Sicht schildern: »Ich hasse mich. Und ich hasse die Männer. Ekelhaft, wie die sich anschleimen bei mir. Ich wollte nicht so werden wie meine Mutter. Aber es gibt niemanden, der für mich da ist. Meine Pflegemütter haben gelogen, das Jugendamt und die Betreuer in den WGs lügen sowieso – denen ist auch alles scheißegal! Ob ich mich ritze oder verkaufe – wo ist der Unterschied? Sie lügen mich doch auch an. Nur, weil es Ihr Beruf ist, Kinder einzusperren, glauben Sie, Sie könnten es auch mit mir machen! Sie werden mich nicht kriegen!«

Ich schweige. Dann sage ich: »Und wenn Einsperren doch Hilfe ist? Wenn Einsperren dich vor den Männern schützt? Wenn Einsperren heißt, wir finden eine Lösung für dein Leben?«

Rebecca stutzt. Ich spüre, wie eng es jetzt zusammenliegt: Ausflippen und Fauchen oder – Weinen. Rebecca schaut angestrengt aus dem Fenster. Ich drehe mich weg, damit sie sich sicher sein kann, dass ich ihre Tränen nicht sehe.

Was so hoffnungsvoll beginnt bei all dem schwierigen Start – nach ein paar Wochen müssen wir kapitulieren. Rebeccas Abwehr in Form von Selbstschädigungen ist stärker als unser Beziehungsangebot, wir waren ja auch nicht die Ersten, die es in Rebeccas Leben versucht haben. Wenn nicht noch ein Wunder geschieht, wird Rebecca die Karriere ihrer Mutter nachleben. Was zurückbleibt, ist das schreckliche Gefühl, dieses Kind verloren zu haben. Es bleibt mit seinen Sorgen allein.

Natürlich ist Aggressivität kein Phänomen, das die Jungen und Männer für sich gepachtet haben. Allerdings gibt es nach wie vor eine deutliche Verlagerung dieser Symptomatik in Richtung des männlichen Geschlechts. Wir brauchen in Deutschland weniger Frauengefängnisse, und Frauen erhalten günstigere Autoversicherungen, weil sie weniger Unfälle verursachen als Männer. Das sind nur zwei Beispiele für die geringere und andere Ausprägung von Aggressionen beim weiblichen Geschlecht. Verwahrloste Mädchen richten die erlebte Aggression in Form der elterlichen Zurückweisung zudem in der Regel gegen sich selbst, indem sie sich verletzen oder im Jugendalter promiskuitive Verhaltensweisen entwickeln, mit denen sie sich gefährden. Diese Mädchen sind schwer zu erreichen, und nicht selten müssen wir zusehen, wie sie sich immer weiter verletzen und gefährden. Auch bei ihnen dauert es sehr lange, bis sich eine tragfähige therapeutische Beziehung so etabliert hat, dass sie ein Gegengewicht gegen die Selbstverletzungen im weitesten Sinn bilden kann.

Aggressiven Kindern zuhören

Wenn man aggressive Kinder und Jugendliche verstehen möchte, muss man ihren Blickwinkel einnehmen. Sich ihre subjektive Sichtweise zu eigen machen. Diese ist getragen von der Wahrnehmung, dass die primäre Aggression von anderen und nicht vom betroffenen Kind selbst ausgeht. Hält man an dieser Stelle gegen, so entsteht sehr schnell ein Machtkampf darum, wie die Realität »wirklich« ist. Das geschieht nicht selten in Schulen, wenn Lehrer sich aufgerufen fühlen, bei aggressiven Auseinandersetzungen zwischen Schülern herauszufinden, wer der Schuldige ist. Die betroffenen Kinder fühlen sich einmal mehr missverstanden – und einmal mehr im Recht, sich beim nächsten Mal noch heftiger zu wehren oder den Lehrer in den Kampf gegen das Unverstandensein einzubeziehen.

Hilfreich sind im akuten Fall nur deeskalierende Strategien, die dem betroffenen Kind die Möglichkeit eröffnen, sich zu beruhigen. Erst dann macht es Sinn, sich um das Einhalten von Regeln zu kümmern. Nur im Akutfall, wenn Gefahr droht, muss man mit allen Mitteln, und sei es mithilfe der Polizei, die Regeln durchsetzen. Ansonsten führt nur die beständige Kombination von Verstehen und Begrenzen bei aggressiven Kindern zum Erfolg.

Aggressionen gehören zum menschlichen Seelenrepertoire dazu. Es ist ihr Kennzeichen, dass sie nur durch beständige Kontrolle zu einem einträglichen Miteinander in der Gesellschaft führen können. Hierfür hat jede Gesellschaft ihre eigenen Regeln. Das liberale Waffengesetz in den USA, das zu einem Anstieg der Aggressionen führt – und in der Folge zu einem Anstieg der Todesopfer –, ist ein gutes Beispiel dafür, was geschieht, wenn eine Gesellschaft sich nicht konsequent um die Kontrolle aggressiver Impulse kümmert. Je höher das Gewaltpotenzial einer Gesellschaft, desto höher das entsprechende Potenzial bei Kindern. Wie viele traumatisierte Kinder in der arabischen Welt gerade heranwachsen, die dann weiter zu den Waffen greifen, wissen wir nicht. Die Vision ist jedenfalls zutiefst erschreckend.

Kinder, die nicht verwahrlosen oder traumatisiert wurden, entwickeln keine Störung des Sozialverhaltens. Doch die Schilderung aus der Sicht der Betroffenen vermittelt uns ihre Verzweiflung. Dazu muss man geduldig bleiben, denn nur zu schnell verliert man den Blick für die wirklichen Sorgen dieser Kinder, wenn man sich in Machtkämpfe verwickeln lässt.

Kindersorgen aggressiver Kinder beziehen sich fast ausschließlich auf Gefühle des Verlassenseins, auf Zurückweisung, Demütigung und tiefe seelische Verletzung. In der weiteren Entwicklung mögen die Reaktionen dieser Kinder und Jugendlichen auf vermeintliche Kränkungen übertrieben erscheinen, doch dies darf nicht den Blick dafür verstellen, dass die ursprüngliche Zurückweisung woanders liegt.

Lassen wir noch einmal ein Kind zusammenfassend zu Wort kommen.

Ralf ist zwölf. Nach drei Monaten stationärer Behandlung schildert er sein Leben so: »Früher bin ich immer ausgerastet und habe mich geprügelt. Das war immer wie eine innere Rakete, die plötzlich gezündet wurde, und dann ging ich ab. Niemand konnte mich stoppen. Das hat sich angefühlt wie ein Feuer, das in mir gebrannt hat. Ich musste rennen, schlagen, treten. – Meinen Vater kenne ich nicht, meine Mutter liebt mich, aber sie ist zu schwach für mich. Sie hat Depressionen und ist auch in einer Klinik. Inzwischen traue ich mich, auch mal zu zeigen, wenn ich traurig bin. Früher durfte das niemand sehen. Was mir hier geholfen hat? Dass Sie zu mir gehalten haben!«

2. Kapitel

»Ich muss in die Muckibude gegen die Angst«

Es ist Zufall, dass dieses Kapitel dem zum Thema Aggressionen nachfolgt, aber es passt inhaltlich sehr gut, weil ich im Kontext von Aggressionen immer auf die zugrunde liegende Angst verwiesen habe. Angst kommt natürlich auch in anderen Zusammenhängen vor: Angst ist ein Gefühl, mit dem wir von Beginn unseres Lebens an zu tun haben. Und Angst ist kein angenehmes Gefühl. Wenn ich über Kindersorgen schreibe, dann haben diese tatsächlich am häufigsten mit Angst zu tun.

Angst ist von den als unangenehm empfundenen Gefühlen das häufigste, und Angststörungen sind mit 10 Prozent die am weitesten verbreiteten psychischen Erkrankungen des Kindes- und Jugendalters.

Angst – schon wieder so ein unangenehmes Gefühl wie schon die Aggression: Wer setzt sich schon gerne mit seiner Angst, gar mit überzogener oder krankhafter Angst auseinander?

Die meisten Theorien gehen davon aus, dass die Angst uns im Laufe der Evolution sehr geholfen hat, zu überleben. Angst schützt uns vor allzu riskantem Verhalten; sie hilft uns, gefährliche Situationen einzuschätzen, und sorgt dann ähnlich wie im Tierreich dafür, dass wir fliehen und uns in Sicherheit bringen. Angst kann uns aber auch lähmen, uns lebensunfähig machen, wenn sie die Macht über uns gewinnt. Angst ist ein Begleiter unseres Lebens und ebenso ein ständiger Begleiter des kindlichen seelischen Wachstums – und Angst hat viele Gesichter. Diese reichen von der dämonischen Fratze bis zum niedlichen Näschen eines Angsthasen.

Der Angsthase

Der Angsthase ist ein Wesen, das wir belächeln; der Angsthase ist eine Zuschreibung, die kein Kind gerne hört, besonders die Jungen nicht. Ein Angsthase zu sein bedeutet, sich nichts zu trauen, vorschnell in Deckung zu gehen, zu versagen und die Welt zu verpassen – so die Zuschreibungen. Harte Väter, die von sich behaupten, nie ein Angsthase gewesen zu sein, geschweige denn Angst zu verspüren, arbeiten sich vergeblich an ihren ängstlichen Kindern ab, die sie allerdings in noch größere Angst treiben durch ihre bloßen Anforderungen: »Du brauchst doch keine Angst zu haben!« Oder: »Jetzt sei doch kein Angsthase!« Denn darin liegt immer auch ein Vorwurf, nicht zu genügen. Der Angsthase existiert weiter, trotz all dieser Versuche, ihn stark zu machen. Wir sollten uns Gedanken darüber machen, warum es ihn gibt, warum wir es nötig haben, uns über ihn lustig zu machen. Vielleicht geht es auch um die Frage, wie wir mit dem Angsthasen in uns selber umgehen möchten?

Niemand mag den Angsthasen – weder in sich noch in den Kindern. Doch es gibt ihn heute wie früher, er stirbt nicht aus. Ein Kinder- und Jugendpsychiater, der sich mit dem Angsthasen in seiner Seele nicht auskennt, ist ein schlechter Psychotherapeut, weil es ihm an Einfühlung für dieses zentrale Gefühl von Kindern und Jugendlichen fehlt. Wer den Angsthasen in die Flucht schlägt – was sehr einfach geht! –, sieht ihn so schnell nicht wieder. Väter bleiben alleine zurück, wenn das Kind »unter Mamas Rock oder in Mamas Schoß« verschwunden ist. Gut Zureden hilft nicht, Mama kann sich von der »kleinen Klette« auch nicht lösen, und zwischen Mutter und Vater werden gegenseitig vorwurfsvolle Blicke ausgetauscht. Der väterliche Blick lässt sich übersetzen in: »Jetzt verwöhn das Kind doch nicht ständig! So wird aus diesem Angsthasen nie ein selbstständiger Mensch.« Und der mütterliche Blick bedeutet: »Musst du immer so hart und verständnislos sein? Du treibst unser Kind ja geradezu in die Angst.«

Der Angsthase ist ein sensibles, liebenswertes Wesen, das uns darauf hinweist, welche tiefen Dimensionen unser Leben hat und was sich hinter vermeintlich sicheren Fassaden alles verbergen kann. Wir sollten aufhören, den Angsthasen lächerlich zu finden.

Immerhin war die Volksseele so einfühlsam, einen Hasen als Bild für ein ängstliches Wesen zu finden, ein kuscheliges, zartes und knuffiges Geschöpf, das auch im Erwachsenenalter noch als Kosename liebevolle Anwendung findet. Im Englischen und Französischen ist es die »scaredy cat« bzw. die »chat«, also die ängstliche Katze – ein Tier, das auch andere Seiten hat als der Angsthase. Mir gefällt der Angsthase besser, weil das damit verbundene Bild freundlicher ist. Und noch etwas wird in diesem Bild deutlich: Angsthasen zu vertreiben ist leicht, sie ziehen sich schnell zurück. Die eigentliche Kunst ist es, in so einem freundlichen und Sicherheit vermittelndem Kontakt zum Angsthasen zu stehen, dass er gar nicht erst wegläuft, oder, wenn es sich nicht verhindern lässt, weil es sich um einen äußerst sensiblen Angsthasen handelt (auch die gibt es!), möglichst schnell dafür Sorge zu tragen, dass er wiederkommt.

Angsthasen lernen nicht durch übermäßige Konfrontation mit der Angst, sondern nur durch ein beständiges Üben und sich Annähern an die (vermeintliche) Gefahrenquelle aus einer Position der Sicherheit heraus.

Natürlich dürfen Angsthasen nicht von den Anforderungen der Welt ferngehalten werden – wie so oft geht es darum, eine gesunde Mitte zu finden zwischen Schutz und Anforderung. Ich werde in diesem Kapitel an Beispielen zu zeigen versuchen, wie diese Balance aussehen kann. In jedem Fall gilt: Sollten Sie einen kleinen Angsthasen zu Hause haben, dann werten Sie ihn nicht ab, begleiten Sie ihn in die Welt, die für diese Lebewesen leider mehr Gefahren birgt als für andere Kinder. Lassen Sie sich nicht entmutigen, wenn die Angst ein dauerhafter Begleiter ist. Und wenn Sie sich ein angstfreies Kind wünschen sollten – was ich sehr gut verstehen könnte –, dann muss ich Ihnen sagen: Angstfreie Kinder sind sehr selten und gefährden sich und andere Kinder ständig. Das sind Kinder, die ich keinem Elternpaar wünsche (u. a. weil absolute Angstfreiheit oft noch mit anderen psychischen Beeinträchtigungen einhergeht) und in diesem Fall eine beständige Sorge um das

Wohl des Kindes berechtigt ist. Doch ein »normaler« Angsthase benötigt nicht ärztliche Hilfe, darum lassen wir ihn in der Obhut seiner Eltern, auch wenn ich dieses Wesen besonders gerne mag.

Angststörungen

Während der Angsthase in den Bereich der Normalität gehört und ich selten deswegen kontaktiert werde, so gibt es doch manifeste Angststörungen im Kindes- und Jugendalter, die regelhaft zu großer Kindersorge bei den Betroffenen führen. Eine Sorge an sich ist ja ohne eine zumindest subtile Angst kaum vorstellbar. Das macht einmal mehr deutlich, wie allgegenwärtig das Gefühl der Angst ist. Angst hat auch die unangenehme Eigenschaft, sich selbst zu verstärken, was erklärt, warum Angststörungen schnell behandlungsbedürftig sind.

Zu Beginn einer kindlichen Angststörung sind Eltern oft getragen von der Überlegung, dass sie ihr Kind nur genügend und nachhaltig vor der ängstigenden Situation oder dem Auslöser schützen müssen, um damit die Angst insgesamt zu verkleinern. Das führt aber in der Regel dazu, dass die gesamte Familie die Angst auslösende Situation vermeidet und jede Konfrontation damit zu noch mehr Angst führt. Das ist also, so viel gleich vorweg, kein Lösungsweg. Die Begleitung von Kindern und Jugendlichen mit Angststörungen hat mich gelehrt, dass man sich der Angst immer entschlossen entgegenstellen muss. Das muss natürlich vorsichtig geschehen, aber auch konsequent. Wie das möglich ist, zeigen sicher auch die folgenden Beispiele zu Formen von Angststörungen aus der Klinik. Beginnen wir mit Carl.

Carl

Carl, 11 Jahre, ist außer sich. Er ist von seiner Mutter ohne sein Wissen auf unsere psychosomatische Station gebracht worden, und nun wurde ihm eröffnet, dass er bleiben muss. Die Situation eskaliert, weil Carl androht, wegzulaufen oder sich etwas anzutun. Als ich dazugerufen werde, sitzt Carl auf dem Bett, neben ihm die Stationsärztin, die beruhigend auf ihn einredet.

»Ich bleibe hier nicht! Niemand hat mich vorgewarnt, meine Mutter hat nur gesagt, wir haben ein Gespräch in der Klinik, und dann gehen wir wieder. Ich schaffe das nicht, ich SCHAFFE DAS NICHT! Ich springe aus dem Fenster, und dann bleibe ich da sitzen. Ich weiß ja gar nicht, wo ich bin, und habe auch kein Geld für den Bus. Ich springe einfach durch die Scheibe. Ich kann nicht mehr. Ich muss meine Mutter anrufen. Das halte ich nicht aus …«, sind die Worte, mit denen mir Carl begegnet. Er sitzt mit angstgeweiteten Augen vor mir, knetet die Hände, hyperventiliert (atmet schnell und flach) und ist kaum erreichbar.

»Carl, du hast ein schlimmes Angstfieber, das dringend behandelt werden muss, deshalb kannst du dir das jetzt leider nicht aussuchen. Du musst hierbleiben. Auch, wenn du dir das gerade nicht vorstellen kannst: Das Angstfieber wird mit der Zeit besser werden. Wir werden dir helfen und dich damit nicht alleine lassen«, versuche ich, zu Carl vorzudringen. Es gelingt nur schwer, sodass ich entscheide, dass er ein zweites Mal heute 0,5 mg Lorazepam, eine kleine Menge eines Beruhigungsmittels, bekommt, was die Stationsärztin ihm vor einer Stunde schon einmal verabreicht hatte.

Carl ist im Gespräch nicht zu beruhigen, und wir beschließen, ihn abzulenken, indem wir mit ihm gemeinsam hinausgehen in die große Gemeinschaftsküche der Station, wo die Schwestern und die anderen Kinder sich sofort Carls annehmen. Auch dort ist spürbar, wie geschüttelt von Angst dieser Junge sich zwar in die Gruppe einfindet, es aber nur unter großer Anstrengung schafft. Das Handy hatte ich ihm weggenommen, weil die Telefonate mit seiner Mutter seine Angst nur potenziert hätten. Frau C hatte ich telefonisch kurz gesprochen und ihr mitgeteilt, dass sie das Richtige für ihren Sohn getan hat.

Ich liebe solche Situationen nicht. Wie gerne bin ich der verständnisvolle Kinderpsychiater, bei dem sich die Patienten sicher fühlen, dem sie sich anvertrauen, damit wir gemeinsam einen Weg durch die seelischen Erkrankungen und Verletzungen finden. Und jetzt stelle ich mich einem vor Angst geschüttelten Kind in den Weg und sorge mit Gewalt dafür, dass die Angst überwunden werden muss. Hatte ich nicht im Umgang mit dem Angsthasen um Verständnis geworben? Und jetzt dieses brachiale Vorgehen? So schwer der angstgeweitete Blick und die Verzweiflung von Carl auszuhalten sind: Seine massive Angststörung ist in diesem Stadium nicht anders zu behandeln. Es tut mir am Abend weh, als ich noch einmal auf die Station gehe und erleben muss, dass Carl, als ich ihm am Abendbrottisch zunicke, sofort aufspringt, weil er mein freundliches Nicken als Aufforderung missverstanden hat. Sosehr ich weiß, dass ich nur mit einer klaren Position für eine Behandlung von Carl sorgen kann, so sehr fühle ich mich selbst missverstanden als überstrenger Chefarzt.

Am nächsten Morgen spreche ich ihn auf der Visite wieder. Carl hat sich am Vortag ganz gut beruhigen können, er hat einigermaßen geschlafen und kann berichten, dass er seit drei Monaten nicht mehr zur Schule geht und in den letzten Wochen sein Zimmer kaum noch verlassen hat. Carl kann nicht sagen, wovor er Angst hat, er kann auch nicht sagen, was dieses Gefühl ausgelöst haben könnte. Er kann nur beschreiben, dass er in kaum aushaltbare Angstzustände gerät, wenn er sein Zimmer oder die Wohnung verlässt.

Carl ist ein hübscher Junge mit schulterlangen, hellblonden Haaren, der ein wenig wie Prinz Eisenherz in Blond wirkt. Seine Mutter, alleinerziehend mit Carl und seiner drei Jahre älteren Schwester, berichtet, dass Carl schon immer etwas ängstlich und zurückhaltend war, dass aber die Situation seit ein paar Monaten immer unerträglicher geworden sei, sodass Frau C sich irgendwann nicht anders zu helfen wusste, als Carl in die Klinik zu bringen. Sie ist froh, dass Carl jetzt geholfen wird. Dennoch bitten wir sie, beim zuständigen Familiengericht den § 1631b des BGB zu beantragen, der eine Behandlung eines Kindes gegen seinen Willen regelt. Wenn ein Familiengericht uns die Behandlung genehmigt, sind wir juristisch abgesichert, und Carl erfährt dadurch, dass auch ein Richter es »richtig« findet, wenn er gegen seinen Willen bei uns behandelt wird.

Carl hat eine massive Angststörung. Man findet nicht immer klare Auslöser oder Ursachen, manchmal reicht es wie bei Carl, dass sich auf der Basis einer ängstlichen Persönlichkeit schleichend und zunehmend eine Angststörung entwickelt, die sich verselbstständigt.

Carl schildert mir das folgendermaßen: »Ich kann doch nichts dafür! Ich habe so große Angst, dass ich es nicht aushalte. Ich habe Angst zu sterben, zu vergehen, mich aufzulösen. Nur in meinem Zimmer geht es mir gut. Warum lasst ihr mich nicht einfach? Warum kann ich nicht dort bleiben? Ich verspreche, dass ich dann auch wieder zur Schule gehe! Ich habe SCHMERZEN – mein ganzer Körper tut weh, und ihr müsst mich nur lassen, dann wird alles wieder gut. Ich schreie, ich weine, ich halte das nicht aus, ICH HALTE DAS NICHT AUS!«

Carl braucht dringend eine stationäre Behandlung, weil er allein den Weg zu einer ambulanten Psychotherapie gar nicht schaffen würde. Zu Beginn ist auch eine Behandlung gegen seinen Willen gerechtfertigt, weil in der Rechtsgüterabwägung zwischen seinen Freiheitsrechten und seiner Beeinträchtigung durch die Angststörung für jeden nachvollziehbar Carl ein Recht auf Behandlung hat. Eine medikamentöse Unterstützung (vor allem mit Beruhigungsmitteln) wird nur sehr kurz notwendig sein. Und er muss auch nicht lange stationär bei uns bleiben. Wenn Carl es schafft, nach den Wochenenden wieder zurück auf die Station zu kommen, wird er automatisch zusätzlich lernen, Trennungen auszuhalten, die ihm wohl besonders schwerfallen. Carl wird auf der Station lernen, wie er seine Angst bewältigen kann, wie er sich ablenken kann von angsterfüllten Gedanken – und er wird Strategien der Selbststeuerung erlernen. Aus Carl wird kein angstfreier Mensch werden, aber er wird im Laufe der Zeit erfahren, dass seine Angst auch Ausdruck einer besonderen Sensibilität ist, die ihn im Leben weiterbringen kann.

Ein wichtiger Bestandteil der Behandlung ist die engmaschige Einbeziehung der Mutter, die am Aufnahmetag, ebenfalls in Tränen aufgelöst, es fast nicht aushalten kann, ihrem Kind solche seelischen Schmerzen zuzufügen. Deshalb spreche ich mit Frau C, um sie zu ermuntern, dabei zu bleiben, dass Carl bei uns behandelt wird. Zum Glück versteht Frau C schnell, dass der Weg zur Gesundheit von Carl über eine stationäre Aufnahme verläuft. Sie kann von einer eigenen Angstsymptomatik in ihrer Kindheit berichten und weiß, wie langwierig eine Behandlung sein kann. Noch heute hat Frau C mit Angstsymptomen zu kämpfen, sodass ich ihr eine ambulante Psychotherapie empfehle.

Die Behandlung von Carl bei uns besteht aus mehreren Elementen: einer Verhaltenstherapie, mit der Carl stufenweise beständig übt, sich ängstigenden Situationen auszusetzen; Entspannungsübungen, mit denen er lernt, sich grundsätzlich auf ein entspanntes Niveau zu bringen; Musik- und Sporttherapie; die Klinikschule; das vom Pflege- und Erziehungsdienst begleitete Leben auf der Station sowie die Familiengespräche sowohl mit der Mutter alleine als auch mit Carl und der Schwester gemeinsam.

Solche ausgeprägten Angststörungen sind zum Glück selten, an ihnen kann ich allerdings aufzeigen, was die Reaktions- und Behandlungsprinzipien bei diesen Erkrankungen sind: Erstens schnelles Handeln im Sinne der Einleitung einer effizienten Behandlung, d. h. kein langes Zuwarten, wenn man als Eltern den Eindruck hat, eine Angstsymptomatik verstärkt sich oder chronifiziert. Zweitens: Verständnis für die innere Not des Kindes bei gleichzeitiger Entschlossenheit, die Symptomatik zu unterbrechen. Drittens die Reflexion der eigenen Haltung und einer möglicherweise auch bei den Eltern wirksamen, mehr oder weniger untergründigen Angst. Ein Blick in die Familiengeschichte hilft, zu verstehen, welche unbewussten Mechanismen auf der Grundlage welcher elterlichen Entwicklungsgeschichte die Angst hervorgebracht haben.

Angstsymptome sind in der Regel nicht ganz so massiv wie bei Carl. Eine häufige Diagnose in diesem Zusammenhang ist die Trennungsangst, mit der Lena vorgestellt wird.

Lena

Etwas trotzig sitzt die 9-jährige Lena vor mir. Eigentlich möchte sie nicht so gerne mit mir sprechen, weil sie ihrer Mama wiederholt geschworen hatte, am nächsten Morgen wieder in die Schule zu gehen. Ich stelle mich wie immer ausführlich vor und frage sie, ob wir gemeinsam herausfinden wollen, was sie zu mir führt. Zunächst taut sie etwas auf.

»Eigentlich gehe ich gerne zur Schule. Aber in letzter Zeit gehe ich immer weniger hin. Jeden Morgen habe ich ganz dolle Bauchschmerzen, mir ist schlecht, und neulich hatte ich sogar Fieber. Das wird alles erst nachmittags besser. Aber jetzt ist es kein Problem: Morgen gehe ich wieder zur Schule.«

Lenas inneres Erleben stelle ich mir wie folgt vor: »Ich weiß nicht, was das Ganze hier jetzt soll. Irgendwie habe ich Angst, dass es schwer werden könnte. Alle sehen mich so ernst an. Mama ist wieder den Tränen nahe. Dabei ist doch jetzt alles gut! Morgen gehe ich zur Schule, das habe ich ja gesagt. Ich schwöre! Was kann ich denn dafür, wenn ich so oft Bauchschmerzen habe.«

Lena hat eine Trennungsangst, eine besondere Form der Angststörung. Sie ist ansonsten kein besonders ängstliches Kind, und wenn sie es einmal zur Schule geschafft hat, dann geht es problemlos. Und tatsächlich ist sie nachmittags und an den Wochenenden völlig unbeeinträchtigt. Frau L ist jeden Morgen verunsichert. Soll sie ihr Kind, dem es offensichtlich morgens so schlecht geht und das dann zu weinen beginnt, wenn man den Druck erhöht, trotzdem in die Schule schicken? Die wenigen Male, bei denen Frau L das versucht hat, sind mit Geschrei ohne Erfolg zu Ende gegangen.

Unser Termin ist am frühen Vormittag. Ich frage Lena, wie es ihr im Moment geht. Sie schildert keinerlei Beeinträchtigungen. Als ich ihr eröffne, dass sie dann auf jeden Fall unmittelbar im Anschluss an unseren Termin von den Eltern zur Schule gebracht werden sollte, wandelt sich das Bild. Aus der netten und zugewandten Lena wird ein wütendes Mädchen, das mich anfaucht: »Sie verstehen mich überhaupt nicht! Ich bin hierhergekommen, damit Sie mir helfen, dass es mir morgens nicht immer so schlecht geht. Ich denke, Sie sind Arzt! Und jetzt schicken Sie mich einfach zur Schule? Wenn es so einfach wäre, hätte ich es schon längst alleine geschafft. MAMA: Nun sag doch etwas! Das kannst du mir nicht antun! – Dann laufe ich eben weg!«

Während Lena wütend und mit knallender Tür den Raum verlässt, nutze ich die Gelegenheit, Herrn und Frau L zu erklären, warum ich so direkt war: Die Trennungsangst ist eine Diagnose, bei der ich gelernt habe, dass man sie nur durch Exposition behandeln kann. Nur dadurch, dass man für eine Überschreitung der angstbesetzten Schwelle (in diesem Fall die der Schule) sorgt, gibt es eine Chance, die Angst zu überwinden. Ich sperre mich, solange es geht, diese Kinder stationär aufzunehmen, weil ich weiß, dass sie völlig unauffällig und gerne unsere Klinikschule besuchen. Die eigentlichen und mit der Symptomatik verknüpften Probleme fangen erst wieder an, wenn es von der Klinik aus in die Außen- oder Heimatschule gehen soll.

Ich erkläre daher den Eltern L, dass ich eine stationäre Aufnahme mit allen sich dadurch ergebenden Verzögerungen für Lena gerne verhindern möchte, und ermuntere sie, ihre wütende Tochter entschlossen und durchsetzungsfreudig in die Schule zu bringen. Beide Eltern verstehen mein Anliegen. Doch während Herr L sich vorstellen kann, sich Lena gegenüber durchzusetzen, bricht Frau L in Tränen aus und fühlt sich ihrer Tochter hilflos ausgeliefert. Ich erkläre, dass diese Hilflosigkeit ein Teil des Problems ist. Wir besprechen, dass Herr L sofort mit Lena zur Schule fahren wird und Frau L von der Klinik alleine den Weg nach Hause nimmt. Für die nächsten Tage organisiere ich unser Hometreatment-Team, das Lena helfen wird, den Weg von zu Hause in die Schule zu bewältigen.

Lena würdigt mich keines Blickes, als ich mich von ihr verabschieden möchte. Wütend faucht sie mich an: »Sie verstehen gar nichts! Sie wissen gar nicht, was Sie mir jetzt antun! Sie sind ein Kinderquäler! Ich komme nie wieder zu Ihnen.«

Auch nach fast 30 Jahren Berufserfahrung sind solche Sätze immer wieder schwer auszuhalten. Lena trifft mich natürlich im Kern: Ich war ja aufgebrochen, um Kinder besonders gut zu verstehen, und jetzt stelle ich mir ihren aktuellen inneren seelischen Zustand so vor: »Wäre ich doch bloß nicht mitgegangen. Dieser Arzt versteht mich überhaupt nicht. Mir geht es jetzt so schlecht, dass ich mich gleich übergeben muss.« (Auf der Fahrt zur Schule übergibt sie sich tatsächlich. Da ich den Vater auf diese Möglichkeit vorbereitet hatte, lässt er sich zum Glück nicht davon irritieren, tröstet Lena und gibt ihr etwas zu trinken.) »Ich habe nur noch Angst. Ich kann nicht. Und meine Mutter drückt sich. Mama! Wo bist du? Darf ich sie mal anrufen? Anhalten! Ich will sofort aussteigen. Hilfe!«

Das nachfolgende Bild ist gewöhnungsbedürftig: Ein Vater zieht seine weinende Tochter gegen ihren Widerstand in die Schule. Wenn man nicht weiß, worum es geht, müsste man die Polizei oder das Jugendamt verständigen. Zum Glück hatte ich den Schulleiter informiert, der bereit war, Lena am Schultor in Empfang zu nehmen. Die Klasse reagiert betroffen, als ihre weinende und schreiende Klassenkameradin in den Klassenraum gebracht wird. Schnell reagiert ihre beste Freundin, wie es sich für eine Freundin gehört, setzt sich neben sie, um sie zu trösten. Nach wenigen Minuten ist Lena beruhigt und für den Rest des Schultages unbeeinträchtigt. Sie wirkt entlastet und froh, wieder bei ihren Freundinnen sein zu können. Am Nachmittag und später am Abend mit Mama und Papa wird es sogar gut besprechbar. Am nächsten Tag gibt es zu Hause in Gegenwart der Mutter viele Tränen. Doch als Herr L genauso entschlossen wie am Vortag ist und das Hometreatment-Team vor der Tür steht, geht Lena weinend mit, allerdings versiegen ihre Tränen noch schneller als am Vortag. Nach einer Woche hat Lena es geschafft.

Als ich sie vier Wochen später wiedertreffe, kann sie die Dinge schon differenzierter sehen: »Es war schrecklich, wie Sie zu mir waren. Und eigentlich wollte ich heute auch nicht wieder zu Ihnen kommen. Aber ich bin auch froh, dass ich wieder zur Schule gehen kann. Aber hätten Sie das nicht anders machen können? Ich glaube, ich mag Sie immer noch nicht!«

Trennungsängste gehören zu den Diagnosen, bei denen man als Kinderpsychiater klar und entschlossen sein muss. Das kann Lena sich jetzt immerhin anhören und auch einigermaßen verstehen: Dass ich ihr nicht geholfen hätte, wenn ich zurückgewichen wäre vor ihrer Angst. Ich hätte sie nach einer monatelangen Wartezeit aufnehmen müssen, das Schuljahr wäre wahrscheinlich gelaufen gewesen, und am Ende der stationären Behandlung wäre ein ähnliches Problem aufgetreten wie vor vier Wochen. Meine sofortige Intervention zeigt nach meiner Erfahrung in der Hälfte der Fälle Wirkung. Ich habe auch schon viele Trennungsängste erlebt, bei denen ich eine stationäre Aufnahme nicht verhindern konnte. Gerade im Kontext dieser Diagnose habe ich viel Kurioses erlebt: Väter, die wochenlang im Auto vor der Schule gearbeitet haben, weil ihr Kind darauf bestand, dass sie nicht wegfahren dürften, damit es sich jede Pause davon überzeugen konnte, dass Papa noch da ist. Mütter, die sich zu Verwandten geflüchtet haben, damit die Väter als die Entschlosseneren die Trennungsangst in Angriff nehmen. Es gibt aber auch Verläufe dieses Krankheitsbildes, bei denen Kinder über Monate, ja Jahre nicht zur Schule gehen und tatsächlich einen deutlichen Knick in ihrem Lebenslauf hinnehmen müssen. Deshalb sollten Eltern, die bei ihren (Schul-)Kindern ein trennungsängstliches Verhalten feststellen, nicht zögern, schnell um Hilfe nachzusuchen.

Trennungsangst ist eine zunehmend gestellte Diagnose. Überhaupt hat Schulabsentismus – Schulabwesenheit – in den letzten Jahren zugenommen. Meine persönliche Vermutung ist, dass die grundsätzlich von mir befürwortete bessere Einfühlung von Eltern in ihre Kinder diese »Nebenwirkung« hat: Dafür empfängliche Eltern trauen sich weniger (zu), sich ihren Kindern hilfreich in den Weg zu stellen. Auch an dieser Stelle müssen Eltern vormachen, wie man seine Angst und übertriebene Sorge überwindet. Inzwischen reagieren schon manche Grundschulen, indem sie ein Schild am Schultor anbringen: »Eltern – bitte bringt Eure Kinder nicht bis in die Klasse!«

Wenn Sie nun den Eindruck bekommen haben, Angststörungen des Kindesalters werden wesentlich mit drastischen Maßnahmen behandelt, so stimmt das nur bedingt. Alle Kinder mit diesen Symptomen brauchen zwar elterliche und erwachsene Entschlossenheit, aber genauso viel Verständnis und Einfühlung. Schauen wir aber weiter zu den Kindern. Edda ist ein Beispiel mit einer sogenannten umschriebenen Angststörung.

Edda

Edda ist 8 Jahre alt. Aufgeweckt sitzt sie vor mir und berichtet: »Ich habe immer so große Angst vor Hunden. Einmal ist es mir nämlich passiert, dass ein großer Hund zu mir gelaufen ist und mich direkt vor meinem Gesicht angebellt hat! Ich habe mich fürchterlich erschrocken und habe geweint. Seitdem fange ich an zu zittern, wenn ich einen Hund nur von Weitem sehe. Und Mama hat gesagt, dass du mir helfen kannst, dass ich nicht mehr so große Angst haben muss?«

Ängste vor Tieren bis hin zu ausgeprägten Phobien sind ein häufiges Phänomen im Kindesalter. Die meisten dieser Symptome kommen gar nicht bis zu einem Kinder- und Jugendpsychiater, weil sie sich mit der Zeit auswachsen und Eltern darauf angemessen reagieren, indem sie mit ihren Kindern immer mal wieder üben, die Angst zu überwinden. Mit vielen Ängsten in diesem Kontext kann man relativ unbeeinträchtigt leben. Nichtsdestotrotz ist es wichtig, auch die Ängste, die nicht so gravierend erscheinen, ernst zu nehmen und den Kindern zu vermitteln, dass sie ein An-

recht darauf haben, angemessene Hilfe und Unterstützung zu bekommen. Edda wird eine verhaltenstherapeutische Behandlung
durchlaufen, in deren Verlauf sie lernen wird, sich dem ängstigenden Objekt, in diesem Fall einem Hund, langsam, aber kontinuierlich zu nähern, bis die Phobie überwunden ist. Dies wird zunächst
über Fotos oder Filme, viel Imagination, über einen Besuch im
Tierheim bis hin zu einer konkreten Konfrontation erreicht. Zusätzlich melde ich sie bei unserer tiergestützten Therapie an, bei
der ein ausgebildeter Therapiehund in unserer Klinik mit den Kindern arbeitet – unabhängig von der Diagnose. Da passt es gut, dass
Edda eine Hundephobie hat.

Die subjektive Sicht von Edda ist eindrücklich: »Ich finde Hunde
schrecklich. Wenn ich mir vorstelle, einer läuft auf mich zu, oder
ich soll ihn sogar anfassen, dann bekomme ich ganz dolles Herzklopfen. Mein Mund wird trocken, und ich fange an zu zittern.
Dann möchte ich immer am liebsten weglaufen. Meine beste
Freundin kann ich gar nicht mehr besuchen, weil sie einen Hund
hat. Neulich im Tierheim hatte ich eine Riesenangst, obwohl die
Hunde hinter Gitter waren. Eigentlich habe ich keine Lust, mich in
der Therapie mit Hunden und meiner Angst zu beschäftigen.«

Nach drei Monaten ambulanter Behandlung kommt Edda stolz
zu mir: Sie hat den Kontakt zu Leila, unserer Therapiehündin, in
mehrfachen Sitzungen gut überstanden. »Ich finde Leila süß. Und
ich habe jetzt gelernt, wie man mit einem Hund umgehen muss.
Neulich hat Mama mir hinterher gesagt, dass ich einen Hund auf
dem Bürgersteig gar nicht gesehen hatte.«

Die erfolgreiche Behandlung von Angststörungen gehört zu den
ausgesprochen befriedigenden Bereichen meiner Arbeit. Gerade
die Symptome im Bereich Angst lähmen oft ganze Familien, umso
zufriedener und erleichterter sind alle nach der erfolgten Behandlung. Für mich ist das wie ein Zusatzlohn im Austausch für die
gefühlte Härte, mit der ich anderen Angststörungen begegnen
muss.

Angststörungen sind keine Erkrankungen, die auf das Kindesalter begrenzt sind, wie das Beispiel von Flavia zeigt.

Flavia

Flavia ist 17 Jahre alt. Sie steht ein halbes Jahr vor dem Abitur und kommt in meine Ambulanz, weil sie seit mehreren Monaten zunehmend von Angst und Panik gequält wird. »Je näher das Abitur kommt, desto mehr Angst habe ich, dass es nicht gut werden könnte. Eigentlich war ich keine schlechte Schülerin, aber jetzt, wo der Druck zunimmt, werde ich immer unsicherer. Seit ein paar Wochen steigert sich die Angst dann so stark, dass ich regelrechte Panik empfinde. Ich fange am ganzen Körper an zu zittern, weine und kann es kaum aushalten. Diese Panikattacken fühlen sich so an, als wenn ich gleich in mir zusammenfalle oder platze. Mein Herz rast, mein Kopf pulsiert, und ich habe bohrende Kopfschmerzen. Ich habe wenig Appetit, und inzwischen spüre ich eine regelrechte Angst vor der Angst. Ich kann kaum noch einschlafen und wälze mich mit starkem Herzklopfen hin und her. Wenn ich mich mit meinen Freunden treffe, ist alles gut. Ich fühle mich dann so wohl wie immer. Allerdings ist es mir neulich auch plötzlich auf einer Party passiert, dass ich wegen einer Panikattacke schnell nach Hause fahren musste.«

Flavia braucht dringend eine jugendpsychiatrisch-psychotherapeutische Behandlung, die sich aus mindestens drei Bestandteilen zusammensetzt: Sie erhält zur Behandlung akuter Panikattacken ein Notfallmedikament sowie eine Medikation für ihre zugrunde liegende Angststörung, Sie wird Entspannungsübungen sowie weitere Skills erlernen, und schließlich benötigt Flavia eine Psychotherapie, bei der sie lernen kann, ihre Angst zu bewältigen und Panikattacken entgegenzuwirken, um zusätzlich für sich verstehen zu können, welcher innere rote Faden zu der Symptomatik geführt hat. Die Behandlung wird mindestens sechs Monate dauern, da Flavia in dieser Zeit ihr Abitur schreiben möchte. Dann wird es akut zusätzlich notwendig sein, die Frequenz auf zwei bis drei Termine pro Woche zu erhöhen. Das Risiko bleibt, dass sie aufgrund ihrer Angststörung das Abitur vielleicht etwas schlechter schreiben wird.

Die Therapiestunden sind zunächst von Flavias spürbarer Angst vor den Panikattacken gekennzeichnet. Die Kombination von Entspannungsübungen und gedanklichen Übungen, mit denen Flavia lernt, die Panik besser auszuhalten, nimmt ihre Angst vor der Panik deutlich ab, wobei das antidepressive Medikament, das auch eine angstlösende Komponente enthält, das Seine dazu tut.

Was die Angst ursprünglich ausgelöst hat? Im therapeutischen Gespräch landen wir immer wieder bei den Selbstzweifeln, die Flavia schon lange unterschwellig hatte. In der Beziehung zu mir gelingt es, diese Zweifel etwas abzumildern. Ein wichtiger Bestandteil meiner persönlichen Arbeit ist das Containing, d. h. das Aufnehmen von Flavias Angst und darüber die Vermittlung von mehr Glauben an sich selbst. Flavia merkt, dass ich sie nicht einfach zu beruhigen oder zu beschwichtigen versuche, sondern dass mein Aufnehmen ihrer Angst entlastend wirkt, da ich ihre generelle Angst zurückführen kann auf ihre Angst vor Selbstbehauptung: »Sie fürchten immer wieder, sich durchzusetzen, weil sie dann nicht wissen, ob sie übertrieben reagieren und ob vom anderen noch etwas übrig bleibt.« So anstrengend vor allem der Beginn der Stunden mit Flavia ist, umso befreiter geht sie. Ich spüre unmittelbar, wie sich meine Arbeit lohnt.

Wo aber ist die Grenze zwischen »normaler« Angst vor dem Abitur und so einer behandlungsbedürftigen Panik? Was sind Schulängste, die zum Leben dazugehören und bewältigt werden müssen? Und wo sollten Eltern mit ihren Kindern vorstellig werden? Die Grenzen sind fließend, aber im Gespräch werden Eltern und Kinder herausfinden können, ob ein übermäßiger Leidensdruck besteht oder nicht. Wichtiger als eine von außen angelegte Norm ist das Leiden eines Kindes unter seiner Symptomatik oder das Ausmaß der Beeinträchtigung im täglichen Leben.

Es ist wieder wichtig, sich zu verdeutlichen, dass Panikattacken Symptome sind, die ausgesprochen schwer auszuhalten sind. Da es von außen oft keinen sichtbaren Anlass gibt bzw. die Anlässe klein und vernachlässigbar wirken, sind die betroffenen Patienten vielfach einem die Symptomatik verstärkenden Unverständnis ausgesetzt. Das hat Folgen: Die betroffenen Kinder und Jugendlichen fühlen sich nicht nur unverstanden, sondern sie haben den Eindruck, dass sie sich mal wieder nicht genügend anstrengen oder sich »anstellen«. In der Behandlung geht es darum, eine gute Balance zu finden zwischen Konfrontation und Schutz. Steckt ein Mensch in einer akuten Panikattacke, so nutzt die Konfrontation wenig. Dann ist in erster Linie Schutz gefragt. Als Flavia einmal mit so einer akuten Attacke kommt, gebe ich ihr das Notfallmedikament, das sie auch selbst bei sich hat, und warte, bis es ihr nach 15 Minuten deutlich besser geht. Flavia ist erleichtert, dass ich jetzt auch einmal gesehen habe, wie sie sich dann fühlt. Danach ist es fast so, als wenn sie einen Teil der Panikattacken bei mir gelassen hat.

Zu der Behandlung gehört, dass Flavia lernt, sich mit den Medikamenten gegen Angst auszukennen, damit sie weiß, was ich tue – und was sie tun kann. Die wirksamsten Medikamente gegen Angst sind Tranquilizer, also Beruhigungsmittel (von lateinisch tranquillare = beruhigen), deren wichtigste Vertreter die Benzodiazepine sind. Sie wirken anxiolytisch, d.h. angstlösend, und sedativ, d.h. beruhigend. Wir setzen diese Medikamente nur im Notfall oder nur über sehr kurze Zeit ein, weil sie ein hohes Abhängigkeitspotenzial haben. Doch einmalig oder kurz im Akutfall angewendet, geht von ihnen keine Gefahr aus, sie wirken unmittelbar und sehr gut, allerdings kann als Nebenwirkung Müdigkeit auftreten. Die zweite Gruppe von Medikamenten, die wir bei Angststörungen einsetzen (immer nur dann, wenn die psychotherapeutische Behandlung nicht ausreicht), sind Antidepressiva vom Typ der SSRI (Serotonin-Wiederaufnahmehemmer), die zum Teil auch einen angstlösenden Effekt haben. Sie sind in der Regel gut verträglich, man sollte aber immer eine umfangreiche Aufklärung über Wirkung und Nebenwirkungen durchführen.

Viele der Medikamente, die in der Kinder- und Jugendpsychiatrie verschrieben werden, fallen unter den sogenannten Off-Label-Use, d.h. dass sie für die Altersgruppe unter 18 Jahren nicht zugelassen sind. Das hängt damit zusammen, dass den Pharmaunternehmen die aufwendigen Zulassungsstudien im Vergleich zu den »kleinen Märkten« der unter 18-Jährigen zu teuer sind. Das führt dazu, dass Kinder und Jugendliche oft von modernen, nebenwirkungsärmeren Medikamenten ausgeschlossen sind. Da es genügend Studien gibt, die diese Medikamente auch an Kindern und/oder Jugendlichen erprobt haben, gibt es ausreichende wissenschaftliche Evidenz dafür, dass diese Medikamente mit ausreichender Sicherheit auch in der Altersgruppe der unter 18-Jährigen gegeben werden können – und sollten.

Angststörungen

Das Spektrum der Angststörungen reicht von der umschriebenen Phobie vor einem Objekt wie dem Hund von Edda oder einer Situation über die Trennungsangst bis hin zu den eigentlichen Angststörungen, die im Jugendalter auch mit Panikattacken verknüpft sein können. Die Häufigkeit ist von der Phobie bis zur Angststörung abnehmend.

Angststörungen sind für die Betroffenen sehr unangenehm, weil Angst, insbesondere, wenn sie massiv ist, ein sehr belastendes und schwer auszuhaltendes Symptom ist. Insgesamt sind Angststörungen im Kindes- und Jugendalter mit 10 Prozent betroffener Kinder und Jugendlichen eine der häufigsten psychischen Störungen dieser Altersgruppe. Da die Häufigkeit im Erwachsenenalter über die Lebensspanne mit 12 Prozent angegeben wird, gehört sie auch bei Erwachsenen neben den Depressionen zu den häufigen seelischen Erkrankungen. Dies bedeutet, dass entsprechend viele Eltern, insbesondere Mütter, betroffen sind. Diese geben ihre eigene Angststörung nicht nur aufgrund genetischer Mechanismen an ihre Kinder weiter, sondern die Kinder erleben in ihrer zentralen Beziehung, dass es offensichtlich viele Gründe gibt, Angst zu haben. Angst ist »ansteckend«, weil die Konfrontation mit einem anderen Menschen, der Angst hat, von dem konfrontierten Menschen fordert, neben der eigenen Angst auch die des anderen auszuhalten bzw. mit ihr angemessen umzugehen.

Angst ist ein Gefühl, das zur Grundausstattung des Menschen gehört. Ohne Angst würden wir uns beständig Situationen aussetzen, die gefährlich werden können. Angst wird jedoch immer dann hinderlich, wenn sie in Relation zum Auslöser unangemessen ist oder sie sich komplett verselbstständigt und ohne jeden Bezug oder äußeren Grund vorkommt. Es ist wichtig zu verstehen, dass Angst aber nicht nur auf äußere Auslöser reagiert, sondern sich auch auf Inneres beziehen kann. So kann ein Kind Angst vor eigenen inneren unbewussten Impulsen entwickeln, diese Angstquelle aber nicht bei sich, sondern im Außen wahrnehmen. Das berühmte Krokodil unter dem Bett ist ein Beispiel für eine Projektion von Angst auf ein äußeres Objekt. Indem die Angst nach außen verlagert ist, kann sie besser beherrscht werden. Wenn ich weiß, dass ich mich nur vergewissern muss, dass das Krokodil tatsächlich nicht da ist, um meine Angst zu bändigen, dann kann ich sie besser steuern. Deshalb ist es wichtig, dass Eltern (Väter!) sich über die Krokodilsangst nicht lustig machen, sondern sich gemeinsam mit dem Kind zum besten Krokodilvertreiber der Welt fortbilden oder eine abendliche Krokodilfarm eröffnen.

Angst löst sich wesentlich durch zwei Strategien bzw. Erfahrungen: zum einen durch ein Gefühl der Sicherheit, durch ein Gefühl der Angstfreiheit oder Angstreduktion und zum anderen durch die Erfahrung, Angst zurückdrängen und bewältigen zu können. Eine wichtige Strategie dabei ist die Realitätskontrolle, die hilft, angemessen wahrzunehmen, was in der Wirklichkeit geschieht, um dadurch überprüfen zu können, wie sich die eigene Angst bewältigen lässt. Dabei gilt immer, dass natürlich die kindliche Wahrnehmung gegenüber der elterlichen Realität Vorrang hat: Es nützt nichts, ein Kind lediglich darauf hinzuweisen, dass die Angstquelle nicht schlimm oder gar nicht vorhanden ist. Genauso wenig hilft es, sich zu einem unkritischen Partner der kindlichen Angst zu machen, um sich wie in einer Selbsthilfegruppe gegenseitig zu bestätigen, wie ängstigend alles ist.

Normalerweise laufen Entängstigungen oder Angstreduktionen bei Kindern gemeinsam mit den Eltern ohne großes Aufhebens ab:

Eine Mutter nimmt ihr Kind an die Hand oder auf den Arm, tröstet es und nähert sich der Angstquelle vorsichtig, um dann nach und nach dem Kind zuzutrauen, sich alleine zu bewegen. Eine schwerer zu fassende Angstquelle, die von innen kommt, wird mehr Trost und mehr Sicherheit spendende Strategien nach sich ziehen: Indem das Kind erfährt, dass es begleitet wird (gegen die Krokodile, die Dunkelheit u. v. a. m.), desto mehr wird es sich nach und nach zutrauen. Keine Mutter und kein Vater wird ein vor Angst schreiendes Kind sich selbst überlassen. Wenn ich als Mutter oder Vater allerdings die Angst meines Kindes selbst schlecht aushalte oder selbst von Angst erfüllt bin, laufe ich Gefahr, mich mit der Angst und meinem Kind zurückzuziehen. »Ausweichen vor der Angst ist sehr schlecht für die Angst. Man spürt sie in dem Moment zwar nicht, aber dann wird sie immer größer und stärker«, sage ich den betroffenen Kindern oft. »Du musst in die Muckibude gegen die Angst.«

Sehr oft verabrede ich dann mit den Kindern einen Kontakt per Smartphone, mit dem sie mit mir das Verabredete üben und mir die entsprechenden Erfolge mitteilen können. Das wirkt wie eine therapeutische Nabelschnur: Die Kinder und Jugendlichen teilen mir schnell ihre Erfolge mit und bekommen (nicht ganz) genauso schnell eine positiv verstärkende Antwort von mir. Das spart Termine und entlastet die Familien sofort. Im weiteren Verlauf lernen die Kinder, dass ich wie eine Art Trainer manchmal strenger sein muss. Ich muss anfeuern (»Du schaffst das!«), verstärken (»Gut gemacht!«), zum Durchhalten animieren (»Manchmal dauert es gemeinerweise länger«), Durchhänger abfedern (»Morgen ist ein neuer Tag«) oder auch immer mal wieder nachfragen (»Edda: Wie ist es heute gelaufen?«).

Leider sind solche Strategien – so banal sie klingen – nicht so wirksam, wenn Eltern sie einsetzen. Der Kontakt mit dem »fremden« Therapeuten mobilisiert Kräfte, die im Elternkontakt dem Anlehnungsbedürfnis weichen. Deshalb sollten Eltern sich nicht scheuen, rechtzeitig eine professionelle Unterstützung zu suchen.

Der therapeutische Gegner jeder Angst ist: Ungeduld. Das unterscheidet mich von Eltern, die naturgemäß manchmal nicht ausreichend distanziert und geduldig bleiben können. Dennoch sollten Eltern sich nicht scheuen, sich mit der eigenen Angst auseinanderzusetzen, was auch bedeutet, sich mit dem gesamtgesellschaftlichen Niveau der Angst zu konfrontieren und dieses zu reflektieren, um besser einschätzen zu können, in welchem Klima der Angst bzw. der Sicherheit ein Kind aufwächst.

Globale Angst

Angst gehört in unsere Welt. Wir leben in einer Zeit, in der die gesellschaftliche Angst gerade größer wird. Wir sind vielen Gräueltaten und Kriegen dieser Welt fast in Echtzeit ausgesetzt und sind gefordert, unseren Angstpegel jeden Tag neu so zu bestimmen, dass wir weiterleben und unseren Kindern eine ausreichend sichere Umwelt zeigen können. Ging es im Kapitel über die Aggressionen an dieser Stelle um die Notwendigkeit, die eigene Aggressivität zu beherrschen und zu kontrollieren, so gilt für die Angst als enger innerer Gegenpart zur Aggression dasselbe: Wir müssen unsere Angst auf die jeweiligen Angstquellen hin überprüfen und reflektieren, wie wir reagieren wollen und können. Auch Kinder, die im Krieg aufwachsen, haben ein Recht auf inneren Frieden. Diesen inneren Frieden müssen wir Erwachsenen vermitteln, ohne das Ausmaß an Gewalt zu verleugnen. Von den Kindern, die im Zweiten Weltkrieg die deutschen Bombenangriffe auf London erlebt haben, waren die am wenigsten traumatisiert, die in den Kellern mit ihren Müttern während der Bombenangriffe gemeinsam Lieder gesungen haben. Ein Kind, das nach dem großen Bombenangriff auf Hamburg am nächsten Morgen an der Hand seines Vaters den Luftschutzkeller verlassen hat und auf der Straße auf viele verkohlte Leichen stieß, wurde vom Vater mit dem Hinweis, dass wohl die Puppenfabrik angegriffen worden sei, geschützt. Das sind Extrembeispiele, die wir hoffentlich nie wieder erleben müssen – denen diesmal aber die Kinder in der arabischen Welt ausgesetzt sind. Sie zeigen, dass die Haltung und Reaktion von uns Erwachsenen entscheidend dazu beiträgt, wie viel der Angst sich auf Kinder überträgt. Wir Erwachsenen sind aufgerufen, einen Schulterschluss gegen die Angst aufzubauen. Solidarität ist ein gutes Mittel gegen die Angst. Sie wird kleiner, wenn man sie teilen kann (während Freude sich vergrößert beim Teilen).

Auch in Friedenszeiten wachsen Kinder nicht ohne Angst auf. Sie sind angewiesen darauf, dass verantwortungsvolle Erwachsene weder ihre Angst triggern noch bagatellisieren.

Viele Märchen handeln davon, dass die Protagonisten einer angstvollen Situation ausgesetzt sind. Sie zeigen uns auf, wie es über einen längeren Weg herausfordernder Erfahrungen schließlich zu einem guten Ende kommt. Märchen sind für Kinder deshalb von großer Bedeutung, weil sie immer einen innerseelischen Weg der Entwicklung aufzeigen, weshalb sie nach wie vor von großer Bedeutung in der Kindererziehung sind. Niemand sollte sich von den vordergründigen Grausamkeiten abhalten lassen: Kinder verstehen intuitiv, worum es geht.

Angst ist ein unangenehmes Gefühl, dem jeder Mensch gerne ausweicht. Dieses Ausweichen ist nur so lange hilfreich, wie es nicht dazu führt, dass die Angst sich potenziert. Niemand ist unbeeinträchtigt, wenn das eigene Kind Angst hat. Wie gerne möchte man sein Kind schützen – vor allem Unbill der Welt, aber auch vor jeder Angst. »Wer hingegen gelernt hat, sich recht zu ängstigen, der hat das Höchste gelernt«, schreibt Sören Kierkegaard 1844 in seinem Buch »Der Begriff Angst« – was für ein moderner und kluger Satz! Die »rechte« Angst, also die angemessene Angst muss ein Lebensziel sein und keinesfalls eine vermeintliche Angstfreiheit. Das müssen wir unseren Kindern beibringen. Je sicherer sie im Umgang mit ihrer Angst werden, je selbstverständlicher ihre Angst zu ihnen gehören darf, desto größer die Wahrscheinlichkeit, dass die Angst sie nicht eines Tages beherrscht. Wie so manche Phänomene unserer Seele gilt auch hier ein Paradox: Wenn wir die Angst lediglich bekämpfen, wird sie größer und stärker – und umgekehrt. Angst gehört zum Kinderleben untrennbar dazu. Viele Untersuchungen zeigen immer wieder, dass Eltern die Sorgen ihrer Kinder deutlich unterschätzen.

Kindersorgen – Kinderängste

Wenn man Kinder nach ihren Sorgen fragt, landet man schnell bei ihren Ängsten. Sorge und Angst sind dann oft nicht mehr gut zu trennen. Fragt man Kinder nach ihren Sorgen, so lauten die Antworten heute oft:

> »Ich habe Angst, wenn meine Eltern sich streiten.«
> »Ich habe Angst, dass meine Eltern sich scheiden lassen.«
> »Ich habe Angst, dass meiner Familie etwas passiert.«
> »Ich habe Angst, dass meine Eltern sterben könnten.«
> »Ich habe Angst vor dem Krieg.«
> »Ich habe Angst, dass die Natur und die Tiere sterben.«

Dieses Kapitel über Angst als wesentlicher Bestandteil des Buchs »Kindersorgen« ist ein Plädoyer für einen neuen Umgang mit der Angst unserer Kinder. Viele Eltern – wieder insbesondere die Väter – haben Angst (!), dass sie die Ängste ihrer Kinder verstärken, wenn sie ihnen nachspüren, sie aufnehmen und berücksichtigen. Erstens: Gehen Sie davon aus, dass Sie die Sorgen und Ängste Ihres Kindes tendenziell nicht in vollem Umfang bemerken. Zweitens: Angst löst sich nicht durch Verleugnung auf! Immer wieder begegnen uns in diesem Zusammenhang Begriffe und Bilder, die von ungeheurer Abwertung getragen sind.

Die Heulsuse

Neben dem schon erwähnten Angsthasen ist es die Heulsuse, über die gleich zwei Abwertungen transportiert werden: Ein Kind gilt als überempfindlich und weint »vorschnell« – und darin verborgen der Hinweis, dass davon mehrheitlich Mädchen betroffen sind. Tränen sind ein Gefühlsausdruck, der auf uns alle einen imperativen, d. h. eindeutigen und druckvollen Eindruck macht. Es macht einen großen Unterschied, ob jemand sagt, dass er Angst hat, oder aus Angst (oder anderen Gefühlen) weint. Natürlich ist das Geschlechtsstereotyp, dass Jungen und Männer weniger (hoffentlich nicht mehr: gar nicht) weinen als Mädchen und Frauen, nach wie vor gültig. Der Heulsuse wird unterstellt, dass sie vorschnell weint, vielleicht sogar, um damit etwas Bestimmtes zu erreichen. Der Vater fühlt sich manipuliert als Ausdruck seiner Abwehr der in ihm ausgelösten unangenehmen Gefühle – und bei der Tochter entsteht die innere Gleichung: Meine Tränen sind eine Belästigung, mein Gefühl der Angst ist falsch und übertrieben. Wie soll so ein Mädchen einen angemessenen Umgang mit der eigenen Angst lernen?

»Heulsusen« können sehr anstrengend sein. Sie weinen tatsächlich schnell und sind empfindlich. Ihre Sensibilität, die sich bis zur Sensitivität, der Überempfindlichkeit, steigern kann, wird nur kleiner, wenn sie lernen, dass ihr Erleben grundsätzlich nicht infrage gestellt wird. Nur über den Respekt und die Akzeptanz ihrer Wahrnehmung wird sich eine Basis in der Beziehung zu den Eltern herstellen, auf deren Grundlage langsame und vorsichtige Veränderungen möglich sind. Die »Heulsuse« ist ein empfindliches Mädchen, das – wenn man sich darauf einlässt – uns seismografisch zeigen kann, was in unserer Umwelt alles geschieht. Sie ist nicht weniger liebenswert, und sie gehört schon gar nicht umerzogen. Liebe Väter, lasst euch von der »Heulsuse« nicht in die Flucht schlagen und weist sie vor allem damit nicht zurück! Wir sollten sie umbenennen: Erfinden Sie gemeinsam mit Ihrem Kind einen neuen Namen für diese besondere Sensibilität. Vielleicht wird sie dann zu einer Tränenprinzessin?

Jedes Kind weiß in der Tiefe seines Herzens, dass Angst nicht etwas ist, das von alleine weggeht. Alle Kinder hoffen zwar, dass nach dem Angstanfall nichts mehr kommt und dass insbesondere der nächste Tag komplett unbeeinträchtigt sein wird, aber alle diese Kinder lernen auch, dass die Angst insgesamt nicht weniger wird. Sie wissen, dass am Ende etwas notwendig ist, das uns von Hänsel und Gretel schon gezeigt worden ist. Wir erinnern uns: Hänsel und Gretel werden von ihren armen Eltern im Wald ausgesetzt, weil die Familie die Kinder nicht mehr ernähren kann. Hand in Hand, um die Angst zu mindern, machen sich die beiden auf ihren Weg und landen bei der bösen Hexe, die sie mit ihrem leckeren Knusperhäuschen zu sich lockt und gefangen nimmt. Die Hexe möchte Hänsel mästen und ihn sich einverleiben. Nachdem Gretel zunächst in eine Art Schockstarre verfällt und zusieht, wie Hänsel von der Hexe gemästet wird, fasst sie sich schließlich ein Herz und passt den Moment ab, in dem die Hexe den Backofen ordentlich einheizt, um sie mit aller Kraft in den Ofen zu stoßen.

Hänsel und Gretel ist das Märchen gegen die Angst. Ein Märchen, das aufzeigt, dass Angst überwindbar ist, dass familiäre Bande (Geschwisterliebe) hilfreich sind, und dass man manchmal warten muss, bis die Angst sehr groß geworden ist, um sie zu überwinden.

Machen Sie Hänsel und Gretel zu Ihrem Lieblingsmärchen, wenn Sie ein ängstliches Kind haben. Vermitteln Sie Ihrem Kind, dass seine Angst so schlimm ist, wie sie sich anfühlt, aber dass ein angstgebeuteltes Herz nicht stehen bleibt, sondern liebevoll und entschlossen in die Hand genommen werden kann, um es zu stärken und zu stählen. Unterschätzen Sie nicht, wie körperlich Angst werden kann, und scheuen Sie sich nicht, rechtzeitig den Profi hinzuzuziehen, damit etwaige Symptome nicht chronisch werden.

Lassen wir zum Schluss dieses Kapitels aber noch einmal ein Kind zu Wort kommen.

Gloria

Gloria, 9 Jahre, sitzt mit angstgeweiteten Augen vor mir. Sie rutscht ganz nah an ihre Mutter heran und hält mit der anderen Hand ihren Vater fest. Ich muss zu Anfang ausloten, ob ein Gespräch mit diesem ängstlichen und zwischen seinen Eltern eingekeilten Kind überhaupt möglich ist. »Hier geht es erst einmal darum, dass ich dich ein wenig kennenlerne, Gloria. Ich möchte verstehen, was dich zu mir führt. Bist du denn überhaupt freiwillig hier?«

Gloria nickt, ihre Mutter dabei fest im Blick.

»Und weißt du, was für ein Arzt ich bin?«

Vorsichtig schaut Gloria zu mir, nickt und sagt: »Du bist ein Arzt, der sich um die Seele der Kinder kümmert, hat Mama mir erklärt.«

»Dann weißt du ja schon sehr viel, Gloria! Bist du denn richtig bei mir?«, frage ich.

Gloria nickt: »Ich traue mich nicht mehr, alleine irgendwo hinzugehen. Eigentlich gehe ich alleine zu meiner Klavierlehrerin und eigentlich auch schon lange allein mit meiner Freundin in die Schule. Seit ein paar Wochen klappt das nicht mehr«, berichtet Gloria mit piepsiger Stimme.

Als ich wissen möchte, warum das so ist, antwortet sie: »Ich habe ganz große Angst! Mein Herz schlägt so doll, dass ich denke, es platzt, mein Bauch tut weh, und meine Beine zittern. Dann kann ich gar nicht mehr laufen. Und dann weine ich und bleibe zu Hause.«

»Und möchtest du, dass es wieder anders wird?«, frage ich Gloria.

Sie nickt und schaut erleichtert ihre Mutter an.

Da jetzt erst einmal Ferien anstehen, berate ich Gloria und ihre Eltern, was sie im Urlaub tun können, damit Gloria sich ein Herz fassen kann. Die Eltern erarbeiten gemeinsam mit Gloria zu Hause einen Plan von zehn Situationen, die ihr schwerfallen, in eine Reihe gebracht von leichter zu schwerer. Gloria mailt mir diese Liste zu, und ich korrigiere sie ein wenig, weil die Reihenfolge mir nicht ganz schlüssig erscheint. Mit Gloria verabrede ich dann, dass sie mir aus den Ferien immer dann eine Mail schickt, wenn sie die nächste Stufe geschafft hat. Das klappt sehr gut, und stolz erreichen mich Nachrichten, in denen Gloria mir von ihrer zurückeroberten Freiheit berichtet. Genau darin bestärke ich sie und erinnere sie an das Gefängnis von Gretel, die sich entschlossen daraus befreit hat. Das gefällt Gloria: »Mein Name fängt ja auch mit ›G‹ an«, schreibt sie mir.

Nach den Ferien wird es noch einmal schwerer, weil der ursprünglich vertraute Schulweg noch immer voller Angstmonster ist, die Gloria vertreiben muss. Ich bin zuversichtlich. Da wir eine vertrauensvolle Basis gefunden haben, wird Gloria auch zu Hause Schritt für Schritt weiter üben, ihre innere Angst zu überwinden.

Angst von innen

Wie fühlt sich Angst an? Jeder von uns kennt Angst, und jeder weiß, wie unangenehm sie ist. Kinder beschreiben ein körpernahes unangenehmes Gefühl, dass unmittelbar zu einem Eindruck des Platzens, des Reißens oder Zerspringens anwächst. »Ich habe dann das Gefühl, dass in meinem Körper etwas mit großer Kraft hin- und herschwappt. Mama hat einen Dampfgarer, der fängt an zu pfeifen und Dampf abzulassen, wenn der Druck in ihm zu groß geworden ist. Bei mir steigt dieser Druck auch nach oben in den Kopf, und der tut dann weh. Meine Beine zittern, meine Haut schwitzt, und ich würde am liebsten schreien. Ein Ventil ist manch- mal nur Weinen, dann fühle ich mich hinterher leichter.«

Lassen wir diese Worte von Gloria zum Schluss so stehen. Wenn Sie diese Worte auf sich wirken lassen und darauf achten, was es in Ihnen auslöst, so sind Sie einen Schritt auf dem Weg zum Ver- ständnis von kindlichen Angststörungen gegangen. Bleiben Sie da- bei, um von dort aus die richtigen Schritte zu finden zwischen Entängstigen, Konfrontieren und Üben und diese beständig neu auszubalancieren. Das ist kein Hochseilakt, wohl aber eine Wande- rung durch unbekanntes Gelände – ohne GPS. Die Karte, die ent- steht, zeigt ein neues Land, und auch, wenn einem das eine oder andere bekannt vorkommt, ist es einmalig.

3. Kapitel

»Mein Leben hat keinen Sinn mehr«

Kinder werden immer mal wieder und meistens nur kurz traurig. Anna, 9 Jahre alt, kommt aus der Schule: »Heute habe ich mich mit meiner Freundin gestritten. Sie will nie wieder mit mir spielen, hat sie gesagt!« Anna beginnt zu weinen. Ihre Mutter nimmt sie in den Arm. »Dann gehen wir zwei heute mal wieder zum Schwimmen, was meinst du?« Anna wischt sich die Tränen weg und freut sich über das mütterliche Trostpflaster. Sie erfährt, dass ihre kleine Trauer ernst genommen wird, dass ihre Mutter nicht gleich mit wenig hilfreichen Gegenvorschlägen kommt (z. B.: »Die war sowieso blöd!« Oder: »Dann such dir doch jemand anderes, es sind ja noch mehr nette Mädchen in deiner Klasse.«), und sie Raum bekommt, später in Ruhe noch einmal mit der Mutter zu sprechen und nach Lösungen zu suchen. Nicht in jedem Fall wird man sofort schwimmen gehen können: Immer aber gibt es eine Möglichkeit, etwas Raum zu finden, und sei er noch so klein, damit Verarbeitung und Lösungssuche möglich werden.

Solche Situationen sind uns vertraut, und wir sind darauf eingestellt, die Trauer des kleinen Kindes mit dem Hinweis auf das Vögelchen (»Schau, da fliegt das Vögelchen mit deinem Kummer« – und das Kind folgt dem Finger) fliegen zu lassen und die größere Trauer des größeren Kindes mit den richtigen Wortpflastern (»Das ist jetzt wirklich schwer …!«) zu lindern. Die Vorstellung, dass es dauerhaft traurige Kinder gibt, passt nicht zu unseren Liebesgefühlen für unsere Kinder. Und dennoch müssen wir feststellen, dass die Bandbreite von Trauer auch bei Heranwachsenden von der Traurigkeit bis hin zur Depression reicht.

Depressionen und die nicht pathologischen Verwandten dieses Gefühls – die Trauer und die Traurigkeit – gehören neben der Angst zur emotionalen Grundausstattung des Menschen. Schon Säuglinge können traurig sein, und auch Säuglinge können depressiv werden. Dieser Satz ist mir wichtig, weil es lange Zeit sogar in der Kinder- und Jugendpsychiatrie umstritten war, ob Kinder überhaupt und, wenn ja, ab welchem Alter eine Depression entwickeln können. Inzwischen ist das unumstritten. Heute gilt es als anerkannt, dass Depressionen vom Säuglingsalter an bei Kindern und Jugendlichen vorkommen können.

Häufig ist es allerdings schwierig, Depressionen von Angststörungen oder Angstzuständen zu unterscheiden. Dies ist umso schwieriger, je jünger die Kinder sind.

Vielleicht haben wir Erwachsenen uns das so lange nicht eingestanden, weil Trauer ein Gefühl ist, das niemand mag, und weil es in der Regel mit Verlusten oder Verletzungen einhergeht. Sind solche Ursachen vorhanden, gesteht man auch den Kindern mehr und mehr zu, traurig zu sein. Am liebsten wäre es uns, Kinder würden solche Verluste und Verletzungen, die zu Depressionen führen können, gar nicht erleben müssen. Dann sind wir manchmal in der Gefahr, die kindlichen Depressionen zu übersehen. Zum Glück können wir heute Traurigkeit und andere »normale« Vorformen der Depression von depressiven Erkrankungen gut abgrenzen.

Trauer und Melancholie

Ein trauriges Kind ist schwer auszuhalten. Wie gerne erleben wir unsere Kinder fröhlich und zufrieden! Daran ist auch nichts Verdächtiges. Kindertränen möchten wir schnell versiegen sehen. Doch das kann man nicht erzwingen. Für mich war es ein wichtiger Bestandteil meines psychotherapeutischen Lernens, mit der Zeit zu verstehen, dass ein vorschnelles Unterdrücken kindlicher Trauer dazu führt, dass sie sich potenziert. Das klingt paradox, weil doch ein Zustand ohne Trauer immer erstrebenswert und ein fröhliches unbeschwertes Leben das ist, was wir allen wünschen. Trauer ist jedoch anders. Sie stellt an die Menschen im Umfeld besondere Anforderungen. Oft geht es »nur« darum, dabeizubleiben, sich zur Verfügung zu stellen und geduldig zu begleiten.

Das grimmsche Märchen »Jorinde und Joringel« beschreibt, dass es oft nötig ist, Zeit und Ausdauer aufzubringen, wenn man die Trauer überwinden möchte: Jorinde und Joringel sind ein intensiv verliebtes junges Paar, das dem Schloss mit der bösen Hexe zu nah kommt – sie sind sich ihrer Beziehung zu sicher, sie sind zu unbeschwert und naiv, könnte man diese Metapher der bösen Hexe übersetzen. Jorinde wird von ihr in eine Nachtigall verwandelt, und nur Joringel kann entkommen. Er verdingt sich in der Nähe als Schäfer, hört aber nicht auf, nach einer Lösung zu suchen, wie er seine Geliebte befreien könnte. Nach langer Zeit – den typischen sieben Jahren der Märchen – träumt er schließlich von einer Blume, gegen deren Kraft die Hexe machtlos ist. Er macht sich auf, um diese Blume zu finden, und befreit damit Jorinde und siebentausend andere verzauberte Vögel. Dieses Bild steht dafür, dass Trauer nur durch beständige psychische Arbeit und Ausdauer zu überwinden ist. Die im Märchen oft postulierten sieben Jahre sind der Hinweis auf eine magische Zeit, die eingehalten werden muss, bis ein nächster Schritt psychischer Entwicklung vollzogen werden kann.

Trauer ist allgegenwärtig – und Trauer ist Verarbeitung. Sie vorschnell zu verdrängen bedeutet, unsere seelische Verarbeitung abzuschnüren und auf ein scheinbar tolerierbares Maß zurechtzustutzen. Und das ist ungesund. Märchen und Geschichten sind unerlässliche und wichtige Begleiter der Kindheit. Sie zeigen uns auf, wie wir psychisch funktionieren, wie wir uns entwickeln und wie wir die Probleme des Lebens lösen können. Doch es gibt auch aktuelle Geschichten, die sich mit dem Thema der Trauer beschäftigen.

Es ist an der Zeit, die von mir so oft gescholtene Astrid Lindgren insofern zu rehabilitieren, als sie uns eine der schönsten Geschichten für Trauerbewältigung und Trost geschenkt hat, »Ein Kalb fällt vom Himmel«: Die Kuh des armen Käthners war gestorben, weil sie einen rostigen Nagel gefressen hatte. Als sein Sohn am nächsten Morgen beim Schneeschippen ein Kalb im Straßengraben entdeckt, hält der Junge es für ein tröstliches Geschenk des Himmels und bringt es freudestrahlend nach Hause. Der Vater weiß natürlich, dass das Kalb nicht vom Himmel gefallen sein kann, und so gehen sie beide zum Großbauern mit der Frage, ob das Kalb vielleicht ihm gehört. Der Großbauer hat tatsächlich am Vortag in der Stadt ein Kalb erworben, ist dann aber im Dorfkrug versackt. Als er sich betrunken von seinem Pferd mit dem Schlitten nach Hause fahren lässt, schläft er ein, und wacht von einem »schrecklichen Blöken« wieder auf. Er dreht sich um und sieht in seinem betrunkenen Kopf den wahrhaftigen Teufel vor sich. Mit Schwung wirft er ihn – das Kalb – vom Schlitten. Angesichts des traurigen Jungen, der sich so überaus glücklich wähnt mit seinem Geschenk des Himmels, traut sich der Großbauer nicht, seine Geschichte und damit auch seine Scham einzugestehen. Er sieht den Jungen lange an und sagt: »Du hast recht, das Kalb fiel vom Himmel.«

Diese Geschichte verbindet auf wunderbare Weise kindliches Allmachtdenken mit menschlicher Schwäche und der Möglichkeit zur Großzügigkeit. Am Ende sind beide getröstet, der über den Verlust der Kuh trauernde Junge und der beschämte Großbauer. Und für uns Leser – oder noch besser: Zuhörer, weil solche Geschichten vorgelesen oder erzählt noch besser wirken – entsteht ein Trost, der uns gegen manchmal allzu harte Schicksalsschläge wappnen mag.

Die innere Welt des Käthnerjungen stelle ich mir so vor: »Es war keiner da, als unsere Kuh den Nagel gefressen hat. Wir haben sie im Stich gelassen. Wir – und der Himmel auch. Wenn es da jemanden gibt, der auf uns aufpasst, war es ihm egal, was mit unserer Kuh passiert. Das ist so gemein! Ich weiß gar nicht, wohin mit meinem Schmerz – und meiner Wut. Da ist es nur gerecht, wenn der Himmel mir ein Kalb herunterwirft!«

Vielleicht ist deutlich geworden, was auch mir im Umgang mit traurigen Kindern immer wieder unterläuft und uns alle zu vorschnellen Handlungen verleitet: Auch ich habe mich allein beim Schreiben dazu verleiten lassen, eine tröstliche Geschichte von Astrid Lindgren dazwischenzuschieben, obwohl ich vorher für Zeit und Geduld plädiert hatte. Hierher hätte eine Beschreibung von Trauer gehört. Wir aber möchten trösten, wir möchten ermöglichen, dass ein Geschenk vom Himmel fällt und einen Verlust wieder wettmacht. Das reale Schicksal aber funktioniert nach anderen Regeln. Eine Kränkung ist eine Kränkung. Ein Verlust ist ein Verlust. Ein Tod ist ein Tod. Trostpflaster lindern den Schmerz, sie können ihn aber nicht eliminieren, und manchmal verdecken sie nur einen unheilbaren Schmerz. Einen Schmerz, mit dem man leben lernen muss.

Es gibt aber auch Formen von Traurigkeit, die wir als positiv empfinden. Eine davon ist die Melancholie, eine milde Form von Traurigkeit oder Trübsinn, die sich in versunkenem Nachdenken oder Spielen ausdrücken kann, ohne dass der melancholische Mensch unter seinem Gefühl leiden muss. Im englisch-amerikanischen Lebensraum vermittelt der Blues als eine besondere Form der Musik tiefsinnigen Gedanken einen Ausdruck. Die befreiende Wirkung der sich von der Seele gesungenen Trauer ist uns allen vertraut und in vielen Kulturen verankert. Da allerdings unsere technisierte Zeit keinen Platz für Melancholie mehr vorsieht, gehen uns die Kraftquellen aus diesen Bereichen unserer Seele mehr und mehr verloren – und so vermitteln wir sie auch nicht der nachfolgenden Generation.

Ein nachdenkliches Kind mag traurig wirken, wir sollten uns allerdings davor hüten, diese Traurigkeit vorschnell zu pathologisieren und zu einem behandlungsbedürftigen Zustand zu erklären. Ein melancholisches Kind wird erst dann behandlungsbedürftig, wenn es in seiner Lebenszufriedenheit eingeschränkt ist und es leidet.

Aus Trauer und Traurigkeit, den Grundlagen menschlichen Lebens und Erlebens, können Depressionen entstehen, doch oft kann einer Depression keine konkrete einzelne Ursache zugeordnet werden.

Schauen wir uns an, wie es sich anfühlt, wenn ein betroffenes Kind berichtet. Ein Kind, das mehr als nur traurig ist.

Charlotte

Ich merke es schon bei der Begrüßung: Das 14-jährige Mädchen, das ich gemeinsam mit seinen Eltern aus dem Wartezimmer abhole, ist verlangsamt in seinen Bewegungen bei deutlich reduziertem mimischen Ausdruck. Charlotte hat ein starres, trauriges Gesicht, und fast habe ich den Eindruck, dass körperliche Schmerzen sie am Stuhl festhalten, so mühsam hievt sie sich hoch. Was sie so niederdrückt, kann sie gut beschreiben:

»Ich bin seit Monaten tieftraurig, ich weine viel, ohne dass ich wüsste, warum. Ich habe an nichts mehr Freude, fühle mich elend und leer, habe keinen Appetit mehr und kann nicht schlafen. Mein Leben hat keinen Sinn mehr. Meine Freunde können mich nicht aufmuntern, und meine Eltern schon gar nicht. Manchmal fühlt es sich so an, als wenn mein ganzer Körper nur aus Schmerzen besteht.« Charlotte weint.

Betroffen sitzen ihre Eltern daneben und schildern ihre Hilflosigkeit: Nichts von dem, was sie versucht haben, hatte irgendeine Wirkung. Charlotte ist für sie nicht mehr erreichbar. Die Eltern C machen sich große Vorwürfe, dass sie etwas falsch gemacht haben könnten.

Das lässt Charlotte nicht so stehen: »Ich habe euch schon so oft gesagt, dass ihr nichts dafür könnt!«, protestiert sie. »Dadurch, dass ihr euch Vorwürfe macht, wird alles noch schlimmer, weil ich dann denke, ich habe Schuld an eurer Verzweiflung. In meinem Kopf drehen sich sowieso alle Gedanken nur darum, was ich falsch gemacht habe. Alles!«

Die folgende lange Liste von subjektiv so gedeutetem »Fehlverhalten« unterbreche ich schnell: »Du solltest versuchen, dieses Gedankenkreisen zu unterbrechen, Charlotte. Ich weiß, dass dies sehr schwer ist, ich weiß aber auch, dass deine Selbstvorwürfe nicht stimmen und dass du nichts falsch gemacht hast.«

Die Anamnese von Charlotte und ihrer Familie, also die krankheitsbezogene Lebensgeschichte, ist unauffällig. Lediglich die saisonalen Stimmungsschwankungen der letzten zwei Jahre sind erwähnenswert. Charlotte war ein fröhliches und gesundes Kind, und auch im weiteren Umfeld der Familie C lässt sich nichts Auffälliges zutage fördern.

Bei weitergehenden Fragen nach der Symptomatik ergibt sich folgendes Bild: Charlotte hat einen deutlichen Tagesrhythmus, nach dem sie regelhaft morgens mit extrem depressiver Symptomatik aufwacht, nur sehr schwer hochkommt und gereizt und sehr niedergeschlagen zum Frühstück erscheint. Die Eltern haben schon gelernt, dass sie Charlotte dann am besten gar nicht ansprechen und es aushalten, dass sie nichts isst. Über den Tagesverlauf wird Charlottes Stimmung dann ein klein wenig besser, sodass abends das »Grübelkarussell«, in dem sie sich befindet, erträglicher ist. Charlotte schläft dann ganz gut ein, wacht in der Nacht aber oft auf, schläft unruhig mit erneutem Gedankenkreisen und wacht schließlich spätestens um fünf oder halb sechs morgens auf und kann nicht mehr einschlafen. Der Tag beginnt erneut schwierig und extrem schwer: »Als wenn Steine auf meinen Schultern liegen, meine Schulter tut auch schon richtig weh! Ich mach alles falsch.«

Erneut erkläre ich ihr, dass ich weiß, dass das nicht stimmt. So lässt Charlotte sich ein wenig in ihren Selbstvorwürfen begrenzen, obwohl sie mir nicht wirklich glaubt.

Charlotte sieht mich fragend an. Sie kann mir nicht abnehmen, dass sie schuldlos in ihren Zustand geraten ist. Bei genauem Nachfragen stellt sich heraus, dass es seit zwei Wintern schon so war, dass Charlotte von November bis März deutlich schlechter gestimmt war als in den Frühlings- und Sommermonaten. Einen Zusammenhang mit ihrer regelmäßigen Menstruation verneint Charlotte.

»Das kann sich wahrscheinlich keiner vorstellen, wie sich das anfühlt. Auch meine Freundinnen sagen zwar immer, dass sie mich verstehen, aber ich spüre, dass es nicht stimmt. Keiner versteht mich! Ich fühle mich so leer, alles ist sooo anstrengend für mich, dass mich schon kleinste Anstrengungen in der Schule aus der Bahn werfen. Wahrscheinlich bin ich sowieso zu dumm für die Schule. Werft mich weg, und keiner würde es merken! Ist doch sowieso egal, aus mir wird nichts.« Tränenüberströmt sackt Charlotte in sich zusammen. Auch ihre Eltern können ihre verzweifelten Tränen nicht mehr unterdrücken.

Ich halte nicht gegen, weil ich den Machtkampf mit Charlotte, wie viel Schuld sie an allem hat und was für ein schlechter Mensch sie in ihrer eigenen Wahrnehmung eigentlich ist, verlieren würde. Ich versuche nur, erst einmal ein klein wenig zu relativieren: »Das kommt DIR so vor, Charlotte. Wir Erwachsenen haben eine andere Wahrnehmung von dir. Ich weiß, dass du nichts dafür kannst und dass du dich nicht in diesen Zustand gebracht hast!«

Nachdem ich ausgeschlossen habe, dass Charlotte selbstmordgefährdet ist, erkläre ich allen, was für eine Erkrankung Charlotte hat: »Wir unterscheiden reaktive von sogenannten endogenen Depressionen. Reaktiv bedeutet, wie der Name schon sagt, dass man depressiv auf etwas reagiert, zum Beispiel auf den Verlust eines geliebten Menschen. Endogen bedeutet von innen, ohne äußeren Anlass oder Ursache. Diese auch Major Depression benannte Depressive Episode, wie man im Deutschen sagt, ist eine Depression, für die niemand etwas kann. Niemand. Weder deine Eltern noch deine Schule und, das ist am wichtigsten: auch nicht du selbst.«

Ungläubig und zweifelnd schluckt Charlotte meine Erklärung. Sie ist erleichtert, weil ich sie nicht gleich stationär aufnehme, sondern mit ihr verabrede, dass wir mit einem ambulanten Behandlungsversuch starten, bei dem wir sie mit einem Medikament unterstützen und gleichzeitig eine Psychotherapie einleiten, die sie weiter stabilisieren soll. Durch das gleich zu Beginn eingesetzte schlafanstoßende Antidepressivum kann Charlotte zum ersten Mal seit Monaten gut durchschlafen, und alleine dadurch hebt sich ihre Stimmung ein klein wenig. In unseren Therapiestunden betreibe ich zunächst sehr viel Psychoedukation, d. h. ich kläre Charlotte sehr ausführlich über ihren Krankheitszustand auf. Ich möchte erreichen, dass sie sich zukünftig anders als über eine Endlosschleife von Selbstvorwürfen selber begegnen kann. Ich bringe ihr die Stopp-Regeln bei, die sie anwenden muss, wenn das Grübeln zu mächtig wird. (»Immer dann, wenn ein Grübelgedanke von dir Besitz ergreift, musst du diesen Gedanken mit einem lauten inneren ›Stopp!‹ zurückdrängen. Vielleicht kannst du dich auch dadurch unterstützen, indem du dir ein kleines rotes Stoppschild ausschneidest, das du immer bei dir trägst.«) In den Stunden kann ich das übernehmen und ihr zeigen, welche positive Auswirkung das haben kann. Nach einer Woche stabilisiertem Schlaf und auch ein klein wenig besserer Stimmung wechseln wir zu einem anderen Antidepressivum, das eine stärkere Wirkung auf die Depression hat. Das Medikament zur Nacht können wir sogar schon absetzen, weil sich durch die antidepressive Wirkung des anderen Medikaments die depressive Schlafstörung weiter bessern wird. In den Stunden geht es jetzt intensiv um Charlottes Selbstwertgefühl, das sich krankheitsbedingt sehr negativ entwickelt hat. Es setzt sich zusammen aus einer schon immer etwas selbstunsicheren Charlotte, bei der sich nun über die tiefe depressive Verstimmtheit mit den Selbstvorwürfen das Selbstwertgefühl weiter und dramatisch verschlechtert hat.

Wie das geht? Jemandem zu helfen, ein besseres Selbstwertgefühl zu entwickeln? Nun, wir besprechen Tagesabläufe, reden über Ablenkungsstrategien und z. B. über Sport, den Charlotte intensivieren sollte, weil ich weiß, wie antidepressiv eine intensive körperliche Betätigung wirkt. Und wir setzen Charlotte sozusagen neu zusammen, indem wir herausfinden, wie sie ist – und was sie so liebenswert macht.

Nach sechs Wochen geht es Charlotte deutlich besser. Von außen betrachtet, könnte man meinen, dass sie komplett geheilt ist. Da ich weiß, dass es jetzt sehr darauf ankommt, welche Haltung Charlotte zu ihrer Depression entwickelt, wie sie zukünftig mit der Medikation und möglichen depressiven Einbrüchen umgehen wird, setze ich die die psychotherapeutische Behandlung fort.

Im Umgang mit depressiven Jugendlichen gilt: Weder die übervorsichtige Zurückhaltung noch das verleugnende Bedrängen ist hilfreich. Offene Ansprache der eigenen Unsicherheit hilft und macht die Jugendlichen zu Experten ihrer Situation. Hat man so eine Basis erreicht, ist es leichter, über Anforderungen zu sprechen. »Heute Morgen geht es dir offensichtlich sehr schlecht. Soll ich dich in Ruhe lassen? – Komm, ich helfe dir. Nimm deine Sporttasche, und mach dich auf den Weg. Okay, das war jetzt zu viel?«

Mit Charlotte geht es nun neben dem Umgang mit der eigenen Erkrankung auch um viele alterstypische Probleme und Konflikte. Es gelingt, dass sie sich wieder zu dem lebensbejahenden Mädchen entwickelt, das sie einmal war. Mit den Eltern arbeite ich an deren Schuldgefühlen und schule sie in der Früherkennung depressiver Episoden. Oft beginnen sie mit einem Rückzug, der vielleicht in der Familie gar nicht so auffällt. Eltern müssen aufmerksam sein, um den Beginn nicht zu verpassen, weil es in der Behandlung immer darum geht, Chronifizierungen zu verhindern. Subjektiv berichtete Konzentrationsstörungen, ein Leistungsknick in der Schule und schließlich Äußerungen wie »Ich kann nicht mehr. Ich bin immer müde« sollten Angehörige aufhorchen lassen. Es ist so wichtig, dass wir alle uns damit ein klein wenig auskennen, weil die Zeitspanne, die zwischen ersten Symptomen und einem Behandlungsbeginn liegt, oft zu lang ist.

Nach sechs Monaten legen wir eine Behandlungspause ein, und Charlotte berichtet mir ab und zu per Mail, wie es ihr geht, und legt dann weitere Termine selbstständig mit mir fest. Diese Termine, die erst einmal im Monat und später halbjährlich verabredet werden, dienen der Stabilisierung und dem Monitoring. Ich möchte unbedingt verhindern, dass ein erneutes Auftreten der depressiven Symptomatik unter der Medikation übersehen wird. Der weitere Verlauf ist zum Glück unauffällig, sodass wir nach zwei Jahren einen Auslassversuch der Medikation machen, müssen allerdings gemeinsam feststellen, dass sich sehr schnell wieder eine deutliche depressive Verstimmung breitmacht. Ich setze die Medikamente sofort wieder an und empfehle eine Dauermedikation bis zunächst zum 18. Lebensjahr. Dann wird man weitersehen können.

Charlotte zeigt uns eine Form von Depression, die nicht wirklich heilbar ist. So schrecklich das einerseits klingt, so wichtig ist es, davor nicht die Augen zu verschließen, sondern die betroffenen

Jugendlichen und später Erwachsenen geduldig zu begleiten. Ein ausreichend gutes Leben ist unter Medikation sehr wohl möglich. Jeder Diabetiker weiß, was es heißt, mit einer chronischen Erkrankung zu leben.

Die Medikamente bei dieser Form der Depression sind also wichtig. Eine Depressive Episode ist ein schwerwiegendes Krankheitsbild aus dem Formenkreis der Depressionen, und es ist wichtig, dass sie immer so schnell und so erfolgreich wie möglich behandelt werden sollte. Erfolgreiche Behandlung: Das kann auch die passende Einstellung auf Medikamente sein – die von da an zum Leben dazugehören. Doch nicht jede Depression wird chronisch. Und je früher Diagnostik und Behandlung beginnen, desto besser die Prognose.

Alle Eltern kennen den Unterschied zwischen Nachdenken und Grübeln. Grübeln beschreibt beständig wiederkehrende Gedanken, von denen sich der / die Jugendliche oder auch das Kind nicht mehr lösen kann. Während Nachdenken meistens zu einer Lösung führt, zu einem Gefühl der Erleichterung, weil man jetzt weiß, wie es weitergehen kann, verfängt sich der grübelnde Mensch in seinen Gedankenkreisen und findet keinen Ausgang, keine Entscheidung. Depressive Menschen sind manchmal für Außenstehende quälend entscheidungsunfähig. Lassen Sie sich von Ihrem Kind das möglichst genau erklären, und dann werden Sie den Unterschied zwischen einer intensiven Gedankenwelt und depressivem Grübeln unterscheiden können. Gegen depressive Gedanken anzureden – und auch das würden Sie schnell merken –, verstärkt sie bei Ihrem Kind, anstatt dass es wie normalerweise zu einer Erleichterung führt.

Die Sorgen von Charlotte, die ihrem Krankheitsbild entsprechen, sind klar geworden. Und es ist auch deutlich geworden, wie tief depressive Symptome in das Erleben einer Jugendlichen eingreifen können. Ich denke, dass man sich alleine aufgrund der Schilderungen von Charlotte vorstellen kann, dass eine Jugendliche, die diese Symptomatik ertragen muss, nicht mehr länger leben möchte. Zum Glück war Charlotte zum dem Zeitpunkt, als ich sie

kennenlernte, noch nicht suizidal, sodass ich auf eine akute stationäre Aufnahme verzichten konnte.

Ein Leben mit Depression

Ich habe das Glück, dass ich in den letzten 15 Jahren Patientinnen
kennengelernt und behandelt habe, deren Behandlung aufgrund
eines chronischen Verlaufes der schweren Depression bis zu zehn
Jahren angedauert hat. Ich nenne dies ein Glück – für mich –, weil
mir diese Behandlungen die Möglichkeit eröffnet haben, chronische Verläufe dieser Erkrankung kennenzulernen, die ein Kinder-
und Jugendpsychiater normalerweise aufgrund seiner Alterszu-
ständigkeit bis zum 18. bzw. 21. Lebensjahr nicht erlebt. Da ich auch
den Eindruck hatte, dass es für diese Patientinnen zum Vorteil war,
vom 15./16. Lebensjahr an kontinuierlich von einem Therapeuten
behandelt zu werden, war es bei allem Unglück etwas, wovon beide
Seiten profitieren konnten.

Für mich wichtige Lehrsätze habe ich dabei gelernt: Man kann
trotz einer schweren Depression Abitur machen und sein Wunsch-
fach studieren. Entscheidend für einen guten Verlauf ist die Fähigkeit der Patienten, einen sensiblen und konstruktiven Umgang mit
der eigenen Erkrankung zu erlernen, dass sie genau wissen, wann
sie beispielsweise die Medikation vorübergehend erhöhen und
wann sie sich an ihren behandelnden ärztlichen Psychotherapeuten wenden müssen, und schließlich: Geduld.

Häufig sind Jugendliche gemeinsam mit ihren Eltern verzweifelt
auf der Suche nach den Gründen für die Depression, weil es für alle
immer so schwer vorstellbar ist, dass diese Krankheit ohne im
eigentlichen Sinn erkennbare Gründe entstehen kann. Ein langer
Verlauf unterstützt tragischerweise die sowieso schon bei depressiven Patienten vorhandenen Selbstvorwürfe. Es gehört viel Ausdauer und Verständnis von allen Seiten dazu, nicht aufzugeben, nicht
ungeduldig zu werden und vor allem den Glauben an das eigene
Leben nicht zu verlieren. Insofern sind die Verläufe, die ich erleben
und begleiten durfte, am Ende ein großes Geschenk, weil mein

Wille, nicht aufzugeben und dem chronischen Verlauf zum Trotz immer wieder auftretende Rückschläge hinzunehmen, am Ende mit einem erfolgreichen Studium, einer sicheren Partnerschaft und einem guten Leben belohnt wurde.

Ein gutes Leben mit einer Depression? Ist das nicht ein Widerspruch? Tiefe und krankhafte Traurigkeit gehört so überhaupt nicht zu unserem Bild und Anspruch an ein unbeschwertes Leben. Es gibt viele chronische Krankheiten, und die hier beschriebene Form der Depression gehört dazu. Mit ihr ist das Leben nicht zu Ende. Es ist immer mal wieder etwas eingeschränkt. Wenn es sich bei dieser Einschränkung um eine Rollstuhlpflichtigkeit handeln würde, hätten wir kein Problem mit der Anerkennung der Einschränkung. Bei seelischen Erkrankungen sehen wir den Rollstuhl nicht und lassen uns dadurch immer wieder dazu verleiten, das Handicap zu übersehen oder zu verleugnen.

Den ängstlichen und verzweifelten Eltern kann ich in solchen Fällen nur genauso beistehen wie ihren Kindern: »Wir können diese Depression nicht wegzaubern. Wir können nur immer wieder vorsichtig ausloten, was geht. Sie brauchen große Geduld und Ausdauer, weil nur darüber die Kraft entstehen kann, sich abzufinden und auszusöhnen.«

»Aussöhnung mit so einer schrecklichen Krankheit? Ist das jetzt nicht zynisch von Ihnen?« Die Eltern schauen mich entsetzt an.

»Nein, Aussöhnung ist nicht zynisch, sondern am Ende eine der Voraussetzungen dafür, dass Ihr Kind nicht gemeinsam mit Ihnen in einer falschen Hoffnung lebt. Aussöhnung bedeutet ja nicht Resignation. Das wäre natürlich falsch. Aussöhnen heißt, nicht mit verschwendeter Kraft gegen etwas anzuarbeiten, das sich nicht wegschaufeln lässt. Aussöhnen heißt, mit dem dann entstandenen inneren Frieden den Blick für das freizubekommen, was bei aller Einschränkung doch geht. Aussöhnung eröffnet die Möglichkeit, sich über kleine Dinge freuen zu können.«

Ich habe gelernt, was es heißt, *keine* kontinuierliche Verbesserung oder gar Heilung initiieren und erleben zu dürfen. Der auch immer wieder für mich spürbare psychische Schmerz über den

Rückfall, über die erneut aufgetretene schwere depressive Phase hat mich gelehrt, was es heißt, nicht weiterzuwissen, nicht helfen zu können und dennoch dabeizubleiben. Körperlich hatte ich oft ein Gefühl, als würde ich nach hinten wegkippen und mir alle Kraft entzogen werden. Genauso fühlt sich jede mitleidende Mutter und jeder entsprechend verzweifelte Vater. Indem ich dieses Gefühl nicht vorschnell durch eine Gegenhandlung bekämpft habe, konnte ich unmittelbar vermitteln, was es heißt, sich langsam wieder aufzurichten, den Rucksack zu schultern und vorsichtig, nach ausreichend langer Pause (!), weiterzugehen. Manchmal muss man auch feststellen, dass die Wanderung für eine Zeit unterbrochen werden muss. Oft habe ich in solchen Situationen Analogien zu körperlichen Erkrankungen gezogen: »Das ist jetzt wieder ein depressiver Fieberanfall. Diese Malaria deiner / Ihrer Seele kommt immer wieder und lässt sich nicht verhindern.« – Mitfühlendes und aufmerksames Schweigen. – »Ja, das ist schrecklich! Und ja, ich kann es jetzt nicht wegzaubern und du / Sie können sich nicht herauswünschen.« Schweigen und Aufnahme der Tränen, der Verzweiflung und der Anklage: »Ich halte es nicht mehr aus, so lange, wie das jetzt geht. Und immer wieder diese Rückfälle.« – Langes Schweigen. – Und schließlich: »Lass uns / lassen Sie uns danach schauen, was dennoch lindert und was geht.«

Wenn man dann ein paar Mal solche Täler durchschritten und Rückschläge ausgehalten hat, lernt man, was eine chronische Erkrankung ist. Man kann ausreichend gut mit ihr leben, aber insbesondere Jugendliche, die an der Schwelle zum Leben stehen, Jugendliche, die Optimismus und positive Visionen für ihre Zukunft brauchen, haben es schwer damit und brauchen unsere Unterstützung.

Damit Sie jetzt nicht die falschen Schlüsse ziehen: Längst nicht jede Major Depression, nicht jede Depressive Episode eines so schweren Ausmaßes chronifiziert. Charlotte ist ein Fall, der zeigt, wie gut die Behandlungschancen sind, wenn man rechtzeitig in Behandlung kommt, und wie ein Leben mit Depression mit allen Einschränkungen gelingen kann. Mir war es wichtig, mit diesem schweren Beispiel zu beginnen, weil es immer noch die Annahme gibt, dass Kinder eigentlich nicht depressiv werden und schon gar nicht an so einer schweren Form erkranken können. Häufiger als die depressiven Episoden in diesem Alter sind zum Glück die reaktiven Depressionen. Bei welchen dieser Sorgen man auch als Eltern oder Angehörige dennoch aufhorchen muss, das zeigt uns Hans.

Hans

Hans ist 16. Als er sich seufzend mir gegenüber in den Stuhl fallen lässt, wirkt er missmutig und verlangsamt.

»Na, Hans?«, eröffne ich nach einem kurzen Moment des gegenseitigen Anwärmens.

»Tja, ich weiß auch nicht«, beginnt Hans. »Ich habe zu nichts Lust mehr. Ich habe keinen Bock auf Schule, ich kann mich nicht gut konzentrieren, alles ist leer. Morgens stehe ich noch mit einigermaßen guter Laune auf, aber dann, sobald ich in der Schule bin, wird alles immer dunkler und schwärzer. Nachmittags verbuddele ich mich zu Hause, bin müde, und kann dann abends trotzdem nicht einschlafen.«

Auf Nachfrage berichtet Hans, dass seine Eltern sich vor vier Jahren getrennt haben und dass vor vier Wochen seine Freundin mit ihm Schluss gemacht hat.

Hans hat Liebeskummer. Er hört dieses Wort nicht gerne, passt es doch gar nicht in sein männliches Selbstbild, das sowieso beschädigt war dadurch, dass sein Vater ihn im Stich gelassen hat.

»Ich kann so nicht weiterleben. Jeden Tag diese Traurigkeit, mit der ich dann abends nicht einschlafen kann. Ich fühle mich immer kraftloser und sehe keinen Sinn mehr. Schon ein paar Mal habe ich darüber nachgedacht, wie es wäre, wenn ich nicht mehr leben würde.«

»Und hast du dir schon Gedanken gemacht, wie du dich umbringen würdest?«, frage ich. Eine wichtige Grundregel im Umgang mit depressiven Kindern und Jugendlichen: Man muss nicht fürchten, eine nicht vorhandene Selbstmordgefährdung durch so eine Frage zu induzieren. Hier kommt sie vielleicht etwas unvermittelt, aber in der Situation mit Hans entspricht es meinem Gefühl für unsere Beziehung, die – mit dem vatersehnsüchtigen Jungen – schnell in Gang gekommen ist.

Hans zögert. »Vielleicht würde ich mir irgendwelche Tabletten greifen, die zu Hause rumliegen, oder ich schneide mir die Pulsadern auf.«

Wenn es tatsächlich einmal zu einem Suizidversuch mit den im Haus befindlichen Tabletten gekommen ist, machen sich Eltern natürlich immer den Vorwurf, sie nicht weggeschlossen zu haben. Das gilt aber nur für den Fall, dass man etwas weiß oder ahnt von der Selbstmordgefährdung, in allen anderen Fällen gilt, dass Medikamente zum Haushalt dazugehören – selbstverständlich im dazu vorgesehenen Medikamentenschrank.

»Das ist jetzt sehr wichtig, Hans. Wenn du mir nicht zusagen kannst, dir bis zu unserem nächsten Termin nichts anzutun, muss ich dich hier in der Klinik behalten, um dich vor dir selbst zu schützen. Ich möchte dich gerne morgen wiedersehen und mit der Behandlung beginnen. Vorübergehend schreibe ich dir ein schlafanstoßendes Antidepressivum auf, damit du zumindest besser einschläfst und morgens ausgeruhter aufwachst. Ich werde nicht zaubern können, aber du wirst sehen, dass es dir bald besser gehen wird«, erkläre ich Hans.

Hans ist ein freundlicher, liebenswürdiger Junge, dessen einfühlsame Mutter verständlicherweise etwas hilflos neben ihm sitzt. Sie bestätigt die für ihre Kinder ungute Trennung von ihrem Mann und auch den schwierigen Verlauf seitdem, weil die Eltern sich überhaupt nicht mehr gut verständigen können. Sie versteht die Zerrissenheit ihres Sohnes, und kann doch kaum etwas dagegen unternehmen. Es hat ihr selbst wehgetan, erleben zu müssen, dass Hans von einem netten Mädchen wahrscheinlich auch deshalb verlassen worden ist, weil er zu zurückhaltend und depressiv war. Frau H ist erleichtert, dass Hans sich auf die Behandlung bei mir einlässt.

Wesentlicher Bestandteil der psychotherapeutischen Arbeit mit Hans ist die Aufarbeitung der Trennung seiner Eltern. Hans hatte vieles davon gegen sich selbst gewendet. Er hatte das Gefühl, dass sein Vater ihn im Stich gelassen hat, weil er unzufrieden mit seinem Sohn war, der ein nicht so sportlicher und selbstbewusster Typ war, wie Herr H es sich gewünscht hatte. Schon immer hat Hans sich zu klein und unzulänglich gefühlt. Der Weggang seines Vaters war wie eine letzte Bestätigung dieser Annahmen über sich selbst. Indem diese Gefühle Worte finden und Hans erlebt, dass es eine emotionale Resonanz in mir gibt, kann er mit der Zeit seine Selbstwahrnehmung korrigieren und ein anderes Selbstwertgefühl aufbauen. Hans entdeckt sich selbst und traut sich, sich von seinem Vater abzugrenzen und zu sich selbst zu stehen. Das Medikament war nur 14 Tage notwendig, und danach ging es Hans beständig immer besser. Nach sechs Monaten konnte ich ihn beruhigt und befriedigt wieder aus der Behandlung entlassen.

Es ist deutlich geworden, dass Hans im Unterschied zu Charlotte eine reaktive Depression hatte, deren Auslöser und Ursache eindeutig zuzuordnen waren, wenngleich natürlich auch bei Hans eine Vulnerabilität, d. h. eine Anfälligkeit oder Verletzlichkeit für depressive Erkrankungen, vorhanden war. Auch in der Behandlung von Hans galt: Geduldiges Verständnis, aufmunterndes Zutrauen und am Ende immer auch mal wieder Übungen, die ihn zurück ins Leben und zu mehr Selbstvertrauen führen sollten. Dazu gehörte eine sportliche Aktivierung, aber auch Besprechungen im Detail, die die Treffen mit Freunden oder auch Partys innerlich vorbereiten halfen. Im Kontakt mit mir konnte Paul erleben, dass er weder klein noch mickrig war, was seinen Selbstwert langsam aufbaute. Das konnte seine Mutter nicht kompensieren, weil sie selbst verwickelt war in die Trennung und weil sie den Vater natürlich auch nicht ersetzen konnte.

Charlotte und Hans zeigen das wichtigste Spektrum depressiver Erkrankungen von endogen bis reaktiv im Jugendalter auf. Natürlich können auch Kinder betroffen sein, wie die nächsten beiden Beispiele von Paul und Sara zeigen.

Paul

Paul ist 8 Jahre alt. Gemeinsam mit seinem bedrückten Vater sitzt er traurig vor mir. Vor einem Jahr ist seine Mutter an Krebs gestorben. Paul kommt nicht darüber hinweg. Immer wieder muss er weinen und fühlt sich verlassen. Paul und sein Vater haben jetzt den Eindruck, dass seine Trauer zu lange anhält, ihn zu lange im Griff hat.

Leise und mit ausdrucksloser Mimik sagt Paul:»Ich dachte eigentlich, das würde irgendwann vorbeigehen. Aber ich kann nicht aufhören, an meine Mama zu denken. Und dann bin ich immer sofort traurig. Ich habe Bauchschmerzen.«

Wie gut, dass Paul da ist. Der Eindruck von Vater und Sohn, dass es bei Paul in der Trauerverarbeitung nicht weitergeht, ist richtig.

Wie aber sieht Trauer normalerweise aus? Eigentlich durchlaufen Menschen vier Phasen der Trauer: Die Phase des Schocks, in der man kaum wahrnehmen kann, was geschehen ist. Darauf folgt die Phase des Aufbegehrens, in der man zum Ausdruck bringt, dass man den Traueranlass nicht wahrhaben möchte. In der dritten Phase des Suchens und Sich-Trennens, beginnt man, sich von der Trauer zu lösen. Als Viertes ist die Phase eines neuen Weltbezuges zu erwarten, man verortet sich neu in der Welt, kommt dort an. Bei starker Trauer infolge eines großen Verlusts können sich einzelne Phasen auch wiederholen oder länger dauern. Im Fall einer komplizierten Trauer bleibt der betroffene Mensch in einer der Phasen stecken, bevor er zum Abschluss findet.

Bei Paul besteht zumindest die Gefahr, dass sich eine sogenannte komplizierte Trauerreaktion entwickelt, und somit hat er ein Anrecht auf Unterstützung und Behandlung.

Paul selber formuliert das so:»Manchmal denke ich, ich möchte auch bei meiner Mama sein. Ohne sie ist mein Leben sinnlos. Alles ist grau und dunkel. Nichts macht Spaß. Auch mein Vater kann mich nicht aufmuntern. Der ist ja selber sehr traurig. Es ist wie ein riesiger Magnet, der mich wegzieht, mir die Kraft raubt.«

Pauls Psychotherapie dient der Trauerarbeit, worunter wir eine spezifische psychische Arbeit verstehen, die immer dann geleistet werden muss, wenn eine innere Trauer zu bewältigen ist. Diese Trauerarbeit ist durch zwei wesentliche Faktoren gekennzeichnet: zum einen durch die innere Verabschiedung von dem geliebten Menschen und zum anderen durch die Aussöhnung mit dem Verlust. Für die Verabschiedung kann es hilfreich sein, Rituale einzuführen bzw. sich derer zu bedienen, indem ich beispielsweise mit Paul auf den Friedhof gehe, damit er sich dort trotz der schon vor einem Jahr stattgefundenen Trauerfeier erneut verabschieden kann.

Innere Dialoge, die Paul in seinem Kopf führt und in denen er oft gefangen ist, bringen wir mit psychodramatischen Mitteln nach außen, was Paul helfen soll, sich von der inneren Trauer zu distanzieren. »Paul, stell dir vor, auf diesem leeren Stuhl sitzt deine Mutter. Was möchtest du ihr sagen? – Jetzt tausch den Stuhl und setz dich auf den deiner Mutter. Frau H, was möchten Sie Ihrem Sohn Paul sagen?« In seiner Rolle spricht Paul das aus, was er auch seinem Vater und mir gesagt hatte: »Mama, ich kann ohne dich nicht leben! Kannst du nicht wieder lebendig werden?« In der Rolle seiner Mutter wandelt sich das Bild: »Paul, dein Leben geht auch ohne mich weiter! Du würdest mir einen Gefallen tun, wenn du dich von mir besser verabschieden würdest. Ich wünsche mir doch so sehr einen Sohn, der zeigt, dass es auch ohne mich geht. Ich möchte, dass ihr alle wieder glücklich seid!« Die Tatsache, dass Paul in der Rolle seiner Mutter einen distanzierenden Impuls verspürt, hilft ihm, diesen Impuls in sein reales Leben zu nehmen. Wir können dann darüber sprechen, wie er die gefühlten Wünsche seiner Mutter nach Beendigung seiner Trauer umsetzen kann.

Paul spricht aus, was seine Mutter seiner Meinung nach zu ihm sagen würde – etwas, was er im Dialog mit seinem Vater oder mir nicht antizipieren kann, weil es zu sehr mit seiner tiefen Trauer verwoben ist. Über diese imaginierten Dialoge gelingt es Paul mehr und mehr zu verinnerlichen, dass seine Mutter nie mehr wieder da sein wird, er sich verabschieden muss und ein Weiterleben möglich ist. Nach anfänglichem Zögern kann Paul meine explizite Aufforderung, »Tschüss« zu seiner Mutter zu sagen, mehr und mehr aufgreifen. Er traut sich, wieder Spaß zu erleben, ohne Schuldgefühle zu haben, und kann mir dies nach einiger Zeit stolz berichten. Paul erlebt die Trauerphasen zum Teil noch einmal, dieses Mal allerdings mit professioneller Begleitung. Nach vier Monaten hat Paul gelernt, ein Bild seiner Mutter in seinem Herzen zu tragen, ohne dass dies ihn tonnenschwer nach unten zieht. Die begleitenden Gespräche mit dem Vater hatten ein ähnliches Ziel. Herr P ist entlastet, als er erlebt, dass Paul wieder freier wird, und er traut sich, seinem Sohn voranzugehen.

Kindheit mit Depression

Von der schweren Depressiven Episode über reaktive Depressionen bis hin zu komplizierten Trauerreaktionen reicht das klinische Bild depressiver Kinder. Im Zusammenleben mit depressiven Kindern oder Jugendlichen ist es für Eltern sehr schwer, rechtzeitig zu erkennen, dass ihr Kind eine Depression hat, weil man in einem engen emotionalen Zusammenleben die schleichende Entwicklung dieser Symptome nicht gut mitbekommt. Insofern ist es mir aus ärztlicher Sicht sehr recht, wenn Eltern früh oder gar zu früh kommen. Ich schicke Eltern lieber wieder beruhigt nach Hause, als schwerwiegenden und etablierten Symptomen in der Behandlung hinterherlaufen zu müssen. Zudem ist es wichtig zu wissen, dass schwere Depressionen zur Chronifizierung neigen und jeder chronifizierte Tag dazu beiträgt, dass Dauer und Schweregrad zunehmen. Symptome des Rückzugs, der Traurigkeit, der Lustlosigkeit – die über eine pubertäre und vorübergehende Lustlosigkeit hinausgeht –, der Appetitlosigkeit, der Konzentrationsstörungen, der Ein- und/oder Durchschlafstörungen, des Grübelns bis hin zu Verzweiflung und lebensmüden Gedanken sollten Eltern immer aufhorchen lassen. Einzelne Symptome reichen aus, um eine fachärztliche Diagnostik einzuleiten.

Manchmal fürchten Eltern, dass durch die in ihren Augen vorschnelle Behandlung die Depression herbeigeredet oder erschwert werden könnte. Das Gegenteil ist der Fall! Es gehört in den Bereich magischen Denkens und der übermäßigen Manipulierbarkeit von Kindern und Jugendlichen, wenn Eltern fürchten, durch ein genaues Hinschauen und Ansprechen könnte etwas herbei geredet werden, was vorher nicht da war. Jede Jugendliche, die Suizidalität verneinen kann, ist froh darum. Jedem Kind, das (endlich) erfährt, dass seine tiefe Traurigkeit nicht übersehen wird, wird es allein dadurch schon ein kleines Stück besser gehen. Gehen Sie also immer offen und mutig auf depressive Kinder zu, und sagen Sie, dass Sie in Sorge sind. Ein Kind, das sich von dieser Sorge missverstanden fühlt, wird genau das schnell ausdrücken. Und wenn Sie wirklich nur beruhigt und abgewimmelt werden sollen, werden Sie auch das merken.

Vielleicht klingt es etwas verrückt für Sie: Ich mag Depressionen. In jedem ärztlichen Fachgebiet gibt es Erkrankungen, die dem Arzt mehr oder weniger liegen. Mir liegen die Depressionen bei Kindern und Jugendlichen, weil diese Kinder oft besonders tiefsinnig sind, weil sie mit ihrer Sensibilität Dinge wahrnehmen oder sich Gedanken machen, die an anderen Kindern vorbeiziehen. Darüber hinaus ist es eine große Befriedigung und Freude, erleben zu dürfen, wie sich die allermeisten Depressionen erfolgreich behandeln lassen.

Wie viel Weltliteratur, wie viele große Gedanken kluger Menschen sind auf der Basis depressiver oder melancholischer Stimmungen entstanden. Auch wenn wir immer nur nach Glück streben, gehört die Gegenseite genauso zu unserem Leben dazu. Und auch hier gilt: Je weniger wir sie bekämpfen, desto weniger belastet sie uns, ohne je ganz weg zu sein.

Der Verlust der Trauer

Aufgewachsen in den Sechziger- und Siebzigerjahren, kann ich mich noch gut daran erinnern, wie häufig ich in meiner unmittelbaren Umgebung, in der Nachbarschaft Menschen erlebt habe, die getrauert haben. Es war unschwer zu erkennen an der schwarzen Kleidung oder auch an der Trauerbinde, die jemand trug. Ich lernte, diese Menschen besonders respektvoll zu behandeln. Sosehr Trauer als normaler Bestandteil meiner Kinderzeit immer vorhanden war, so erlebte ich auch, dass Trauerbinden nach einer bestimmten Zeit, einem halben oder einem ganzen Jahr, abgelegt wurden, und dass diese Menschen wieder »normal« dazugehörten. Diese Rituale sind uns heute weitgehend abhandengekommen. Wir möchten mit der Trauer nichts zu tun haben. Wir tun alles dafür, sie nach Möglichkeit nicht erleben zu müssen. Ein Trauerkloß – so unsere Angst – könnte uns im Hals stecken bleiben, und wir würden ersticken. Also weg damit, und die fröhliche und voyeuristische Show im Fernsehen angeschaut und herzhaft gelacht.

Wer jetzt denkt: Was für ein Spielverderber, hat mein Anliegen nicht verstanden … Gegen Spaß und Lachen ist nichts einzuwenden, auch nicht dagegen, dass man sich bisweilen ablenkt und die »kurze Weile« sucht. Aber jeder kennt den Übergang vom Spaß zur angestrengten Verdrängung einer zugrunde liegenden Stimmung. Und spätestens dann tut der Seele die Verdrängung nicht gut. Sie wird dafür sorgen, dass die Trauer dann an anderer Stelle unvermutet an die Oberfläche drängt.

Was ich sehe: Das Sterben von Menschen soll nach Möglichkeit in der sterilen Umgebung eines Krankenhauses oder mit der professionellen Begleitung in einem Seniorenheim oder einem Sterbehospiz stattfinden. Viele Kinder, mit denen ich heute zu tun habe, haben noch nie in ihrem Leben einen Todesfall erlebt. Natürlich wünsche ich es keinem Kind, und ein Aufwachsen ohne den Tod ist angenehmer und unbelasteter als mit. Würden wir als Gesellschaft offener damit umgehen, würden Kinder auch häufiger Todesfälle, wenn nicht in der Familie, so doch in ihrer Umgebung, erleben dürfen.

Die weitgehende Verdrängung des Todes aus unserem Leben ist ein kollektiver Abwehrmechanismus. Der Tod, die Endlichkeit unseres Lebens, ist etwas, was jeden von uns mehr oder weniger bedroht. Ein Leben ohne Gedanken an den Tod erscheint uns leichter, und so unternehmen wir viele Anstrengungen, nach Möglichkeit zu keiner Zeit daran erinnert zu werden. Es wäre absurd zu fordern, jeden Tag an den Tod zu denken. Die komplette Verbannung dieses unmittelbar mit unserem Leben verbundenen Faktors allerdings ist ungesund.

Häufig werde ich gefragt, ab welchem Alter man Kinder zur Beerdigung eines Familienmitgliedes oder nahen Bekannten mitnehmen sollte. Meine Antwort lautet immer: Es gibt keine Altersbegrenzung. Kinder sollten von den Ritualen der Erwachsenen nicht ausgeschlossen werden. Wir sollten ihnen zutrauen, mit dem Verlust eines Menschen fertig zu werden, und wir sollten ihnen vorleben, wie man so etwas macht. Kinder dürfen ihre Eltern traurig erleben, entscheidend dabei ist, dass wir jedem Individuum zugestehen, seine eigene Form des Umganges und der Auflösung zu finden. Auch, wenn kleinere Kinder noch keine Vorstellung vom Tod haben, müssen sie ihn erleben dürfen, wenn er da war.

So mag die Überschrift dieses Kapitels – der Verlust der Trauer – auf manchen befremdlich wirken, glauben Sie mir, dass es für Ihre Psyche gesünder ist, wenn sie sich grundsätzlich vorstellen kann, mit und nicht gegen die Trauer zu leben.

Trauer und Depression

Trauer ist nicht Depression, und nicht jede Trauer führt zu einer Depression. Trauer und Traurigkeit sind etwas Normales und Notwendiges, weil sie Kindern helfen, die Welt zu verarbeiten. Der französische Psychoanalytiker Jacques Lacan hat einmal gesagt, das Erwachsenwerden bedeutet, einen »Manque à Être« zu spüren, einen »Mangel am Sein«. Damit ist gemeint, dass für unsere Seele Erwachsenwerden bedeutet, von Beginn des Lebens an zu verzichten. Das klingt vielleicht widersprüchlich und verwirrend, und doch ist es eine wichtige Grundlage psychischer Entwicklung: Was wir als zunehmende Eroberung von Freiheitsgraden feiern (»Du kannst ja schon laufen!«, oder: »Kannst ja schon alleine essen!«, u. v. a. m.), ist genau betrachtet ein Verzicht. Während wir bis zur Durchtrennung der Nabelschnur Hunger noch nicht einmal spüren mussten, ist die eigenständige Bewältigung aller Lebensaufgaben auch immer von der Sehnsucht begleitet, sich zurückfallen und versorgen zu lassen. Das Zusammenspiel von repressiven und progressiven Impulsen macht das Aufwachsen und Sich-Entwickeln von Kindern aus. Alle Eltern kennen Phasen im Leben ihrer Kinder, in denen diese sich zurückfallen lassen und man den Eindruck hat, sie hätten bestimmte schon geleistete Entwicklungsschritte wieder vergessen. Dieses Oszillieren zwischen vor und zurück ist einerseits der Sehnsucht geschuldet, wie schön es wäre, wenn man noch mal klein sein und am Busen der Mutter liegen könnte, und andererseits eine zentrale seelische Entwicklung, über die wir am Ende stetig groß werden. Wir müssen nur anerkennen, dass diese Entwicklung bei Kindern nicht gradlinig und kontinuierlich verläuft. Die Anerkennung, dass es auch um die Bewältigung eines Mangels geht, ist eine Voraussetzung für eine gesunde psychische Entwicklung.

Dieser Mangel und seine Wahrnehmung haben eine direkte Verbindung zu Trauer und Traurigkeit, ohne dass es hierfür einen konkreten Anlass geben muss.

Sowenig es darum geht, Kinder ständig zu bedauern, wie schwer es ist, auf die seelische und körperliche Vollversorgung zu verzichten, so wenig sollten wir dieses physiologische seelische Phänomen verleugnen. Indem Kinder hören, dass das Leben manchmal schwer ist, ohne zu dramatisieren oder zu bagatellisieren, lernen sie, mit der angemessenen Portion Trauer in sich glücklich und zufrieden zu werden. Der beständige und angestrengte Versuch von Eltern, bei ihren Kindern bloß kein Gefühl von Mangel aufkommen zu lassen, vermittelt den Kindern, dass jede Leere, jeder Hunger, jedes Warten unzumutbar ist und mit neuen Gimmicks, Essen oder anderer Ablenkung gefüllt werden muss. Gemeinsames Schweigen kann sehr hilfreich sein und den Weg in die eigene Tiefe ermöglichen. Diese Tiefe ist weniger bedrohlich, als sich wahrscheinlich viele Eltern vorstellen. Und dennoch darf sie am Ende auch mit Hoffnung verknüpft sein. Hoffnung ist etwas anderes als die Verdrängung der Trauer.

Trauer und Hoffnung

Das Leben eines Kindes kann sich dann in vollen Zügen gesund entwickeln, wenn es seiner Seele gelingt, immer wieder eine Balance zwischen unterschiedlichen psychischen Kräften herzustellen. Psychische Gesundheit bedeutet nicht, immer und ausnahmslos glücklich und unbeschwert zu sein. Seelische Gesundheit heißt, mit den Grenzen des Lebens, aber auch mit den eigenen Grenzen zurechtzukommen. Dazu muss sich jedes Kind – und auch jeder Erwachsene – aussöhnen mit Grenzen und Zurückweisung. Eine Zurückweisung in diesem Kontext bedeutet nicht, was man normalerweise umgangssprachlich darunter versteht. Es geht nicht um: »Lass mich in Ruhe«, oder »Geh weg«. In diesem Zusammenhang ist es auch eine Zurückweisung, dass Mama und Papa von ihrem Kind erwarten, zunehmend Dinge auszuhalten, eine angemessene Frustrationstoleranz zu entwickeln und sich auch mal hintanzustellen. Subjektiv kommen im Leben eines Kindes viele solcher Situationen vor, die sich so anfühlen: »Schon wieder bin ich nicht dran! Wie immer ist anderes wichtiger. Keiner hört mir zu. Alle sind gegen mich.« Jugendliche sagen oft: »Bei mir wollen sich alle ausweinen, ich habe immer ein Ohr für die Sorgen meiner Freunde. Aber wenn ich einmal jemanden brauche, hört mir niemand zu.«

Was sich nun liest wie der Bericht egozentrischer Menschen, ist nur die explizite Beschreibung dessen, was jeden Tag mehrfach in einer Kinderseele vorkommt. Mir geht es nicht darum, Eltern aufzufordern, ihre Kinder so in Watte zu packen, dass sie nach Möglichkeit von solchen Frustrationen verschont bleiben. Im Gegenteil: Die angemessene Verarbeitung dieser frustrierenden Erlebnisse hilft, groß und konfliktfähig zu werden.

Mir ist es gerade deshalb wichtig, dass Eltern verstehen, dass es natürliche Trauerprozesse gibt, die angenommen und verarbeitet werden sollten, ohne sie wegzuwischen oder in falsch verstandener Solidarität mit dem traurigen Kind selbst in Tränen auszubrechen. Eltern brauchen hierfür ein Standing im wahrsten Sinne des Wortes, d. h. eine Fähigkeit, stehen zu bleiben, abzuwarten und zu trösten, ohne die Realität zu verbiegen. Mögliche hilfreiche Sätze wären etwa: »Ja, du hast recht, manchmal ist es schwer. – Manchmal ist die Welt gemein. – Manchmal hast du das Gefühl, wir sind alle gegen dich. – Lass dich trösten. Ich traue dir zu, dass du damit fertig wirst.« Erst dann wird wieder Hoffnung entstehen können, Hoffnung, die uns am Leben hält.

Unsere schnelllebige Zeit hat dafür keinen »Slot« vorgesehen. Gehetzt müssen Eltern darauf achten, dass ihr Kind mindestens genauso weit gekommen ist wie das Kind der anderen Mutter, die schon wieder darauf hingewiesen hatte, dass »mein Kind schon bis fünfzig Trillionen rechnen kann«! Wenn der Blick auf das eigene Kind dann plötzlich Trauer wahrnimmt, rücken die Trillionen in weite Ferne. Sind sie aber tatsächlich lebenswichtig? Ein Kind mit einer ausbalancierten Seele wird jedem »trillionensüchtigen« Kind zeigen, wie Leben geht.

»Mein Leben hat keinen Sinn mehr« – ein trauriges Kapitel?

Eine Beschäftigung mit dem Thema Trauer und Depression hinterlässt keine Freude oder Erleichterung, sondern eher Nachdenklichkeit. In diesem Bewusstsein habe ich dieses Kapitel geschrieben und in der Hoffnung, Ihnen etwas Wichtiges zu vermitteln. Viele menschliche Gefühle und Wahrnehmungen können ohne ihren Gegenpart – die Trauer – nicht existieren. Das ist kein Schlechtreden oder Umdeuten, sondern tatsächlich die Beschreibung seelischer Gesetzmäßigkeiten. Gute Eltern wissen darum und fürchten sich nicht vor der »dunklen Seite des Mondes«, womit Mark Twain darauf hingewiesen hat, dass jeder Mensch eine dunkle Seite hat, die er nicht gerne zeigt. Hier geht es aber nicht um unsere dunklen Seiten im Sinne unangenehmer Eigenschaften, sondern um die jeweiligen Kehrseiten unserer Gefühle, die schlicht zu uns gehören. Erst eine Verbindung dieser Seiten hält uns – und unsere Kinder gesund.

Es liegt mir sehr am Herzen, dass Kinder gesund und lebensbejahend aufwachsen. Gesund heißt in diesem Kontext, widerstandsfähig *und* sensibel, traurig *und* fröhlich sein zu können. Dies können Kinder dann am besten, wenn sie Traurigkeit als ein grundlegendes Gefühl von uns Menschen nicht verleugnen müssen.

Ist ein Trauerprozess – auch ein noch so kleiner – durchgestanden, ist die Seele wieder offen für Neues. Ist ein Kind vollgelaufen oder gar überschwemmt mit ungeordneter Trauer, wird es wenig um sich herum wahrnehmen können. Sorgen Sie bei sich und Ihrer Familie dafür, dass kleine und große Traurigkeiten zu Ihrem Leben dazugehören. So ist die Belastung immer mit Hoffnung und Lösung verknüpft – in dem vollen Bewusstsein, dass wir manche Dinge in unserem Leben nicht verändern, sondern nur hinnehmen können.

Mit einer weiteren wunderbaren Geschichte von Astrid Lindgren zum Thema Trauer möchte ich dieses Kapitel – sozusagen tröstlich – beenden: »Pelle zieht aus«. Als Pelle »wieder mal« fälschlicherweise von seinem Vater verdächtigt wird, den väterlichen Füllfederhalter benutzt zu haben, packt Pelle alle seine Sachen, um in das Klohäuschen »Herzhausen« gegenüber vom Haus zu ziehen. Anfangs findet Pelle es dort auch ziemlich gemütlich und malt sich aus, wie einsam seine Eltern ohne ihn sein werden. Dann aber fällt ihm ein, dass ein Fortleben in Herzhausen auch bedeuten würde, ohne Weihnachtsgeschenke auskommen zu müssen. Pelle geht noch einmal hinüber zu seiner Mutter, um ihr zu sagen, dass sie die Weihnachtsgrüße an ihn weiter nach Herzhausen schicken soll. Als die Mutter beklagt, dass sie sich einen Weihnachtsabend ohne ihn gar nicht vorstellen kann, reagiert Pelle trotzig und sagt, dass seine Eltern sich ja dann einen neuen Jungen anschaffen könnten. Das Entsetzen der Mutter und ihre nicht gespielte Trauer darüber lösen bei Pelle seinerseits große Betroffenheit aus. Er spürt ein übergroßes Mitleid mit seinen Eltern und fällt seiner Mutter tränenüberströmt in die Arme. Unter Tränen kann er sagen, dass er seinen Eltern verzeiht, und am Abend kann er dem Vater dankbar wieder in die Arme laufen.

In dieser Geschichte hätte es viele Möglichkeiten für Pelles Eltern gegeben, sich mit ihm zu verhaken: »Stell dich nicht so an! Bleib hier.« – »Dann geh doch! Dann bekommst du eben keine Weihnachtsgeschenke« u. v. a. m. Die kluge Astrid Lindgren aber lässt die Mutter großherzig ohne Vorwürfe zu der Trauer ihres Sohnes stehen, auch wenn von außen betrachtet, der Füllfederhalter eine Bagatelle darstellt. Sie geht sogar über die – verdrehte – kindliche Brücke, dass Pelle nur über sein Mitleid mit den Eltern zurückkommen kann. Die zur Verfügung gestellte Zeit und die Geduld für die kindliche Trauer mit dem Hinweis auf die Untrennbarkeit der Beziehung (»Es ist immer nur unser Pelle, den wir so lieb haben!«) ebnen Pelle schließlich den Weg zurück. Er hat erlebt, dass seine Trauer ernst genommen wird und er unbeschämt und trotz kindlicher Übertreibung wieder zurückkommen kann. So kann Versöhnung aussehen, und so ebnet Aussöhnung den Weg zurück ins Leben – und in eine gute Zukunft.

4. Kapitel

Mein Körper gehorcht mir nicht

Gerade beim Kinderkörper gehen wir davon aus, dass er immer funktioniert. Hat der kindliche Körper erst einmal die Kinderkrankheiten überwunden, ist er in den Augen vieler Erwachsener eine unerschöpfliche Quelle von Gesundheit und Kraft. Der kindliche Körper war schon immer verbunden mit Fantasien von Reinheit, Unberührtheit, Zartheit und Unversehrtheit. Je älter der kindliche Körper wird, desto mehr sind wir von einer Aufteilung zwischen Körper und Seele ausgegangen. So hatte spätestens der pubertäre Körper noch die somatische Jugendlichkeit, allerdings nunmehr mit einer sich verselbstständigen seelischen Entwicklung, die in unserer Vorstellung zu einer Trennung von Körper und Seele geführt hat.

Wir Kinder- und Jugendpsychiater haben allerdings in den letzten Jahrzehnten gelernt, dass die alte Aufteilung in Körper und Seele keinen Sinn ergibt, weil Psyche und Soma, Seele und Körper, untrennbar miteinander verbunden sind.

Zwar gibt es in den internationalen Klassifikationssystemen – und auch in unserem Verständnis von Medizin – immer noch die Aufteilung in psychische und psychosomatische Erkrankungen. Wir wissen aber, dass auch bei den »rein« psychischen Erkrankungen der Körper immer eine Rolle spielt ebenso wie bei den »rein« körperlichen. Denken Sie nur daran, wie auch Sie als Erwachsener bestimmte Emotionen, bestimmte Befindlichkeiten in und mit Ihrem Körper wahrnehmen.

Fragt man Schulkinder danach, wo sie in ihrem Körper ihre Seele lokalisieren würden, und bittet sie, dies einmal aufzuzeichnen, so malen die jüngeren, 6- bis 8-jährigen Kinder ihre Seele in den Bauchraum oder herznah. Danach, zwischen dem 8. und 12. Lebensjahr, wandert die Seele in den Kopf, später ist sie etwas, was überall wahrgenommen wird und vielleicht als Heiligenschein, als Fluidum im ganzen Körper oder ähnlich eingezeichnet wird.

Die Existenz von Bauch- und Kopfschmerzen bei Kindern im Grundschulalter darauf zurückführen zu wollen, greift sicherlich zu kurz. Es ist allerdings eine klinische und alltägliche Realität, dass jüngere Kinder mit dem Hinweis auf Schmerzen in ihrem Bauch oder im Kopf etwas über ihre seelische Befindlichkeit aussagen wollen oder uns damit zu verstehen geben, dass etwas sie bedrückt oder ihnen Sorgen bereitet.

Eine wesentliche elterliche Aufgabe ist das beständige Übersetzen von Äußerungen unserer Kinder – und gleichzeitig ihrer Angaben über körperliche Symptome. Wer war als Eltern noch nie mit dieser Frage konfrontiert: Ob das eigene Kind angesichts der geäußerten Beschwerden bzw. des körperlichen Unwohlseins an dem betreffenden Tag nicht in die Schule gehen kann – oder ob es gerade wichtig ist, das Kind über die Schwelle zu schubsen in dem Wissen, dass dem Kind nur eine kleine Laus über die Leber gelaufen ist.

Die gut eingefühlte Mutter und der sensible Vater sind auch an dieser Stelle Experten für ihr Kind und wissen, dass beide Fälle vorkommen: Man lässt sein Kind zu Hause, und es war doch eine geduldete und mit einem Augenzwinkern begleitete Form der Schulabwesenheit – Schwänzen wäre in diesem Kontext eine viel zu harte Beurteilung! Oder man schickt sein Kind in die Schule und wird zwei Stunden später vom Schulsekretariat angerufen mit dem Hinweis, dass man bitte sein fieber- oder durchfallkrankes Kind abholen möge. Umgekehrt gilt: Wenn ein Kind keine Trennungsangst entwickelt, bei der man sehr konsequent sein muss, sollte man in dieser morgendlichen Entscheidungsstunde die körperlichen Symptome zugunsten des Kindes übersetzen. Eine Lesart könnte lauten: »Ich brauche eine Auszeit«, eine andere: »Mir geht es gerade nicht so gut«, oder noch anders: »Ich brauche dich heute.«

Ich möchte Eltern an dieser Stelle ausdrücklich ermuntern, ihre eigene Übersetzung als Handlungsanleitung zu befolgen. Sie sind die Experten für Ihr Kind, und wenn einmal eine Übersetzung falsch gewesen sein sollte, so wären die Kinder als Letzte nicht nachsichtig mit ihren Eltern.

Nehmen Sie also den Körper Ihres Kindes genauso wahr wie seine Seele! Selbstverständlich halten sich viele Jugendliche mit Beginn der Pubertät mit solchen Äußerungen über ihren Körper zurück und behalten das meiste für sich.

Der kindliche Körper hält eine ganze Reihe von Symptomen vor, die sich auf keine neurologische Erkrankung im eigentlichen Sinn zurückführen lassen. Manchmal liegen sie an der Schnittstelle zwischen Neuropädiatrie und Kinder- und Jugendpsychiatrie. Doch hören wir erst einmal wieder auf die Kinder, die besondere Schwierigkeiten mit ihrem Körper haben.

Anna

Anna ist 8 Jahre alt. Sie beschreibt ihr Problem so: »Ganz oft muss ich Bewegungen machen, die ich eigentlich nicht machen will. Ich muss dann hüpfen, immerzu, und schon muss ich dann grunzen und manchmal ganz schnell in die Hände klatschen. Zum Glück passiert mir das nicht in der Schule, aber sobald ich zu Hause bin, geht es los: Ich hüpfe dann auf der Stelle, klatsche in die Hände und mache diese Geräusche. Mama hat schon alles probiert mit mir: Sie hat geschimpft, und sie hat mich festgehalten oder nach draußen in den Garten geschickt, aber nichts hat geholfen. Ich will das doch gar nicht! Ich schäme mich total. Wenn das einer aus der Klasse mitkriegen würde – das wäre sehr schlimm. Ich kann mich nachmittags gar nicht mehr verabreden, und vor der Klassenfahrt, die bald stattfinden soll, habe ich auch große Angst. Am schlimmsten finde ich das Grunzen. Das hat mein Papa neulich mit dem Handy aufgenommen und mir gezeigt, weil ich es selber gar nicht merke. Als ich das gesehen habe, musste ich weinen. Ich habe mich so geschämt. Ich will, dass das weggeht!«

Auch die Eltern von Anna sind verzweifelt. Was erst zu Beginn wie ein Tic (nicht: Tick) daherkam, als Anna in der ersten Klasse vermehrt mit den Augen blinzeln musste, hat sich mit der Zeit immer weiter ausgedehnt und zu immer komplexeren Bewegungen geführt. War es erst nur ein leichtes Hüpfen, kamen bald das Händeklatschen und schließlich die Grunzlaute dazu. Das ist auch den Eltern unangenehm, weil sie Angst haben, was passieren könnte, wenn Anna das vor anderen machen würde. Die große Angst der Eltern: Es hört sich so schrecklich befremdlich an. Entwickelt Anna eine Behinderung?

Anna leidet an einem Gilles-de-la-Tourette-Syndrom – keine häufige Erkrankung, nur etwa 1 Prozent aller Kinder ist betroffen. Aber wenn sie auftritt, ist verständlicherweise die ganze Familie beunruhigt. Das Tourette-Syndrom ist keine psychogene Erkrankung – allenfalls eine, die unter Stress zunimmt – und auch keine Erkrankung der Nerven, wie man denken könnte. Wir wissen nur, dass sie in einer bestimmten Gehirnregion lokalisiert ist, den Basalganglien, können aber nicht sagen, woher sie rührt.

Anna wird von mir mit einem Medikament versorgt, das schnell hilft, und die Tics unterbleiben. Anna ist sofort entlastet, und die psychotherapeutischen Stunden, die ich wesentlich aus Gründen der Krankheitsverarbeitung angesetzt hatte, kann ich auch bald reduzieren, sodass ich Anna dann nur noch zweimal jährlich zu Kontrollterminen sehe. Kann man Kindern mit einem Tourette-Syndrom früh die Diagnose stellen, und lehnen Eltern die medikamentöse Behandlung nicht ab, ist die Prognose unter der Medikation gut. Nicht selten aber erschrecken Eltern übermäßig bei dem Begriff: Psychopharmaka. Dann werden alle Mittel in einen Topf mit persönlichkeitsverändernden und abhängigkeitserzeugenden Medikamenten geworfen. Richtig behandelt, wächst sich Annas Symptomatik tatsächlich im Übergang in das Erwachsenenalter aus.

Tic-Störungen

Viel häufiger als das Tourette-Syndrom, das dramatisch aussehen kann, sind Tic-Störungen im Kindes- und Jugendalter. Damit meint man das Zucken einzelner Muskelgruppen, häufig im Gesicht, und dann kommt es zu einseitigem oder beidseitigem Blinzeln oder auch einem Zucken der Mundwinkel. Es gibt keine Gesetzmäßigkeit, nach der bestimmte Muskeln betroffen sind. Eine Tic-Störung, die auf einen bestimmten Gesichtsmuskel isoliert bleibt, wird in der Regel nicht zu einem Kinder- und Jugendpsychiater führen. Diese Tics sind bei Kindern (wie auch bei Erwachsenen) wie ein Thermometer für Stress: Je häufiger und intensiver ein Kind »tict«, desto wahrscheinlicher, dass es gerade unter Stress steht. Behandlungsbedürftig werden Tics nur dann, wenn sie komplexer werden und sich ein Tourette-Syndrom entwickelt oder wenn das betroffene Kind sehr darunter leidet. Das kommt im Jugendalter häufiger vor als bei Kindern. Ein Kennzeichen von Tics ist, dass die Betroffenen diese in der Regel selber nicht wahrnehmen. Bei einfachen Tic-Störungen wird man mit Entspannungsübungen wie Autogenem Training oder Progressiver Muskelrelaxation vorgehen oder Feedback-Verfahren im Rahmen einer Verhaltenstherapie anwenden. Die medikamentöse Behandlung wird nur in seltenen, sehr hartnäckigen Fällen zum Einsatz kommen.

Es gibt noch andere psychische Erkrankungen, die sich primär im Körper äußern. Eine davon ist die Konversionsstörung, von der uns Michael berichten wird.

Michael

Michael, 17 Jahre, sitzt im Rollstuhl, als er auf unserer Station aufgenommen wird. Seit einem Jahr kann er nicht mehr laufen, sich nur mit Mühe an Krücken oder mit anderer Unterstützung bewegen oder im Stehen gerade halten.

»Meine Füße knicken einfach weg. Ich kann mich dann nicht halten und falle sofort hin. Ich weiß auch nicht, was los ist. Es ist alles untersucht worden, ich war fast drei Monate in der Reha, aber alles hat nichts gebracht. Jetzt wollen meine Eltern unser Haus behindertengerecht umbauen. Das ist schrecklich! Ich möchte nicht behindert sein. Ich war immer ein sportlicher Junge. Mein Leben war immer normal. Ich habe keine Probleme. Ich weiß wirklich nicht, ob ich richtig bin auf einer psychosomatischen Station. Was sollen meine Füße mit meiner Seele zu tun haben?«

»Gibst du uns eine Chance, dass wir es gemeinsam herausfinden, ob du bei uns richtig bist oder nicht? Eine faire Chance? Oder bist du schon davon überzeugt, dass es sinnlos ist, zu uns zu kommen?«, frage ich.

»Nein, okay, ich will es schon versuchen, es ist meine letzte Chance«, lässt sich Michael auf einen Behandlungsversuch bei uns ein. Nun möchte ich natürlich wissen, wie alles bei ihm angefangen hat.

Michael berichtet: »Ich war auf Klassenfahrt in München. Wir haben uns alle sehr gut verstanden und viel Spaß gehabt. An einem Abend sind wir Jungen gemeinsam in eine Disco gegangen. Das war sehr aufregend für mich, weil ich noch nie vorher so etwas live miterlebt habe. Wir standen an der Tanzfläche und haben den Mädchen beim Tanzen zugeschaut. Ein Mädchen hat mir besonders gut gefallen. Meine Freunde haben das gemerkt und mich immer wieder aufgefordert, sie anzutanzen. Eine lange Zeit habe ich mich nicht getraut, dann aber habe ich allen Mut zusammengenommen und bin auf die Tanzfläche, um mich ihr vielleicht dort langsam zu nähern. Dann bin ich aus heiterem Himmel hingefallen, weil ich keine Kraft mehr in den Beinen hatte. Ich hatte große Panik, weil ich meine Beine nicht mehr gespürt habe. Es war ein Gefühl, als ob jemand den Stöpsel herausgezogen hat. Es war schrecklich! Ich habe mich sehr geschämt, als ich da auf der Tanzfläche lag und nicht mehr aufstehen konnte. Als auch den anderen klar war, dass ich nicht gestolpert war oder eine Show machte – was sowieso gar nicht zu mir gepasst hätte –, wurde ein Rettungswagen gerufen, und ich bin ins Krankenhaus gebracht worden. Dort haben alle sofort eingeleiteten Untersuchungen nichts Auffälliges erbracht. Mein Vater hat mich dann mit dem Auto abgeholt und nach Hause gefahren. Dort hat sich an der Symptomatik aber nichts verändert, und so bin ich für drei Monate in eine Reha gegangen, wo ich jeden Tag viele Anwendungen und Behandlungen hatte – ohne jeden Erfolg. Immer, wenn ich mich hinstellen wollte, bin ich umgeknickt und weggesackt.«

Schon beim Hören bin ich beeindruckt: Es ist nicht immer so bei diesen Krankheitsbildern, dass der Beginn der Symptomatik auch den ursprünglich zugrunde liegenden, unbewussten psychischen Konflikt ausdrückt. Im Fall von Michael ist es geradezu anrührend: Zum ersten Mal in seinem wirklichen Leben, d. h. außerhalb der Fantasie, wird er mit einem eigenen sexuellen Triebimpuls konfrontiert. Eine eindeutigere Metapher für die Angst, einem Mädchen körperlich zu begegnen, kann man sich kaum vorstellen: Ein Junge tänzelt auf ein Mädchen zu, das er begehrt, und »ihm zieht es die Beine weg«. Man kann sich lebhaft vorstellen, wie solche Ereignisse in früheren Zeiten tatsächlich als eine Fügung des Himmels wahrgenommen wurden, der in Form eines Blitzes seine strafende Botschaft gen Erde schickt. Heute wissen wir, dass eine solche Auseinandersetzung zwischen dem eigenen Begehren und dem eigenen Gewissen und der gleichzeitig empfundenen Angst ausschließlich in der Seele des Betreffenden, in diesem Fall also von Michael stattfindet: Er bekommt Angst vor seiner eigenen Courage und formt innerlich diese Angst um in einen körperlichen Impuls, in diesem Fall das Lähmungsgefühl seiner Beine. In der Folge breitet sich das Gefühl aus, und die Angst verstärkt sich, sodass er in den Fußgelenken umknickt.

Es ist ein Kunstfehler mancher Kollegen, nach einer körperlichen Untersuchung solchen Patienten die Botschaft mitzugeben, dass sie »nichts« haben. Denn dadurch wird die Unsicherheit vergrößert und die Symptomatik mehr und mehr manifest, sodass sie schließlich wie im Fall von Michael chronifiziert. Man stelle sich nur vor, die Eltern hätten das Haus tatsächlich umgebaut, und Michael wäre lebenslang im Rollstuhl sitzen geblieben!

Die Diagnose, die sich hinter der Erkrankung von Michael verbirgt, lautet: Konversionsstörung. Damit ist eine Vielzahl von körperlichen Symptomen gemeint, bei denen psychische Impulse quasi umgelenkt werden von der Seele in den Körper. Das kann einhergehen mit psychogenen, d. h. seelisch bedingten Lähmungen, Missempfindungen, Schwindel, Blindheit, Sprachverlust, Taubheit und vielem anderen mehr.

Entscheidend für die Prognose ist eine schnelle Diagnose, d. h. eine somatische Diagnostik bei einem Kinderpsychiater, die nach Möglichkeit sofort körperliche Erkrankungen ausschließt und bei der nicht der eben aufgezeigte Kunstfehler begangen wird, den Patienten noch mehr in die eigene Symptomatik hineinzutreiben. Diese Patienten bilden sich ihre Symptome nicht ein! Selbst, wenn es manchmal sehr dramatisch aussieht, wenn ein zwölfjähriges Mädchen nach einem heftigen Streit mit der Mutter plötzlich in sich zusammensackt und nicht mehr aufstehen kann: Es ist eine wichtige Regel, diese Symptome ernst zu nehmen.

Und bitte: Das bedeutet nicht, dass man bei einem ersten Auftreten nicht durchaus einmal sagen kann: Steh bitte auf! Aber spätestens dann, wenn sich dadurch nichts ändert, ist es sehr wichtig, nicht in einen Machtkampf darüber zu geraten, ob die Symptome »nur gemacht« oder »echt« sind. Ein Schmerz ist ein Schmerz und nur subjektiv bestimmbar. Dasselbe gilt für die beschriebenen konversionsneurotischen Symptome. Eine Lähmung ist eine Lähmung.

Bei der Behandlung von Michael gehen wir wie immer in solchen Fällen zweigleisig vor: Es gibt einen körperorientierten, sozusagen somatischen Ansatz durch die Physiotherapie, und wir verordnen eine tiefenpsychologisch orientierte Psychotherapie, in der Michaels unbewusster Konflikt behutsam und gemeinsam mit ihm aufgedeckt und bearbeitet wird. Bearbeiten bedeutet verstehen, bedeutet aber auch, zu üben und auszuprobieren. Das geht in einem stationären Kontext besser als ambulant, weil es auf der Station gleichaltrige Mädchen gibt, mit denen Michael jeden Tag ausprobieren kann, wie er seine Beziehung zu ihnen gestaltet. Da viele professionelle Augen diesen Prozess begleiten, bekommt er eine entsprechende Rückmeldung, die er dann mit seiner Psychotherapeutin wieder aufgreifen kann. Die Elterngespräche sind wesentlich von Psychoedukation gekennzeichnet, weil auch die Eltern genau verstehen lernen müssen, was eine Konversion ist. Konversionsstörungen sind oft dramatisch und »lärmend«, und es ist wichtig, für Sie als Eltern, den Gedanken zuzulassen, dass so eine Symptomatik psychogen, also aus dem Kind und seiner Psyche heraus entstehen kann.

Der normale kindliche Körper allerdings ist der gesunde Körper.

Der gesunde Körper

Der gesunde Körper eines Kindes ist nicht nur für Eltern eine beständige Quelle der Freude und der Sicherheit, sondern gibt dem heranwachsenden Kind eine Hülle für seine Seele, die dieser Seele einen umso sichereren Ort des Wachsens bieten kann, je unversehrter er ist. Es gehört allerdings zum kindlichen Körper dazu, sich beständig mit Krankheiten und Verletzungen auseinanderzusetzen. Das Kind lernt, dass sein Körper krank werden kann, aber genauso auch wieder gesundet. Der Körper ist eine intensive Quelle der Freude, wenn er berührt wird, wenn er gestreichelt wird oder wenn er gekitzelt wird. Vom kindlichen Körper können Schmerzen ausgehen, Schmerzen, die vorübergehend sind, oder Schmerzen, die anhalten. Kinder können sich an Schmerzen gewöhnen, können damit leben lernen und beweisen uns immer wieder, wie extrem anpassungsfähig sie sind. Kinder halten immer das für normal, was sie beständig erleben. Das bedeutet nicht, dass man sich um chronische Schmerzen bei Kindern nicht kümmern sollte, ganz im Gegenteil.

Ich habe bei meinem beruflichen Übergang von der Kinder- und Jugendpsychiatrie in die Kinder- und Jugendpsychosomatik gelernt, wie häufig ich früher als reiner Psychiater den Körper meiner Patienten vernachlässigt habe. Seit ich Kinder routinemäßig danach frage, wie es ihrem Körper geht und ob sie vielleicht irgendwo Schmerzen verspüren, weiß ich, wie weit verbreitet körperliche Irritationen im weitesten Sinne bei Kindern sind. Hierbei ist es immer besonders wichtig, die subjektiven Krankheitstheorien der

Kinder zu erfassen, d.h. der Frage nachzugehen, was sie selber glauben, woher ihre körperlichen Beschwerden kommen. Oft haben Kinder aus Erwachsenensicht sehr abenteuerliche Theorien über sich und ihren Körper. Häufig sprechen die Kinder nur dann darüber, wenn sie explizit gefragt werden.

So berichtet Hans, 7 Jahre: »Manchmal habe ich so ein komisches Glucksen im Bauch, dann denke ich erst, mein Bauch lacht, aber dann steigt es immer höher, durch meinen Hals hindurch in meinen Kopf. Im Kopf fühlt es sich dann aber ganz komisch an: Manchmal tut es weh, und manchmal ist es nur so ein Kribbeln oder Wabbeln, und dann ist mir schwindelig.«

Oder Linda, 8 Jahre: »Mein Bauch turnt manchmal. Dann fängt er an, sich dick zu machen, und dann wird er wieder dünn. Das geht immer hin und her. Und dann bekomme ich Bauchschmerzen. Meine Mama fasst meinen Bauch dann immer ganz vorsichtig an und gibt mir eine Wärmflasche. Dann wird es besser.«

Und schließlich Christoph, 4 Jahre: »Da ist eine Maus in meinem Bauch. Und wenn die ganz wild wird und hin und her springt, dann werde ich auch ganz wild. Und dann flippe ich aus.«

»Das ist ja toll, dass du das so beschreiben kannst«, antwortet seine Mutter, »dann können wir ja zu Herrn Schulte-Markwort gehen, und der kann die Maus dann rausoperieren. Dann bist du sie los und musst nicht mehr ausflippen!«

»Aber Mama, die Maus gehört doch zu mir!«, erklärt der kluge Christoph, weil er selbstsicher mit seinen 4 Jahren spürt, dass seine Empfindlichkeit, die zu häufigen Ausrastern führt, tatsächlich schon zu seiner Persönlichkeit gehört – was nicht bedeutet, dass man ihn nicht behandeln kann und dann im Laufe vieler Monate intensiver Behandlung die Maus verschwindet. Schnelle »Operationen« allerdings, da hat der kleine Junge recht, funktionieren nicht gut in unserem Fach.

Ich habe gelernt, in allen Fällen sehr intensiv auf die Kinder zu hören. Auch, wenn uns Erwachsenen die Beschreibungen komisch, niedlich oder kryptisch erscheinen: In der Regel drücken die Kinder sehr genau aus, was mit ihnen los ist, und sie stellen sehr oft einen unmittelbaren Bezug zwischen ihrer Seele und ihrem Körper her, weil die Aufteilung zwischen Psyche und Soma sich erst im Jugendalter entfaltet.

Während man bei den Kindern einfach nur sehr genau zuhören muss, müssen Jugendliche erst wieder – oft unter Protest – dahin zurückgebracht werden, dass ihre Seele wieder eins wird mit ihrem Körper.

Geben Sie also in Ihrem Familienleben den kindlichen Körpern einen Raum, in dem diese sicher sind und sich verstanden fühlen. Auch, wenn Sie es spontan nicht verstehen, was der kleine Körper gerade ausdrückt: Wenn Sie einfach da sind, aufmerksam bleiben, und vielleicht das ein oder andere Mal vorsichtig Ihre Hand auflegen, werden Sie diese besondere Sprache irgendwann verstehen. Sie brauchen allerdings den Mut zur Interpretation. Und auch hier gilt wie immer: Die Übersetzung kann dem kleinen Kind gerne mitgeteilt werden, wobei die Jugendlichen es häufig nicht vertragen, sodass sensible Eltern ihre Interpretation irgendwann für sich behalten.

Körperlichkeit

Körperlichkeit ist ein Phänomen, das in unserer Zeit eine große Rolle spielt. Erhebliche Anteile unseres Selbstwerts schöpfen wir aus einem guten Körpergefühl. Dicke Menschen werden gleichgesetzt mit erfolglosen oder dummen Menschen, und der Bedrängnis einer riesigen Fast-Food-Industrie steht eine ebenso große Bewegung für Gesundheit und Fitness gegenüber. Jugendliche stellen ihren Körper mit Milliarden von Selfies jede Sekunde zur Schau, lassen keinen Spiegel aus und vergleichen sich ständig. Ist es bei den Mädchen das Gewicht, der Body-Mass-Index und die Schlankheit, ist es bei den Jungen die Fitness, die Kraft und die Muskelmasse. Werbung lebt von Körperlichkeit, und so wachsen unsere Kinder von klein auf mit der Vorstellung auf, wie wichtig ein schlanker und ein schöner (was immer das ist) Körper ist. Je älter die Kinder werden, desto mehr Wert legen sie auf die Betonung von Körperlichkeit. Lange vor der Pubertät fangen Kinder heute an, sich um Kleidung und deren Wirkung Gedanken zu machen. Verantwortlich für diese Entwicklung sind wir Erwachsenen, und ich erlebe oft Eltern, die versuchen, hilflos diesen Trends entgegenzutreten. Das führt in der Regel dazu, dass sich diese Verhaltensweisen bei den Kindern verstärken. Denken Sie daran, was Ihre Eltern Ihnen oft gesagt haben und wie sich genau das in Ihnen in sein Gegenteil verkehrt hat. Begleiten Sie also Ihre Kinder auf dem unfreiwillig jeden Morgen aufs Neue beginnenden Catwalk mit gefühlt Hunderten von Augenpaaren, die im Zweifelsfall lästerliche Kommentare abgeben. Der kindliche Körper ist schon lange – und gefühlt verfrüht – da angekommen, wo der erwachsene Körper schon längst verweilt: in einer nahezu grenzenlosen Überhöhung und Überinterpretation. Der Körper steht für Glück und Gesundheit und soll nach Möglichkeit alles das, was wir ansonsten in unseren Seelen verspüren an kleinen und größeren Unglücken, kompensieren und verbergen. Unsere Hülle steht dann plötzlich für die Inhalte, für Inneres, und wir hoffen, dass eine attraktive Hülle alles andere überdecken und am Ende unwirksam machen kann.

Wie oft denke ich: Warum strengen sich alle nur so an? Warum wollen schon die Kleinsten die Fittesten und die Schönsten und die Klügsten sein? Ohne einen gesunden Wettkampf verleugnen zu wollen, weil auch der nicht nur zur Menschheit dazugehört, sondern zu psychischer Widerstandsfähigkeit führen kann, bin ich oft angerührt von den verzweifelten psychischen Bemühungen kleinerer und größerer Kinder, die unglücklich sind mit ihrem Körper. Da ist viel Trost gefragt.

Das gilt natürlich auch für die magersüchtigen Mädchen, die so entsetzlich unglücklich sind mit ihrem Körper. Dazu mehr in dem Kapitel »Ich habe das im Griff«.

Der Körper in der Öffentlichkeit

Der öffentliche Körper ist in unserer Welt in der Regel ein weiblicher Körper, der uns makellos vorgaukelt, so eine Form (!), so ein Aussehen sei spielend möglich. Oft ist dieser Körper darüber hinaus sexualisiert. Wenn wir uns dann wundern, wie knapp bekleidet die jugendlichen Mädchen unterwegs sind, müssten wir eigentlich unser Frauenbild und die – wirksame – Werbung damit abschaffen. Doch inzwischen sind auch die männlichen Vorbilder aus der Werbung nur noch knapp bekleidet – und alle haben einen Sixpack, nicht nur die Sportler.

Während ich dieses Buch schreibe, finden in Rio de Janeiro die Olympischen Spiele 2016 statt. Gerade hatte Andreas Toba, der »deutsche Held von Rio«, alle Herzen dadurch erobert, dass er trotz einer schweren Knieverletzung weitergeturnt und uns allen gezeigt hat, dass er kein »Weichei« ist. Mit welchem Überlebenswillen er seine eigene Gesundheit dem Teamgeist unterordnet, war bewundernswert. Voller Mitgefühl und mit Tränen in den Augen verfolgten wir seinen Kampf gegen die Schmerzen und für sein Ideal. Unsere Bewunderung schien keine Grenzen zu kennen.

Aber stimmt das? Ist es wirklich bewundernswert, wenn ein Sportler seine Gesundheit massiv schädigt, um sein Team nicht im Stich zu lassen? Als Arzt könnte ich auch eine massive Selbstschädigung und ein masochistisches Verhalten diagnostizieren. Sehe ich mir das in erster Linie als Kinder- und Jugendpsychiater an, so erlebe ich, wie einmal mehr unseren Jungen ein überholtes selbstschädigendes männliches Ideal vorgelebt und eine Härte idealisiert wird, in deren Namen schon immer viel Schädliches entstanden ist – und aktuell gerade wieder entsteht!

Glaubt wirklich heutzutage irgendjemand, dass Differenzen von Hundertstel Sekunden zwischen den jeweils zehn weltbesten Sportlerinnen und Sportlern einen Unterschied machen? Dass der Anspruch, die körperlichen Leistungen weiterhin beständig zu steigern, ohne medizinische und pharmakologische Eingriffe möglich ist? Dass der internationale Sport ohne korrumpierte Verflechtungen von Wirtschaft und Sport, von Politik und Sport und von geld- und machtgierigen einzelnen Menschen und Sport möglich ist?

Was aber bleibt dann von Olympia noch übrig? Warum reicht es nicht zum sportlichen Heldentum, wenn man alles gibt und nach einer schweren Verletzung ausscheidet? Warum peitschen wir unsere Sportler immer bis zum Letzten an?

Sportliche Wettkämpfe im Namen einer Nation sind Wettkämpfe für die Seele des Volkes. Wir dürfen, ja wir müssen ohne Schaden für andere nationalistisch sein, wir dürfen unsere Helden feiern, wir dürfen uns identifizieren und gegen andere sein. Wir dürfen aber auch andere, fremde Helden feiern, weil es die olympische Idee als Völker verbindende Veranstaltung auch ermöglicht, sich nationenübergreifend zu engagieren. An dieser friedlichen Auseinandersetzung von Menschen, von Kulturen und Völkern ist nichts auszusetzen. Im Gegenteil, wir sollten alles daransetzen, damit diese Form des Kampfes möglich bleibt und weiter kultiviert wird. Wettkampf und Konkurrenz UND Frieden, das ist ein verlockendes, ein zukunftsträchtiges Ziel, gerade in unserer heutigen Zeit.

Wenn wir das wollen, müssen wir dringend über die Form solcher Wettkämpfe nachdenken. Warum ist es nicht möglich, Leistungs-Cluster zu bilden, die dann jeweils von mehreren Sportlern erreicht werden können, sodass es mehrere Gold-, Silber- und Bronzemedaillen gibt? Sind wir psychisch immer noch nicht so weit, dass wir gleiche Leistungen honorieren und uns trotzdem darüber freuen können, dass »unser Sportler«, »unsere Sportlerin« gleichauf mit anderen ist? Wären zwei oder gar drei Goldmedaillen in einem Wettkampf tatsächlich weniger wert?

Andreas Toba ist zum Sinnbild einer verletzten und überanstrengten olympischen Idee geworden. Wir sollten den Mut haben, uns davon zu verabschieden, und etwas Neues, Gesünderes für uns alle schaffen. Unserer Seele würde es guttun.

Insbesondere die Jungen lernen mit dieser Form Olympischer Spiele, dass nur die körperliche und mentale Grenzüberschreitung zum Ziel führt. Nur über das Quälen des Körpers und das Ausreizen der eigenen Möglichkeiten gelingt es, das Ziel zu erreichen.

So ist der öffentliche Körper entweder ein sexualisierter, makelloser Frauenkörper oder ein grenzenlos austrainierter muskulöser Männerkörper. Fragwürdige Vorbilder sind das in meinen Augen.

Körper und Seele

»Mens sana in corpore sano«, lautet ein lateinischer Satz, der schon seit der Antike gilt. Eine gesunde Seele lebt in einem gesunden Körper – und umgekehrt. Inzwischen ist durch viele Untersuchungen belegt, dass psychische Erkrankungen immer auch körperliche Auswirkungen haben und sich körperliche Erkrankungen auch in der Seele widerspiegeln. Eine Trennung dieser beiden zentralen Bereiche menschlichen Lebens ist daher nicht sinnvoll.

Begleiten Sie bei Ihren Kindern immer eine Einheit von Körper und Seele. Wenn Sie den Eindruck haben, Sie hätten ein besonders empfindliches Kind, das schnell über Schmerzen klagt und dem häufig körperlich unwohl ist: Nehmen Sie es ernst, ohne zu dramatisieren. Es gibt Kinder, die sehr viel schmerzempfindlicher sind als andere.

Schmerzen lassen sich nicht vergleichen: Ein Kind, das sich gestoßen hat, kann kommentarlos weiterspielen, während das andere Kind weinend zur Mutter gelaufen kommt. Das ist nicht in jedem Fall »Anstellerei«, sondern am häufigsten unterschiedlichen Schmerzempfindlichkeiten geschuldet.

Einem Kind, das schmerzsensitiv ist, sprechen Sie mit dem Hinweis: »Jetzt stell dich doch bitte nicht so an!«, seine Wahrnehmung ab. Stellen Sie sich vor, Sie erleben, wie Ihnen von einem Arzt gesagt wird: »So stark kann der Schmerz jetzt nicht sein!« (… was leider auch immer wieder vorkommt.) Sie würden sich unverstanden abwenden und einen neuen Arzt suchen. Zu Recht, weil Körperempfindungen immer subjektiv sind und subjektiv bleiben müssen.

Wenn es Ihnen gelingt, aufmerksam die beiden Anteile von Körper und Seele bei Ihrem Kind wahrzunehmen, dann haben Sie oft tiefe Einblicke in beide Bereiche. Unsere Kinder schildern zum

Glück ganz unverstellt, was in ihnen vorgeht, wenn man versteht, dass sie nicht selten über Körperliches etwas Seelisches ausdrücken und umgekehrt:

»Mama, meine Beine fangen immer so komisch an zu kribbeln, und dann muss ich sie ganz schnell bewegen. Wenn ich dann liege, zappeln meine Beine, und abends kann ich dann nicht einschlafen«, sagt Wilma, 12 Jahre alt, seit der Vater sich plötzlich und für alle unvorhersehbar vor drei Monaten von seiner Frau getrennt hat.

»In der Schule ist es oft sehr laut, und dann kann ich gar nicht mehr richtig zur Tafel gucken«, sagt Robert, 11 Jahre alt, bevor wir in der testpsychologischen Untersuchung herausfinden, dass er unter einem ADS (Aufmerksamkeits-Defizit-Syndrom) leidet.

Solche Beispiele gibt es jeden Tag vielfach in unserer Klinik, und auch wir nehmen nicht immer alles wahr – und schon gar nicht alles immer richtig. Ich bin sicher, dass Sie viele solcher Beispiele ergänzen können, wenn Sie aufmerksam Körper und Seele, Seele und Körper Ihres Kindes begleiten. Und wenn der Körper Ihrem Kind manchmal oder plötzlich nicht gehorcht, geraten Sie nicht in Panik, sondern sorgen Sie möglichst schnell für professionelle Hilfe.

5. Kapitel

Aber die Wurst bleibt drinnen!

Christian ist 8 Jahre alt. Er hat, wie er mir berichtet, überhaupt keine Idee, weshalb er bei mir ist. Im anschließenden Gespräch mit mir über sein Leben, seine Schule, Freunde und Familie gibt es keine Hinweise auf irgendetwas Auffälliges. Als wenn Normalität ein wichtiges Kennzeichen im Leben von Christian sei. Da es so selten vorkommt, dass ich im Erstgespräch mit einem Kind nicht herausfinden kann, worum es geht, ahne ich, dass es sich um ein schambesetztes Thema handeln muss. Und ich ahne, dass dieses Thema mit Ausscheidung zu tun hat. Selbstverständlich bedränge ich Christian nicht weiter, sondern frage ihn, ob er während des Gespräches zwischen seiner Mutter und mir lieber draußen warten möchte, was Christian dankbar aufnimmt. Er war sowieso schon das ganze Gespräch über immer tiefer in seinen Sessel gerutscht, weil er Angst hatte, auf sein nächtliches Einnässen angesprochen zu werden.

Im Gespräch zu zweit berichtet Frau C dann, dass Christian noch nie trocken gewesen ist. Er nässt regelmäßig jede Nacht ein, und wenn er sich die Windel nicht selbst jeden Abend anlegen würde, wäre jede Nacht sein Bett nass. Sie haben schon »alles« ausprobiert, weniger trinken am Abend oder nächtliches Wecken, aber nichts hatte bislang Erfolg. Da in der dritten Klasse demnächst die erste Klassenfahrt ansteht, möchte Frau C doch noch mal ausprobieren, ob es nicht einen Weg gibt, mit dem ihr Sohn endlich trocken wird.

Als ich Christian wieder zu unserem Gespräch dazuhole, erkläre ich ihm, dass ich jetzt weiß, worum es geht. Mein Hinweis, dass er sich nicht zu schämen braucht, läuft natürlich etwas ins Leere, dennoch versuche ich, den Jungen ein klein wenig zu entlasten. Beschämt nickt Christian, als ich ihm unterstelle, dass er die nächtliche Windel dringend loswerden möchte, und ich versichere ihm, dass es gute Chancen auf Erfolg gibt.

Es ist spürbar, wie motiviert Christian ist und wie sehr er unter seiner Enuresis nocturna, dem nächtlichen Einnässen, leidet. Wie alle Kinder mit diesem Symptom trifft es ihn sehr, dass er etwas in seinem Körper nicht unter Kontrolle bekommt. Darüber hinaus unterstellt Christian sich selbst, dass er sich wahrscheinlich nachts sowieso nicht genügend anstrengt. Wo er doch jeden Abend eine Art Stoßgebet gen Himmel schickt, die nächste Nacht möge eine trockene sein. Auch Frau C fragt sich immer wieder, was sie in der Sauberkeitserziehung ihres Sohnes falsch gemacht hat.

Selber schuld?

Unser Verständnis des kindlichen Einnässens kommt aus einer Tradition der tiefenpsychologischen Zuordnung unbewusster kindlicher Impulse. Als junger Assistenzarzt habe ich noch Metaphern gelernt, wie »die Blase weint«, und wir gingen damals davon aus, dass nächtliches Einnässen ein Ausdruck kindlicher Depression sei. Die Tatsache, dass eine bestimmte Art von Antidepressiva bei der Beseitigung des Symptoms half, bestätigte uns in dieser Annahme.

Schon lange sind diese Erkenntnisse durch die moderne Forschung auf den Kopf gestellt. Wir wissen heute, dass es sich beim Einnässen um eine genetisch bedingte Erkrankung handelt, die einen erniedrigten Sphinctertonus – einen erniedrigten Muskeldruck des Blasenschließmuskels – verursacht, der mit einer erhöhten Schlaftiefe einhergeht. Das Letztere kann auch Frau C bestätigen: Die Versuche, Christian nachts zu wecken, um ihn zur Toilette zu führen, scheiterten oft daran, dass er nicht wach wurde und von seinen Eltern fast schlafend auf die Toilette gesetzt werden musste, was keinerlei Effekt hatte.

Unabhängig von den Erkenntnissen der genetischen Forschung und dem Wissen über die Ursachen, hatte sich da schon lange durchgesetzt, dass die erfolgreichste Behandlungsmethode bei nächtlichem Einnässen die klassische Konditionierung ist. Unter

Konditionierung versteht man die therapeutische Ausbildung eines bestimmten Reflexes. In einem berühmten Tierversuch hierzu hatte der russische Forscher Pawlow gezeigt, dass bei Hunden auch dann Speichelfluss entsteht, wenn ein Klingelton, der gewohnheitsmäßig vor dem Fressen ertönt, auch ohne gleichzeitiges Fressen zu hören ist. Entsprechend sieht das beim Einnässen aus: Sorgt man bei Kindern, die nachts einnässen, dafür, dass im Moment des Urinaustritts ein lautes Klingeln ertönt, so wachen die Kinder auf und spannen ihren Schließmuskel unwillkürlich an. Es genügen ein paar Wochen dieses Trainings, und dann spüren die Kinder auch das Andrängen des Urins gegen den Schließmuskel. Über 90 Prozent aller einnässenden Kinder sind mit dieser Methode – wenn sie richtig und konsequent durchgeführt wird – nach vier Wochen trocken.

Die wichtige Botschaft für einnässende Kinder und ihre Eltern lautet: Es gibt keinen Schuldigen bei der Verursachung dieses Symptoms!

Christians Weg

Ausführlich bespreche ich mit Christian und seiner Mutter das Vorgehen mit der Klingelhose. In der Anleitung dazu gibt es eine ausführliche Beschreibung, die sich alle gemeinsam zu Hause noch einmal durchlesen und erarbeiten können. Das Wichtigste ist zunächst, dass Christian sich traut, auf seine Windeltoilette zu verzichten. Die Vorstellung, sie sich nicht abends anzulegen, macht Christian verständlicherweise etwas Angst, ich nehme mir Zeit, diesen Punkt ausführlich mit ihm zu besprechen. Frau C erfährt von mir, wie ich mir eine feierliche Vernichtung der Windeln und einen entsprechenden positiven Verstärker für Christian vorstelle, wenn es ihm nunmehr gelingt, endgültig darauf zu verzichten. Ich ermutige und unterstütze ihn intensiv darin, ab sofort ein großer Junge werden zu wollen. Die Klingelhose führt dazu, dass zwar vorübergehend die ganze Familie nachts aufwacht. Da aber alle darauf vorbereitet waren und bereit sind, Christian solidarisch zu unterstützen, ist diese vorübergehende Ruhestörung für alle, auch für Christians kleinere Schwester, gut hinnehmbar. Anfänglich muss Frau C noch beim ersten Klingelton möglichst schnell am Bett ihres Sohnes stehen, aber auch das ist nach einer Woche nicht mehr notwendig. Nach sechs Wochen berichtet Christian mir strahlend von seinem großartigen Sieg über die Windelwelt.

Windelwelten

So groß die Errungenschaft moderner Windeln in allen Größen auch ist, so sehr sind sie in der Behandlung der Kinder ein Hindernis, weil sie den psychischen Vorgang erschweren bis verhindern, ohne Windel zurechtkommen zu wollen und zu müssen. Normalerweise werden Kinder zwischen dem dritten und fünften Lebensjahr trocken und sauber. In der Regel müssen die Eltern hierzu nur im richtigen Moment die Windel weglassen. Da moderne Windeln dazu führen, dass Kinder nur schwer ein Gefühl und eine Wahrnehmung dafür entwickeln können, was wirklich bei ihrer Ausscheidung passiert, ist es in der Regel hilfreich, dieses Unternehmen an einem warmen Sommertag im Garten zu starten. Dann können Kinder in Ruhe – und hoffentlich auch mit Freude und Neugier – erleben, was große Blasen-und Darmentleerung wirklich bedeutet. Spielerisch kann man den wunderbar warmen Urinfluss unterbrechen und Selbstwirksamkeit erleben. In Bezug auf den Kot kann es wichtig sein, das Kind darin zu unterstützen, dass es gerade eine wunderbare Leistung vollbracht hat, indem es dieses Würstchen aus den Untiefen seines kleinen Körpers zutage befördert hat. Die feierliche Versenkung dieses Würstchens in der Toilette wird dafür Sorge tragen, dass jedes Kind sich angespornt fühlt, die Windel konsequent gegen die Toilette auszutauschen.

Sind körperliche Ursachen des Einnässens durch den Kinderurologen ausgeschlossen, kann ab dem vierten, spätestens ab dem fünften Lebensjahr mit der Behandlung begonnen werden – die nicht selten eher die Form einer kurzfristigen Unterstützung hat und gar keine umfangreiche Behandlung ist. Kinder, die tagsüber einnässen, werden durch ein intensives Toilettentraining unterstützt. Im Rahmen dieses Toilettentrainings lernt das Kind, mehr und mehr Kontrolle über seinen Schließmuskel zu erlangen. Dabei ist es wichtig, Sorge zu tragen, dass die Toilette für das betroffene Kind kein unangenehmer Ort ist, sondern dass man sich dort gerne aufhält. Nicht selten sind Toiletten (gerade in Kindergärten und Schulen) unwirtliche Orte, an denen es kalt und ungemütlich ist. Ein Toilettenaufsatz verhindert, dass der kleine Po gefühlt über einem im Durchmesser zwei Meter großen Becken schwebt, und eine aufgedrehte Heizung sowie ein anregender Comic verhindern die vorschnelle Flucht vom Klo. Erwachsene unterschätzen oft, was für ein unheimlicher Ort eine Toilette für ein Kind sein kann.

Toilettenmonster

Bitte stellen Sie sich das einmal bildlich vor: Sie stehen vor einer Toilette, die Ihnen bis zum Bauch reicht und die Sie nur mit einer Trittstufe erklimmen können. Oben sitzend, versuchen Sie, die Balance zu halten, um nicht in das riesige Becken zu fallen. Die Wasserspülung erzeugt einen Wasserfall, von dem Sie befürchten müssen, er könnte Sie mitreißen, und im Übrigen haben Sie keine Idee, wohin das Wasser mit all seinen Zutaten verschwindet, geschweige denn, was für ein unheimliches unterirdisches Rohrsystem dahintersteckt … Eine Szene, die dazu prädestiniert ist, unheimliche Wesen, Ratten, Krokodile und Monster hervorzubringen.

Eine zumindest vorübergehende Toilettenangst ist bei Kindern nicht selten und bedarf unserer fürsorglichen und entängstigenden Begleitung. Hierbei hilft nur das vorsichtige Heranführen an diesen unheimlichen Ort, indem man das Kind begleitet, die Toilette möglichst angstfrei und ihren Besuch zu einem Moment des Glücks gestaltet, und sich dann wieder Stück für Stück zurückzieht. Eine Sauberkeitserziehung gelingt dann am besten, wenn sie nicht mit großer Erwartungshaltung und Druck abläuft, sondern die Kinder erleben, dass sie sich neugierig und angstfrei in eine nächste Stufe ihrer Entwicklung bewegen können. Zum Glück gibt es heute viele Kinderbücher, die dieses für Kinder so wichtige Thema aufgreifen.

In der kindlichen Entwicklung ist es ein besonderer Vorgang, wenn über die Schließmuskelkontrolle plötzlich ein Vorgang dem eigenen Willen untergeordnet wird, der bis dahin eine unkontrollierte Aktion des Körpers war. Kinder müssen kognitiv und emotional lernen, dass sie ein Produkt ihres eigenen Körpers hergeben sollen und können. Sowohl der kleine gelbe See als auch das kleine braune Würstchen sind vom Erleben her Bestandteile des eigenen Körpers. Sie herzugeben, setzt eine psychische Entwicklung voraus, die mit der Schließmuskelkontrolle normalerweise einhergeht.

Es ist wichtig, dass die Kinder erleben, ihre Ausscheidung wird nicht mit elterlichem Ekel begleitet. Je unaufgeregter und »normaler« eine Mutter, ein Vater den Prozess der Sauberkeitsentwicklung begleiten können, desto leichter wird es für das Kind.

Eigentlich ist der Begriff der Sauberkeit an sich nicht angemessen für den Vorgang, um den es geht, weil weder Urin noch Kot im eigentlichen Sinn schmutzig sind. Sie sind die Bestandteile der Verdauung, die unser Körper nicht benötigt, und es ist sinnvoll, sie so zu entsorgen, dass sich sekundär (!) keine gefährlichen Krankheitserreger ansiedeln. Aber primär sind sie ungefährlich. Insofern ist ein »Iihhgitt« allenfalls die Voraussetzung dafür, dass Kinder kein angemessen natürliches, und damit meine ich unverkrampftes Verhältnis zu ihren Ausscheidungen entwickeln.

Erika

Erika ist 6 Jahre alt und soll in wenigen Monaten eingeschult werden. Ihre verzweifelten Eltern stellen sie vor, weil Erika sich standhaft weigert, zur Toilette zu gehen, und auch die Windel als Hilfsmittel für ihre Defäkation verweigert. So hält sie über Tage so lange an, bis sie es nicht mehr aufhalten kann. Die Eltern schildern dann einen Ausnahmezustand von Erika, der vorzugsweise in Situationen entsteht, in denen man das am wenigsten gebrauchen kann: In der Schlange an der Kasse im Supermarkt merkt Erika, dass sie den

Austritt ihres Kots nicht aufhalten kann. Mit angstgeweiteten Augen versucht sie, das Malheur aufzuhalten, was schließlich mit einem schreienden, kotverschmierten Mädchen auf dem Arm einer peinlich berührten, verzweifelten Mutter endet, die sich bei der Kassiererin für den Gestank und den Stau entschuldigen muss.

Als wir Erika tagesklinisch aufnehmen, sitzt sie sehr ernst und auch etwas ängstlich vor mir. Natürlich kann sie nicht erklären, was in ihr vorgeht, sie hebt allerdings ihren kleinen Zeigefinger und teilt mir mit: »Die Wurst bleibt drinnen!«

Dieser Satz von Erika wird die ganze Behandlung über zum geflügelten Wort, und wir sind uns im Team darüber im Klaren, dass wir den Machtkampf um die Wurst dieses ängstlichen und gleichzeitig entschlossenen Mädchens verlieren würden. So ist unsere Strategie, dass wir Erika erst einmal ausschließlich entängstigen wollen, um mit ihr immer wieder spielerisch die Toilette in ihr tägliches Leben einzuführen. Als Erika merkt, dass wir sie ernst nehmen, kann sie sich etwas entspannen. Wir sichern ihr zu, dass wir ihr ihre Kontrolle nicht nehmen wollen und werden. Nach und nach kann sie sich unserer Begleitung zu dem beängstigenden Ort überlassen.

In der Einzelpsychotherapie lernt Erika etwas über ihren Körper, ihre Ausscheidungen und ihr Anrecht darauf, dass das alles etwas unheimlich ist. Geben und nehmen, behalten und hergeben, zukneifen und aufmachen sind die Gegensatzpaare, die psychotherapeutisch spielerisch aufgegriffen und durchgearbeitet werden. Nach sechs Wochen kann Erika entlassen werden und sich auf die erste Klasse als großes Schulmädchen freuen.

Verschmitzt verabschiedet sich Erika von mir mit den Worten: »Ich weiß ja, dass die Wurst trotzdem mir gehört.«

Toilettentraining in der Klinik

Was sich für das eine oder andere elterliche Ohr vielleicht komisch anhört, ist für uns in der Kinder- und Jugendpsychiatrie und -psychotherapie ein gängiger Begriff. Wir wissen, dass Kinder, die einkoten, sich der Toilette langsam – manchmal sogar zum ersten Mal – nähern müssen, um ein Gefühl für ihren Körper, für Verdauung und Ausscheidung entwickeln zu können. Verstopfte Kinder sind zumindest für eine Zeit auf eine medikamentöse Aufweichung ihres Stuhls angewiesen. Da aufgrund der Symptomatik die Beziehung zwischen Eltern und Kind häufig sehr belastet ist, macht es dann keinen Sinn, das Toilettentraining primär zu Hause zu etablieren, weil der Druck für Eltern und Kinder nur unnötig wächst. Es ist sinnvoller, gleich in einem tagesklinischen Setting zu begegnen, um die weitere Behandlung dann so schnell wie möglich ambulant durchzuführen. Über einen regelmäßigen und liebevoll begleiteten Gang zur Toilette überwinden die Kinder ihre Scheu, ihren Ekel oder auch ihre Angst und lernen, dass Essen und Ausscheiden Prozesse sind, die miteinander zu tun haben und bewältigbar sind.

Schmutz und Sauberkeit

Natürlich gehört es zu den Errungenschaften der Moderne, dass über eine dramatisch gesteigerte Hygiene unsere Gesellschaft gesünder und freier von Krankheiten ist. Die Entwicklung von Abwassersystemen und Kläranlagen hat dabei geholfen. Damit sind aber auch die Prozesse unserer Ausscheidung in den Bereich der Abgeschiedenheit und Intimität gerückt. Die Abfallprodukte unserer Verdauung sind abgespalten vom übrigen Leben und automatisch mit Reinigung oder Desinfektion verknüpft.

Ein Wort dazu: Normalerweise hat Desinfektion in einem normal sauberen und gepflegten Haushalt nichts zu suchen, weil es gar keine Krankheitserreger gibt, die abzutöten wären. Das Sauberkeitsbedürfnis vieler Menschen ist aber so gesteigert – und wird von der Industrie auch entsprechend unterstützt –, dass sich ein beruhigendes Gefühl breitmacht, wenn alles frisch desinfiziert ist und gut riecht.

Dieses Phänomen und die schon erwähnten Superwindeln führen dazu, dass Kinder in ihrer Sauberkeitsentwicklung (ja, der Prozess heißt so!) erleben, dass ihre Ausscheidung etwas Unangenehmes, etwas Schmutziges, etwas zu Vermeidendes ist. Für eine gesunde Ausscheidungskontrolle (Das wäre das bessere Wort für den Prozess …) kann sich diese Bewertung fatal auswirken, weil die Kinder erleben, dass etwas, was unmittelbar zu ihnen gehört, unangenehm, eklig oder abzulehnen ist. Obwohl über 95 Prozent aller Kinder zum Zeitpunkt der Einschulung trocken und sauber sind, weil hinter dieser Entwicklung auch eine normale biologische Kraft steckt, kann es sein, dass sie in ihrer Sauberkeit dem eigenen Körper gegenüber übertreiben bzw. dem Ekel sich selbst gegenüber in unguter Weise ausgeliefert sind. Kinder sollten immer die Chance haben, ihren ganzen Körper mit allem, was dazugehört, zu mögen. Mit einem übertriebenen Drang zur Desinfektion laufen wir Gefahr, neben – seltenen – gefährlichen Keimen im Haushalt auch in der Seele unserer Kinder etwas abzutöten, was eigentlich zum Leben dazugehört.

6. Kapitel

»Ich kann nicht schlafen«

Der Satz »Ich kann nicht einschlafen« – laut vorgetragen in einem leicht mauligen und vorwurfsvollen Ton – gehört wahrscheinlich zu den Sätzen, die zumindest phasenweise alle Eltern kennen. Bisweilen strapaziert er allabendlich das elterliche Nervenkostüm. Das kann so ausgeprägt sein, dass es zum Thema beim Besuch des Kinderarztes oder Anlass zur Vorstellung bei mir wird.

Hanna

Hanna ist 12 Jahre alt. Sie ist ein freundliches, etwas scheues, altersentsprechend entwickeltes Mädchen, das zunächst von sich aus berichtet, was sie zu mir führt: »Ich kann nur noch im Bett von Mama einschlafen. Wenn Mama oder Papa mir sagen, dass ich in meinem eigenen Bett in meinem Zimmer schlafen soll, dann bekomme ich so dolle Angst, dass ich weinen muss. Und dann kann ich erst recht nicht einschlafen. Tagsüber denke ich gar nicht da dran, dann habe ich auch keine Angst. Sobald es aber jetzt im Winter am späten Nachmittag etwas dunkler wird, werde ich unruhig und muss Mama immer wieder fragen, ob sie mich auch bei sich einschlafen lässt. Eigentlich würde ich auch gerne mal wieder bei meiner Freundin übernachten, so wie ich es früher auch gemacht habe. Aber jetzt traue ich mich nicht. Außerdem habe ich Angst vor der Klassenfahrt, die bald stattfinden soll.«

Die Mutter von Hanna ergänzt, dass es bei ihr nach einer komplett unkomplizierten Entwicklung in der frühen Kindheit schon einmal in der ersten Klasse zu dieser Einschlafproblematik gekommen war, die sich dann allerdings von alleine wieder aufgelöst hatte, nachdem Hanna sich ausreichend sicher in der neuen Schulsituation zurechtgefunden hatte. Jetzt, beim Übergang auf das Gymnasium, haben die Eltern wieder gedacht, es werde eine Phase des Zurechtfindens geben und dass sich auch die Probleme mit dem Einschlafen wieder legen würden. Allerdings kommt es dieses Mal nicht dazu. Trotzdem sind die Eltern von Hanna unsicher, ob sie nicht mit dem Besuch bei mir wegen dieser »Lappalie« übertreiben.

Auf der anderen Seite ist durch Hannas Schlafproblem inzwischen die ganze Familie beeinträchtigt, weil das Ehebett natürlich nur für zwei und nicht für drei Menschen ausreichend Platz bietet. So wachen die Eltern am nächsten Morgen gerädert auf, die Schlafqualität ist schlecht, und nur Hanna wirkt zufrieden und ausgeschlafen. Außerdem müssen die Eltern zum Ausleben ihrer ehelichen Sexualität besonders kreativ werden.

Ich mache immer wieder die Erfahrung, dass auch heute noch Eltern sich scheuen, offen über diese Problematik zu sprechen, und häufig lange und mit großer Leidensfähigkeit bereit sind, auf ihre Sexualität zu verzichten, was auf der anderen Seite schnell zu Unzufriedenheit und Genervtheit führt.

Hannas Einschlafstörung hat etwas mit ihrer Angst zu tun, sich zu trennen. Was bei Hanna sehr ausgeprägt und störend vorkommt, gibt es im Prinzip bei jedem Kind. Anders als im Erwachsenenalter ist Schlaf für Kinder nicht automatisch etwas Wohltuendes oder Erstrebenswertes. Während wir Erwachsenen gelernt haben, dass der Schlaf regelmäßig – normalerweise – durch die Pause zu einem Zustand von Erholung, neuer Kraft und Entspannung führt, steht für Kinder etwas anderes im Vordergrund. Sie müssen sich von einem spannenden Tag, von einem aufregenden Spiel oder einem sie anziehenden Fernseher oder Tablet trennen, ohne zu wissen, ob am nächsten Tag alles wieder so sein wird, wie sie es verlassen haben. Kinder möchten am liebsten 24 Stunden pro Tag wach sein. Kinder möchten nicht verzichten. Und Kinder haben Angst vor der Ungewissheit des Schlafes.

Hanna drückt dies so aus: »Ich kann auch nicht genau sagen, was mit mir passiert, wenn es ans Schlafen geht. Mein Herz fängt an zu pochen, ich schwitze, und wenn Mama oder Papa dann zu streng sind mit mir, muss ich weinen. Dann kann ich erst recht nicht einschlafen! Eigentlich weiß ich natürlich, dass nichts Schlimmes passieren kann, aber am liebsten ist es mir, wenn wir alle (auch der kleine Bruder!) nachts in einem Bett schlafen.«

Da wir Erwachsenen nach meiner Erfahrung vergessen haben, wie der Schlaf in den ersten Lebensjahren auf uns gewirkt hat, sollten sich alle Eltern diesen Lehrsatz immer wieder vor Augen führen: Schlaf ist für Kinder etwas anderes als für Erwachsene und in erster Linie etwas Unangenehmes und Ungewisses!

Aus diesen Gründen braucht das kindliche Einschlafen Rituale. Die allermeisten Eltern beachten das und halten sich intuitiv daran. Rituale dienen – auch bei uns Erwachsenen – dazu, leichter von einer Situation in eine andere zu kommen, indem das Ritual den Weg vorzeichnet. Einschlafrituale sind wichtig, weil sich die Kinder darauf verlassen können, dass ein vorgezeichneter Weg sie hinüberführt in den Schlaf. Solche Rituale können Lieder oder Geschichten sein, kleine Spiele oder auch Gebete.

Wichtig ist, dass die Kinder dabei schon in ihrem Bett liegen und Mutter oder Vater danebensitzen. Wenn Eltern sich zu ihrem Kind ins Bett legen, suggerieren sie, dass die körperliche Trennung, die mit dem Einschlafen einhergeht (!), ihren Kindern nicht zugemutet werden kann. Die Trennung vom Tag und den Eltern muss auch immer mal wieder, und von Kind zu Kind unterschiedlich, erleichtert werden, aber nicht durch ein verleugnendes Danebenliegen. Das Ritual muss vorhersehbar und überschaubar bleiben. Länger als 30 Minuten sollte es keinesfalls dauern. Kindern, die das Ritual beständig ausdehnen möchten, muss zugemutet werden, dass es immer kürzer wird. Und: Eltern sollten ihren Kindern nach Möglichkeit zutrauen, am Ende alleine einzuschlafen.

Manchmal halten Eltern dem kindlichen Druck der Unsicherheit und Angst vor dem Einschlafen nicht stand und lassen ungewöhnliche Orte des Einschlafens zu. Wie ich oft erfahre, sind der Fantasie fast keine Grenzen gesetzt, und es gibt Eltern, die darauf schwören, dass ihr Kind am allerbesten mit der allabendlichen

Runde um den Block im Auto oder dem gemeinsamen Hüpfen auf dem Medizinball, dem Einschlafen auf dem Sofa bzw. im elterlichen Bett oder eben dem gemeinsamen Einschlafen zur Ruhe kommt. Das halte ich für eine hoffnungslose Übertreibung, die manchmal mehr aussagt über die elterliche Unsicherheit als über die Unfähigkeit der Kinder einzuschlafen. Auch für Eltern gilt: Trennt euch allabendlich von euren Kindern! Je schneller und schmerzloser alle einschlafen, desto größer kann die Freude auf den nächsten gemeinsamen Tag sein.

Es gilt die Regel: Jeder schläft in seinem eigenen Bett – ein und durch. Und diese Regel gilt, sobald Kinder ihren Flüssigkeitsbedarf tagsüber decken können, also etwa ab dem sechsten Lebensmonat. Dann brauchen Kinder spätestens ab dem ersten Lebensjahr auch keine Getränke am Bett, sondern sie brauchen Eltern, die mit großer Gelassenheit und Entschlossenheit (!) das abendliche Ritual einführen, anpassen und durchführen. Wie immer bestätigen auch hier Ausnahmen die Regel, doch dazu später mehr.

Alle Kinder wachen nachts auf! Der Unterschied zwischen den schlafgestörten und den nicht schlafgestörten Kindern liegt darin, dass die nicht schlafgestörten sich nach einem kurzen, auch mehrfachen nächtlichen Aufwachen wieder selber beruhigen können. Phasen der nächtlichen Wanderschaft in Richtung des elterlichen Schutzhafens sind normal, müssen allerdings, von wenigen Ausnahmen abgesehen, regelhaft dazu führen, dass der Hafenmeister (mit den Vätern ist es in der Regel leichter …) den kleinen Irrläufer wieder in seinem eigenen Hafenbecken vertäut. Je öfter Kinder erleben, dass sie mit großer Selbstverständlichkeit wieder in die eigenen Gefilde zurückgeführt werden, desto eher können sie dem Rahmen des Kinderbetts vertrauen. Erleben Kinder dagegen, dass Eltern ihnen dies nicht zutrauen, muss sich ihre eigene Unsicherheit und Angst vergrößern.

Natürlich gibt es Ausnahmen. Ein Familienleben ohne Ausnahmen ist ein starres Lebenssystem, in dem Spaß und Kreativität unterzugehen drohen. Manchmal haben Eltern Angst, Ausnahmen zu machen. Dies bedeutet dann einmal mehr, dass sie ihren Kindern zu wenig zutrauen. Die Kunst liegt wie so oft in der Balance. Ein Kind, das einen fieberhaften Infekt hat, oder ein Kind nach einem schrecklichen Traum oder ein Kind in einer besonderen kurzfristigen Belastungsphase wird immer ein Recht darauf haben, eine Weile schlecht einzuschlafen, und dann auch auf das Entgegenkommen der Eltern angewiesen sein. Das sollten aber immer kurze Phasen bleiben, damit die Grundregel für jeden zur Geltung kommt.

Natürlich schläft bisweilen auch der Hafenmeister sehr tief, und es ist kalt außerhalb seiner Bettdecke. Die Verführung, den Bettgast einfach schnell im großen Hafenbecken zu belassen, ist sehr groß. Leider rächt sich diese Gemütlichkeit. Und: Hafenmeister haben immer 24 Stunden Dienst! Halten Sie also durch und vermitteln Sie Ihrem Kind Entschlossenheit. Den Lohn eines eigenen Bettes mit Platz, ungestörtem Schlaf und ehelichem Leben haben Sie sich dann verdient.

Das ist auch die Lösung für Hanna, nachdem wir gemeinsam herausgefunden haben, dass es keinen besonderen äußeren Grund gibt, der Hannas Ängstlichkeit erklären könnte. Doch sie hatte schon immer eine ängstliche Konstitution und reagiert auf äußere Anspannung mit innerer Angst und Einschlafstörungen. Hanna braucht ein neues Ritual, das wir gemeinsam mit ihr und den Eltern entwickeln. Sie muss auf die Anwesenheit ihrer Mutter zunächst nicht verzichten, sie muss allerdings beständig üben, wie der abendliche Abstand zwischen ihr und der Mutter immer größer werden kann. Wie bei den ganz Kleinen entwickeln wir einen Plan, mit dem die Mutter sich immer weiter aus Hannas Kinderzimmer zurückzieht. Frau H gibt Hanna am Ende ihres kurzen Rituals, bei dem sie auch schon darauf achtet, den Stuhl neben Hannas Bett jeden Abend etwas weiter abzurücken, ein Wollknäuel in die Hand, das sie abwickelt und mit in das Wohnzimmer nimmt. So ist Hanna wie mit einer gefühlten Nabelschnur mit Mama verbunden. Sie gewöhnt sich schnell an die Trennung und kann nach 14 Tagen auf die Nabelschnur verzichten.

Selbstverständlich darf die Tür zunächst noch offen bleiben, ist

Hanna allerdings eingeschlafen, sorgt die Mutter für komplette Dunkelheit.

Auch das machen sich Eltern häufig nicht klar: Ein guter Schlaf ist unter anderem abhängig davon, dass er in kompletter Dunkelheit stattfindet. Die vielen Nachtlichter in den Steckdosen der Kinderzimmer sorgen zwar für ein besseres Einschlafen, verhindern dann aber die notwendige Schlaftiefe, weil das schummrige Licht über einen spezifischen Rezeptor im Auge dafür sorgt, dass das Schlafhormon Melatonin unterdrückt wird. Deshalb müssen Türen nach dem Einschlafen geschlossen und Flurlichter gelöscht werden, und Nachtlichter kann man mit einer Zeitschaltuhr koppeln.

Wenn ich Einschlafstörungen von Kindern behandle, führe ich mindestens ein Gespräch mit den Eltern alleine. Denn ich habe gelernt, dass Kinder nur dann angstfrei einschlafen können, wenn Eltern ihnen dies auch tatsächlich zutrauen und nicht selbst ängstlich und unsicher das kindliche Einschlafen begleiten oder gar Schuldgefühle haben, weil sie dem kleinen Prinzen und der kleinen Prinzessin die Trennung vom Tag und vom familiären Leben zumuten müssen. Häufig kommt dann den Vätern eine besondere Rolle zu, weil sie als die Distanzierteren leichter den notwendigen Rahmen und die erforderliche Klarheit vorgeben können. Alleinerziehende Mütter kennen das schon: Sie müssen einmal mehr ihre Frau stehen, die den Vater ersetzen muss. Die allermeisten Mütter machen das hervorragend.

Die Behandlung von Einschlafstörungen bedeutet in der Regel keinen großen Aufwand. Sind Eltern entschlossen, und ist die Symptomatik eindeutig diagnostiziert, ohne dass es zusätzliche belastende Faktoren oder andere Symptome gibt, schlafen Kinder in der Regel innerhalb weniger Tage wieder oder erstmalig ein und durch. Belastende Faktoren, die Ausnahmen begründen, sind z. B. der Tod eines Familienmitglieds, und Symptome können beispielsweise körperliche Erkrankungen sein.

Anders wird es, wenn die Kinder älter werden. Da sind dann Ein- und Durchschlafstörungen im Jugendalter anders zu bewerten als im Kindesalter.

Schlafstörungen bei Jugendlichen

Im Jugendalter hat sich die Bedeutung des Schlafes der des Erwachsenenalters weitgehend angenähert: Es gibt keine Angst mehr vor dem Einschlafen, und Jugendliche wissen, dass die Welt am nächsten Tag noch da sein wird. Jugendliche schlafen gern, entwickeln einen eigenen Schlafrhythmus, der manchmal wenig kompatibel mit dem der Familie ist. Sie sind bisweilen wahre Schlafmonster, die in scheinbar jeder Situation und unabhängig von der größten Belastung schlafen können – und dies auch gerne und ausgiebig tun. Zwei Phänomene im Kontext von Schlaf sind im Jugendalter von besonderer Bedeutung: Rhythmusverschiebungen und Ein- und Durchschlafstörungen.

Piet

Piet ist 16 Jahre alt. Er ist genervt, dass er einen Termin bei mir hat, zumal es sich um den ersten gleich um 8:00 Uhr handelt. Er protestiert: »Ich brauche einfach mehr Schlaf als andere! Ich schaffe es einfach nicht, morgens rechtzeitig zur Schule aufzustehen. In der Schule schlafe ich regelmäßig ein. Wenn ich mittags nach Hause komme, bin ich völlig zerschlagen und schlafe erst einmal zwei bis drei Stunden. Nachts bin ich dann wach und schlafe nicht vor 2:00 oder 3:00 Uhr morgens ein.«

Piets Eltern sind völlig genervt und verzweifelt, weil sie nicht wissen, was sie noch alles tun sollen. Jeden Nachmittag versucht seine Mutter, ihn vom Schlafen abzuhalten, und jeden Abend hört Piet mindestens zehnmal den Satz, dass er endlich ins Bett gehen soll.

Solche Rhythmusverschiebungen im Jugendalter, die deutlich mehr bei den Jungen vorkommen, kann man nur dadurch behandeln, dass man von Zeit zu Zeit einen kompletten Schlafentzug durchführt. Das bedeutet, dass Piet eine ganze Nacht und den folgenden Tag nicht schlafen darf, um erst am Folgetag frühestens um 22:00 Uhr ins Bett zu gehen. So ein Schlafentzug funktioniert nur mit elterlicher oder erwachsener Hilfe, weil tatsächlich dafür gesorgt werden muss, dass der betreffende Jugendliche nicht einschläft. Kaffee oder Tee zum Wachhalten sind erlaubt. Die Jugendlichen reagieren in der Regel sehr positiv auf solche Vorschläge, weil das Aufbleiben und Durchmachen einer ganzen Nacht etwas Attraktives für sie ist. Eltern sollten allerdings nicht die Vorstellung haben, dass sich der Schlaf dadurch komplett der Norm anpasst. Piet wird immer ein Junge bleiben, der für den frühmorgendlichen Schulrhythmus mit einem Beginn um 8:00 Uhr nicht geschaffen ist. Möglich ist allenfalls ein Einschlafen vor Mitternacht mit etwas abgemilderter Müdigkeit am nächsten Tag.

Die subjektive Sicht von Piet darf dabei wie immer nicht aus den Augen verloren werden. »Was kann ich für meinen Biorhythmus? Wenn die Schule auf nachmittags und abends verlegt werden würde, hätte ich keine Probleme! Nur, weil ich nicht in das gesellschaftliche Raster passe, soll ich jetzt zum Jugendpsychiater. Das Problem ist doch die Gesellschaft mit ihren Normen und nicht ich. Sie können sich gar nicht vorstellen, wie man sich fühlt, wenn man sich komplett übermüdet zur Schule schleppt und über dem Tisch hängt. Wenn man dann auch noch Ärger mit den Lehrern bekommt, ist alles zu spät. Mir ist dann alles egal!«

Schlafen Jugendliche regelhaft schlecht ein, wachen in der Nacht häufig auf, gefolgt von erneuten Einschlafproblemen, oder zeigen ein Früherwachen, so sind dies Hinweise auf eine möglicherweise zugrunde liegende Depression. Eine sich entwickelnde Depression muss nicht immer und nicht sofort mit einer depressiven Stimmung einhergehen. Einschlafstörungen im Kontext einer Depression beruhen in der Regel auf Gedankenkreisen und Grübeln. Dann wachen die Jugendlichen oft auch früh auf, sind unausgeschlafen und fühlen sich unausgeruht, was die negativen Gefühle insgesamt verstärkt. In den allermeisten Fällen wird man spüren, dass die Jugendlichen in keiner guten Verfassung sind und dass die schlechte Schlafqualität nichts mit Unlust oder Disziplinlosigkeit oder gar Verweigerung zu tun hat. In solchen Fällen sollten die Schlafstörungen auf jeden Fall Hinweis genug für die Eltern sein, eine kinder- und jugendpsychiatrische Diagnostik einzuholen und gegebenenfalls die erforderliche Behandlung einzuleiten.

Ein Lob des Schlafs

Leben ist ohne Schlaf nicht denkbar. Auf der anderen Seite kann man sein Leben auch verschlafen – so zumindest eine alte Volksweisheit. Eltern sollten ein Verständnis dafür entwickeln, dass Kinder und Jugendliche nun einmal unterschiedliche Persönlichkeiten sind. Sie haben unterschiedliche Bedürfnisse und auch unterschiedliche biologische Rhythmen – und können sich nicht immer den Eltern anpassen. Ein Kind, das zum Beispiel weniger Schlaf benötigt als andere, wird, wenn man es zum Schlafen zwingt, eine Aversion gegen das Schlafen entwickeln, wodurch alles noch komplizierter wird. Wenn Eltern ihr Kind aufmerksam begleiten, wird es ihnen nicht schwerfallen, herauszufinden, ob es ausreichend Schlaf hat. Viele Eltern sorgen sich vorschnell, weil sie Schlafnormen im Kopf haben, die nicht ohne Weiteres für das eigene Kind gelten müssen.

Schlaf ist eng verbunden mit den biologischen Rhythmen um uns. Die Erde stellt durch ihre Drehung Tag und Nacht her, und wir folgen diesem Rhythmus durch Wachsein und Schlafen. Die süße Verführungskraft des Wegdämmerns hinein in einen erholsamen Schlaf, der uns die täglichen Sorgen für einen Moment vergessen macht, wird kontrastiert durch den fröhlichen Sonnenstrahl, der uns gemeinsam mit dem Vogelgezwitscher erholt wieder in den Tag lockt. Kinder müssen sich erst dahin entwickeln, dass ihnen diese Balance gelingt. Die Dunkelheit ist für sie nicht nur mit Schlaf und Träumen verknüpft. Die Dunkelheit ist undurchsichtig, kalt und ängstigend – ein Grund mehr für Kinder, nicht einschlafen zu wollen, um sich dieser Ungewissheit nicht auszuliefern.

Nehmen Sie sich als Eltern Zeit für diese Dimensionen des kindlichen Erlebens. Je mehr sie diese verstehen, desto eher werden Ihnen Ihre Kinder folgen, wenn Sie sagen, dass es nunmehr Zeit zum Einschlafen ist. Nur die gute und gesunde Mischung zwischen Verstehen, Verständnis und haltendem Rahmen legt ein Fundament, auf dem Ihr Kind sicher schläft. Nicht umsonst gibt es seit Menschengedenken so viele Einschlaflieder und Einschlafgeschichten …

Rituale erfinden wir Menschen immer dann, wenn wir etwas benötigen, was uns von einer Situation in die nächste hilft. Schwellen wie Heiraten oder auch Sterben gehören ebenso dazu wie das Einschlafen oder die Einschulung. Kinder brauchen Rituale. Nehmen Sie sich Zeit für Ihre eigenen familiären Rituale, von denen jeder in der Familie weiß, wie und wann sie angewendet werden. Rituale bieten die Möglichkeit zur individuellen Abwandlung und Anpassung. Dann machen die eigenen Rituale allen Spaß und vermitteln die notwendige Sicherheit.

Der Schlaf unserer Kinder ist ein täglich wiederkehrendes Phänomen, das, je kleiner die Kinder sind, aber auch hin und wieder mal zwischendurch, Rituale einfordert. Solange diese Rituale nicht absonderlich sind (»Mein Kind schläft nur ein, wenn ich Kopfstand neben seinem Bett mache« oder »Wenn Flaschen in der falschen Reihenfolge neben dem Bett stehen, wacht mein Kind immer auf« u. v. a. m.), helfen sie, den Übergang vom Tag in die Nacht zu begleiten. Unterschätzen Sie die Bedeutung der Trennung in diesem Kontext nicht, und lassen Sie sich andererseits nicht davon ins Bockshorn jagen.

In vielen Bereichen des Alltags müssen wir unseren Kindern die Realität des Lebens mehr und mehr zutrauen und zumuten. Manche Eltern spüren den Schmerz, der damit verbunden ist, und geraten in eine Tendenz, ihren Kindern die Realität ersparen zu wollen. Sosehr ich dafür größtes Verständnis habe, weil ich diesen Schmerz sehr genau kenne, so sehr weiß ich auch, dass wir unsere Kinder durch übermäßigen Schutz und zu sehr ausgeprägte Vermeidung nicht ausreichend lebensfähig machen. Muten Sie Ihren Kindern den Schlaf und die damit verbundene Trennung zu, und freuen Sie sich auf widerstandsfähige und lebenslustige, neugierige Kinder! Je ausgeschlafener (auch im übertragenen Sinn!) alle in der Familie sind, desto leichter wird die Welt zu erschließen sein.

7. Kapitel

»Meine Schwester ist ätzend!«

Anton

Anton, 11 Jahre alt, ist nicht freiwillig bei mir. »Ich weiß überhaupt nicht, was ich hier soll. Es ist richtig fies von meinen Eltern, mich hierher zu zwingen. Ich habe keine Probleme! Ich bin doch kein Psycho!«

»Es kann ja gut sein, dass du falsch bei mir bist, Anton, aber können wir nicht gemeinsam versuchen, genau das herauszufinden?«, versuche ich, Anton zu beruhigen. »Ich bin nicht auf der Suche nach Problemkindern. Ich möchte nur gerne verstehen, warum deine Eltern gerne wollten, dass du zu mir kommst. Ist das okay für dich?« Ich konzentriere mich bewusst auf Anton.

Anton nickt widerwillig.

Die Erstgespräche mit meinen Patienten führe ich in aller Regel so durch: Ich hole alle herein, die im Wartezimmer auf mich warten, konzentriere mich dann aber so eingehend auf das betreffende Kind, dass sich niemand traut, unseren Dialog zu stören. Dieses Setting hat den Vorteil, dass alle Ohren dasselbe hören. Und oft gibt es nach dieser einleitenden intensiven Sequenz zwischen dem Kind und mir einen ersten therapeutischen Effekt, weil die Eltern positiv überrascht darüber sind, wie angemessen ihr Kind von den Problemen mit sich selbst, in der Familie oder in der Schule berichten kann. Anton ist einer von den seltenen Fällen, in denen es zu Beginn schwierig zu werden scheint. Schauen wir weiter.

»Vielleicht darf ich dich etwas fragen?«

Anton nickt. Er antwortet dann immer nur sehr kurz, aber ich erfahre etwas über sein Leben: Anton besucht die sechste Klasse eines Gymnasiums. Der Start dort war nicht ganz leicht für ihn, weil es für Anton plötzlich sehr viel schwerer war als in der Grundschule.

Er drückt das allerdings ein wenig anders aus: »Die Lehrer am Gymnasium sind nicht so nett wie in meiner alten Schule. Sie geben uns sehr viele Hausaufgaben auf. Und wenn man mal nicht gut ist, dann schimpfen sie gleich.«

In seinem Jahreszeugnis der fünften Klasse lag Anton bei einem Schnitt von 3,2, wie er berichtet. Mit seinen Klassenkameraden kommt er ganz gut aus, allerdings ist er etwas einsam: »Ich verstehe mich mit allen Jungs gut, sie sind alle meine besten Freunde. Einen besten Freund habe ich nicht und hatte ich auch noch nie.«

Von Einsamkeit würde Anton nie sprechen. Als Hobby gibt Anton Segeln an, ein Sport, in dem man alleine in seinem Optimisten (die kleinste Bootsklasse für Kinder) sitzt.

»Hast du eigentlich noch Geschwister?«, frage ich.

Anton schaut mich wütend an: »Meine kleine Schwester ist ätzend! Sie ist das Schlimmste, was man sich auf der Welt vorstellen kann. Sobald ich sie nur angucke, fängt sie an zu heulen. Dann geht sie zu Mama, und ich bekomme wieder Ärger. Immer wird sie bevorzugt. Ich hasse sie!«

Was für ein starkes, ein schreckliches Gefühl! Die Welt ist schon so voller Hass, und jetzt ist er in unserer Familie eingedrungen? – sind oft die entsetzten, spontanen Reaktionen von Eltern, wenn sich unter den Geschwistern plötzlich Hass breitmacht. Es macht wenig Sinn, darauf mit heftigen Gegengefühlen zu reagieren, auch wenn diese spontan und ebenso heftig an die Luft wollen. Intensive negative Gefühle unter Geschwistern sind nicht zu verhindern, und sie haben in der Regel vor allem nichts damit zu tun, wie gleich oder ungleich die elterliche Liebe verteilt ist. Deshalb: Erst einmal tief Luft holen und versuchen, zu verstehen, was los ist.

»Dein Leben wäre besser ohne deine Schwester?«, frage ich.

Antons Wut steigert sich. »Am besten, ich trete sie in die Mülltonne. Sie ist Dreck. Wahrscheinlich ist sie nur adoptiert. Sie ist dumm und behindert. Ich kann so nicht weiterleben!«

Frau A sitzt neben ihrem Sohn und weint. Dies ist eine sehr schreckliche Situation für Eltern. Sie haben nichts dafür getan, dass ihre Kinder sich nicht mögen! Wobei es im Fall von Anton sogar so ist, dass seine Schwester gar nichts gegen ihren großen Bruder hat, außer, dass sie inzwischen auch maximal genervt ist von ihm. Wenn er anders zu ihr wäre, gäbe es von ihr aus kein Problem. Was haben die Eltern von Anton nicht alles probiert: Sie haben tausendmal mit Anton geredet, sie haben geschimpft, sie haben an seine Vernunft appelliert, sie haben ihn belohnt für positives Verhalten, sie haben die Kinder getrennt und sich darum bemüht, möglichst alles gleich zu verteilen, und der Vater von Anton ist in den letzten Jahren sogar einmal im Jahr mit Anton ein paar Tage alleine weggefahren, um ihm zu beweisen, dass sie ihn nicht übersehen: Nichts hat geholfen.

Auch im Gespräch alleine mit mir ist Anton unzugänglich. Er ist davon überzeugt, dass alles Übel seiner Welt mit seiner verhassten Schwester verknüpft ist. Er ist zutiefst davon überzeugt, dass es ihm besser gehen würde und alle seine Probleme beseitigt wären, wenn seine Schwester aus der Familie entfernt werden würde.

In einem gemeinsamen Geschwistergespräch wiederholt sich das, was im Erstgespräch schon deutlich wurde: Anton beschimpft und beleidigt seine Schwester so massiv, dass ich einschreiten und ihm verbieten muss, in meiner Gegenwart in dieser Weise über seine Schwester zu sprechen.

»Und wenn du so über irgendeinen Menschen sprechen würdest, würde ich es dir verbieten, weil das alle Grenzen menschlichen Miteinanders überschreitet«, erkläre ich ihm. »Ich habe Verständnis dafür, wenn Geschwister sich nicht mögen. Man muss sich nicht lieben. Aber es gibt Regeln des Miteinanders, die eingehalten werden müssen, egal, um wen es geht. Ich kann und werde dir nicht erlauben, dass du in meiner Gegenwart mit deiner Schwester so umgehst. Natürlich gilt das auch, wenn ich nicht dabei bin. Du musst verstehen, Anton, dass du in deinem Leben etwas verschiebst: Du hast den Eindruck, als wenn alles Unglück in deinem Leben nur von deiner Schwester ausgeht. Auch, wenn dir das so vorkommt: Es stimmt nicht! Wenn du unglücklich bist, so muss das woandersher, aus einer anderen Quelle kommen. Lass uns miteinander herausfinden, wo diese Quelle ist.«

Die Beziehung zwischen Anton und mir steht auf der Kippe: Entweder er fühlt sich auch von mir komplett missverstanden, reglementiert und mit übermäßiger Schärfe konfrontiert und reiht mich ein in die Erwachsenen, die kein Verständnis für ihn haben und seine Schwester bevorzugen – oder es gibt eine kleine Ecke von Vernunft und Leiden, die ich trotz meiner Moralpredigt ansprechen konnte.

Eigentlich ist es immer meine Aufgabe, mich auf die Seite des Leidens meiner Patienten zu schlagen, selbst, wenn das manchmal schwer ist. Insbesondere bei aggressiven Jungen brauchen meine Mitarbeiter und ich dafür viel Kraft. Diese Solidarität mit dem Leiden ist dann der einzige mögliche Zugangsweg zu den nach außen verbarrikadierten Jungen. Im Fall von Anton wäre es jedoch fatal, wenn ich der jüngeren Schwester vorleben würde, dass ich in meiner Gegenwart nichts gegen die aggressiven Angriffe ihres Bruders unternehme und ihr damit signalisiere, dass sein Verhalten, seine massive Abwertung ihr gegenüber in Ordnung ist oder gar der Realität entspricht.

Ich erreiche Anton nicht. Auch im nächsten Einzelgespräch, zu dem er nur sehr widerwillig kommt, ist er verschlossen, wütend und bockig. Alle meine Versuche, wenigstens in der Einzelsituation mein Verständnis für seine innere Welt zu vermitteln, scheitern.

Diese innere Welt von Anton stelle ich mir so vor: »Alle sind gegen mich. Meine Eltern lieben mich nicht. Sie lieben nur meine Schwester. Ich hasse sie, bald hasse ich die ganze Welt. Ich hasse meine Eltern. Mein ganzes Leben hat sich geändert, seit meine Schwester auf der Welt ist. Wir sind fünf Jahre auseinander, danach hat sich alles geändert. Meine Mutter hatte nur noch Augen für die kleine Hexe, die ich am liebsten gegen die Wand geschleudert hätte. Und wenn ich jetzt aus der Familie rausfliege: Ist mir doch egal! Ich habe es ja immer gewusst, dass ich der Arsch in der Familie bin. Wenn dieser blöde Kinderpsychiater mich so anschleimt, dann hasse ich ihn auch. Lasst mich bloß alle in Ruhe!«

Die Situation ist verfahren, und ich muss mir widerwillig eingestehen, dass ich gerade ein Kind nicht erreiche und auch nicht sofort weiß, wie ich der Familie möglichst schnell und effektiv helfen kann. Die Eltern sind, was nachvollziehbar ist, so verzweifelt, dass sie tatsächlich eine Fremdunterbringung oder ein Internat für Anton erwägen. Dabei sind sie gleichzeitig zutiefst verzweifelt darüber, dass ihre Familie zu zerbrechen droht.

In den nächsten Gesprächen mit den Eltern alleine wird allerdings deutlich, wie wenig sie in der Lage sind, sich Anton gegenüber durchzusetzen. Beide Eltern sind sehr fürsorgliche, liebevolle Personen, die allerdings auch sehr weich und wenig durchsetzungsfähig sind. Zum Glück gibt es heute Verfahren, mit denen Eltern lernen können, wie sie sich ihren Kindern gegenüber angemessen und konsequent verhalten und wie sie insbesondere aus aggressiv verwickelten Situationen mit ihren Kindern wieder herauskommen und diese auflösen können. Ich schicke die Eltern von Anton in ein entsprechendes Seminar, das über mehrere Monate geht (das sie leider selber finanzieren müssen), und sehe sie dann wieder.

Die Eltern berichten, dass ihnen das Seminar und die damit verbundene Erziehungsberatung sehr geholfen hat und sie zu Hause klare Regeln eingeführt haben und diese auch größtenteils durchsetzen können. Nichtsdestotrotz hat sich an der Beziehung von Anton zu seiner Schwester nichts verändert. Er beschimpft sie nicht mehr so deutlich wie vorher, aber es ist spürbar, dass der Hass lediglich unterdrückt bleibt.

Dies ist der Moment, in dem ich für Anton die Indikation für eine tiefenpsychologisch orientierte Psychotherapie stelle. Anton soll die Möglichkeit bekommen, die Wurzeln seines Hasses kennenzulernen, um sich am Ende ein klein wenig mit seiner Schwester innerlich aussöhnen zu können. Die Wurzel seines Hasses liegt nicht in der Existenz seiner Schwester begründet, sondern in einem schwachen Selbstwertgefühl, das Anton versucht, narzisstisch abzuwehren und so zu bewältigen. Aus dem Gefühl »Ich bin klein, schwach und bedürftig – und ich brauche meine Mama für mich alleine«, ist über ein Zwischenstadium:»Warum in aller Welt hat sich meine Schwester rausgenommen, zu uns zu stoßen?«, die überhöhte Abwehr: »Ich lasse mir von niemandem sagen, wie ich mit meiner Schwester umzugehen habe«, geworden. Jede moralisch gewendete Konfrontation mit Anton in diesem Kontext führt nur zu einer Verhärtung seiner Kränkung und seiner Wut. Je mehr er diesen Konflikt zwischen Nichtigkeitsgefühlen und Größenwahn in der Therapie aufarbeiten kann und je mehr er gleichzeitig erlebt, dass er ein wertvoller, liebenswerter Junge ist, desto größer die Wahrscheinlichkeit, dass die Familie A zu einem neuen Frieden findet.

Ich habe allerdings auch Familien erlebt, bei denen die Fremdunterbringung – sei es in Form eines heilpädagogischen Heimes oder in Form eines Internats – die einzige Möglichkeit war, dass eine Familie psychisch überlebt. Dies ist in Wirklichkeit keine Lösung, sondern nur die Wahl des kleineren Übels, weil sie das Gefühl des Zurückgesetztseins beim Indexkind erhöht.

Familie A hat sicherlich zu lange gewartet, bis sie sich an mich gewendet hat. In Fällen außergewöhnlich ausgeprägter Geschwisterrivalität ist Zuwarten keine gute Idee. Gleichzeitig ist das natürlich sehr verständlich, weil man als Eltern immer wieder von der Idee getragen ist, dass sich bald alles ändern und verbessern wird (»Warten wir erst einmal ab, bis er in der Schule ist und eigene Erfolge erlebt«, »Warten wir ab, bis er ein bisschen älter ist und alles besser versteht«, »Warten wir erst einmal unseren nächsten Sommerurlaub ab, dann sind wir sowieso alle entspannter« u.v.a.m.), und Eltern sich für intrafamiliären Hass zutiefst schämen.

Wie aber sieht so ein Anfangsstadium einer pathologischen Form von Geschwisterrivalität aus? Pablo kann uns das zeigen.

Pablo

Pablo ist 5 Jahre alt. Seine Mutter stellt ihn vor, weil Pablo seit einem halben Jahr, also seit der Geburt seines jüngeren Bruders wieder einnässt. Dabei war Pablo schon mit gut 2 Jahren trocken und sauber, und er ist noch immer ein unkomplizierter, fröhlicher Junge, der gerne in den Kindergarten geht und dort viele Freunde hat. Er hatte sich auch »so sehr« auf sein Geschwisterchen gefreut, berichtet Frau P. Erst hatte sie gedacht, dass das tägliche Einnässen auch nur ein vorübergehendes Symptom sein könnte, aber jetzt, nach einem halben Jahr, ist sie unsicher geworden.

»Ich gehe gerne in den Kindergarten. Da habe ich viele Freunde. Meine Erzieherin heißt Lisa und ist sehr nett. Meinen Bruder mag ich auch. Manchmal schreit er viel, und dann habe ich neulich Mama gefragt, ob wir ihn nicht wieder zurückgeben können. Vielleicht kann man ja einen Bruder kriegen, der weniger schreit? Wenn ich im Kindergarten spiele, dann vergesse ich manchmal, auf das Klo zu gehen. Dann ist meine Hose nass, und ich schäme mich.«

»Das verstehe ich gut, Pablo, dass du dich schämst. Aber insgesamt ist es nicht schlimm, wenn man auch in deinem Alter manchmal das Klo vergisst«, antworte ich Pablo.

Gemeinsam mit der Mutter organisieren wir ein Toilettentraining in der Kita, über das Pablo sehr schnell erlernt, die Kontrolle über seine Blase wiederzugewinnen. Gleichzeitig verabredete ich ein paar Termine mit der Mutter, um ihr zu erklären, was meiner Meinung nach in Pablo vorgeht: »Eigentlich finde ich meinen Bruder blöd. Es war so schön, wenn Mama nach der Kita immer nur Zeit für mich hatte. Immer muss der Kleine an den Busen. Ich will das gar nicht sehen. Ich will mir auch nicht vorstellen, was die beiden machen, wenn ich vormittags in der Kita bin. Ich bin traurig.«

Dadurch lernt Frau P, dass sie auf ihren Sohn Verständnis für seine Geschwisterrivalität entwickelt und angemessen zu reagieren. Sie gibt ihm für die Kita einen kleinen Schal von sich mit, der intensiv »nach Mama« riecht. Auch, wenn Pablo für so ein Übergangsobjekt eigentlich zu groß ist, genießt er es, das Tuch bei sich zu haben, und die Ermunterung der Erzieherinnen, ihn immer mal wieder herausholen, um ihn umzulegen oder daran zu riechen, hilft ihm, den jetzt schwereren Vormittag gut zu überstehen. Dank des Toilettentrainings in Kombination mit einem vertieften Verständnis gelingt es Pablo schnell, seine Krise zu überwinden. Am ersten Geburtstag seines kleinen Bruders ist alles wieder so weit in Ordnung, und Pablo freut sich über ein »Trösterchen«, ein Geschenk zum Geburtstag seines Bruders, das ihm signalisiert, dass er nicht vergessen wird.

Vielleicht hätte sich die Enuresis diurna, das Einnässen am Tage, bei Pablo von alleine wieder verflüchtigt. Aber ich bin froh, dass Frau P rechtzeitig gekommen ist und wir einen Verlauf wie bei Anton verhindern können – wenngleich man sicherlich auf der Grundlage der Persönlichkeit von Pablo vorhersagen kann, dass es sich bei ihm nie so schlimm wie bei Anton entwickeln würde. Kinder sind nun einmal unterschiedlich in ihrer Veranlagung. Gerade deswegen behandle ich alle psychischen Symptome lieber sehr früh, auch wenn den Eltern die Probleme manchmal gar nicht so schlimm und behandlungsbedürftig erscheinen.

Geschwisterrivalität

Alle Eltern lieben ihre Kinder. Alle Kinder. Sie wünschen sich, dass dies für die Geschwister untereinander genauso gilt. Ist das nicht der Fall, können Eltern das nicht verstehen und sind leicht gekränkt. Was haben sie falsch gemacht? Warum sieht das in allen anderen Familien so anders aus?

Grundsätzlich gilt: Unter Geschwistern gibt es keine Konstellation, die ohne Rivalität auskommt! Die entscheidende Frage ist, wie ausgeprägt sie ist, wie sehr Eltern sich darauf einstellen können, und wie sehr sie selber gekränkt und enttäuscht sind. Je enttäuschter Eltern sind, desto weniger Verständnis können sie aufbringen.

Ein Beispiel: Ein Stiefvater R lebt nach dem Tod seiner Frau alleine mit seiner Stieftochter Ruby. Als die leibliche Tochter von R nach einem Streit mit ihrer Mutter vorübergehend zum Vater R zieht, begrüßt Ruby ihre Stiefschwester mit den Worten: »Das kann ja heiter werden, wenn du hier auch noch wohnst!«

Der Stiefvater R ist empört. Wie kann Ruby, seine Stieftochter, um die er sich nach dem Tod ihrer Mutter immer so bemüht hat, nur so herzlos sein? Wütend bestraft er sie, und diese Strafe markiert den Beginn einer scheiternden Beziehung zwischen den beiden, mit der sie schließlich bei mir landen. Was der Stiefvater R nicht verstanden hatte: Der Satz gegen seine Tochter war eine Liebeserklärung an ihn! Als ich ihm das erkläre, wird Herr R sehr nachdenklich und weich. Doch manchmal braucht es Außenstehende, die helfen, den Blick zu schärfen für versteckte Liebesbotschaften. Werden gerade diese missverstanden, so entsteht häufig ein unguter Strudel, der die Beziehung abwertet.

Natürlich ist das nur die eine Seite der Medaille. Eigentlich muss jedes Kind in der Lage sein, seine Rivalität so weit zu steuern, dass es nicht zu grenzüberschreitenden Verhaltensweisen kommt. Dies gelingt einem Kind am besten, wenn es gleichzeitig erlebt und vermittelt bekommt, dass es für seine Gefühle Verständnis erwarten kann. Ein Verständnis, das wiederum Grenzen hat: Es muss von dem rivalisierenden Kind durchaus erwartet werden, seine Gefühle zu steuern. Je schneller Eltern helfend eingreifen und ihm beibringen, seine Gefühle einzuordnen und zu steuern, desto schneller kann es dem Kind gelingen, mit der Rivalität zu leben. Moralisierende und genervte Sätze, die Eltern gerne schnell über die Lippen kommen, sind nicht hilfreich.

Vergessen wir nicht: Eltern sollten den Kindern vorleben, wie ein Miteinander geht. Das bedeutet aber, dass die Eltern in dem Moment wahrscheinlich auf etwas Eigenes verzichten müssen, um das gemeinsame Leben vorzumachen. Eine Ansage wie: »Jetzt vertragt euch doch endlich!«, oder: »Hör auf, deine Schwester zu ärgern!«, sind sehr viel effektiver, wenn man die Zeitung beiseitelegt oder das Gespräch mit der Freundin unterbricht oder das Handy weglegt und zu den Kämpfern hingeht, um ihnen mit einer gemeinsamen Aktion zu zeigen, wie man herauskommt aus einem Konflikt. Aber: Eltern sollten sich auch nicht die Schuld geben, wenn etwas aus dem Ruder läuft. Schuld ist wie Eifersucht ein schlechter Ratgeber. Machen Sie sich immer klar, dass Sie das Flussbett, in dem die Dynamik Ihrer Familie fließt, ebenso wenig komplett festgelegt haben wie den Wasserstand. Natürlich haben Sie mit Hand angelegt bei der Planung und dem Anlegen des Flussverlaufs, aber nicht jedes Detail war vorherzusehen. Manifestieren sich Symptome – drohen Untiefen, oder verlegt sich plötzlich der Flussverlauf, um in diesem Bild zu bleiben –, dann sollten Eltern sich nicht scheuen, sich rechtzeitig Hilfe zu holen.

Geschwister in der Gesellschaft

Es gibt kein Kind ohne Eltern. Und nur ein Viertel aller Kinder hat keine Geschwister. Abgesehen davon, dass auch Einzelkinder mit anderen Familienmitgliedern (z. B. dem Hund oder der Cousine und manchmal auch mit Mutter oder Vater) rivalisieren können, ist jede menschliche Begegnung überhaupt von Rivalität gekennzeichnet. Rivalität ist ein Gefühl, das mit Eifersucht einhergeht und uns unangenehm ist. Wer gesteht sich schon gerne ein, eifersüchtig über jemand anderes zu wachen? Auf der anderen Seite ist Rivalität eine Grundlage für »gesunde Konkurrenz«. In der Wirtschaft gilt, dass Konkurrenz das Geschäft belebt, und sportliche Wettkämpfe würde es ohne das Prinzip der Konkurrenz und des Wettbewerbs gar nicht geben. Stellvertretend feuern wir dann »unsere Mannschaft« an, gehören zu einer bewundernden Fangemeinde großer Sportler, die letztendlich für uns gewinnen. Nüchtern betrachtet, fragt man sich immer wieder, was so spannend daran ist, anderen Menschen dabei zuzuschauen, wie sie gegeneinander kämpfen und alles dafür geben, den anderen zu besiegen. Territoriale Ansprüche und reale Kriege mit Waffengewalt – aktuell auch gerade auf der Basis unterschiedlicher Glaubensvorstellungen – haben ihren Ursprung in abgrundtiefer Rivalität, die nicht auflösbar zu sein scheint.

Die Psychotherapie des Menschen hat schon lange verstanden, dass seelische Phänomene die unangenehme Eigenschaft haben, sich paradox zu verstärken, wenn man sie verleugnet und unterdrückt. Nur wenn ich unangenehme Gefühle wie Eifersucht und Rivalität bei mir selbst anerkenne, kann ich sie überwinden. Das gelingt nicht, wenn ich vor mir und der Welt so tue, als gäbe es sie nicht.

Ein Notar hat mir kürzlich berichtet, dass nach seiner jahrzehntelangen Erfahrung lediglich 30 Prozent der Erbengemeinschaften es schaffen, sich friedlich mit dem Letzten Willen eines verstorbenen Familienmitglieds auseinanderzusetzen. Das deutsche Wort »auseinandersetzen« beschreibt eigentlich sehr gut, worum es geht: Man setzt sich auseinander, man rückt voneinander weg, damit man sich gegenübersitzt, sich sehen und den Konflikt angehen kann. Offensichtlich versagen hierbei immer wieder viele Menschen.

Aus einem Vortrag eines Psychotherapeuten, der viele Jahre in Washington bei der UNO gearbeitet hat, habe ich mitgenommen, was es bedeutet, wenn sich in internationalen Verhandlungen plötzlich zwei Verhandlungsführer gegenübersitzen, bei denen in der Begegnung mit dem Gegenüber eine alte Rivalität aus der familiären, brüderlichen Beziehung auflebt. Nicht auszudenken, welche Verhandlungsergebnisse weltweit notgedrungen immer wieder von solchen destruktiven und unaufgearbeiteten Mustern bestimmt wurden und werden!

Ich möchte Rivalität auf der Grundlage von Geschwisterbeziehungen weder grundsätzlich pathologisieren noch übersehen, welche ungeheure destruktive Kraft daraus entstehen kann, manchmal sogar erst im hohen Alter. Wir sind lebenslang nicht davor gefeit, Geschwisterrivalität zu entgehen. Dieser uns unangenehme Motor für die Durchsetzung eigener Interessen kann uns in jeder Lebenssituation einholen, sei es, wenn es um die Verteilung einer Tafel Schokolade in der Kindheit, sei es, wenn es um Verhandlungen geht.

Hänsel und Gretel

Ich habe dieses Märchen schon erwähnt, als es um die Überwindung von Angst ging. Hänsel und Gretel sind aber in erster Linie Geschwister und stehen sinnbildlich für ein sich liebendes Geschwisterpaar, das zusammenhält und nur durch diese Liebe die Hexe besiegen und aus dem Wald herausfinden kann. Gretel hätte auch die Gelegenheit nutzen können, um alleine zu fliehen. Sie weiß aber intuitiv, dass es ein gutes Überleben nur mit ihrem Bruder geben kann, weil sie sonst wegen ihrer Schuldgefühle wahrscheinlich des Lebens nicht mehr froh würde. Das nicht nur in Gefühlsdingen kluge Mädchen – und sie ist die Jüngere! – erhält die Geschwisterbeziehung und sichert damit die emotionale Bindung für die Zukunft der beiden Kinder. Die Gretel in uns – es gibt sie auch in den Männern! – ist die Kraft, die es immer dann zu aktivieren gilt, wenn wir, von Neid, Eifersucht und Rivalität erfasst, drohen innerlich zerfressen zu werden. Typischerweise ist Gretel ein Mädchen, und typischerweise sind Anton und Pablo Jungen, weil Geschwisterrivalität in der pathologischen Ausprägung eher die Domäne der Jungen ist. Obwohl es das Geschlechtsstereotyp gibt, dass Mädchen »rumzicken« und Jungen friedlich Fußball spielen: Wenn es schlimm wird, sind die Jungen eher betroffen. Nur Männer fahren verbotene Autorennen und zeigen sich an der Ampel, was sie können. Und fast nur Jungen werden mir mit behandlungsbedürftiger Geschwisterrivalität vorgestellt.

Ich höre häufig von Eltern, dass es ja völlig normal ist, wenn Jungen sich viel streiten. Das klingt für mich manchmal wie eine Beschwörungsformel, mit der etwas, was verständlicherweise für Eltern sehr belastend ist, zur Normalität erklärt wird. Wie sehr Rivalität unter Geschwistern normal ist, ist deutlich geworden. Allerdings sollten Eltern sich nicht scheuen, festzustellen, wenn diese Rivalität das Maß des Normalen, des Erträglichen überschritten hat. Und sie sollten sich dann ermutigt fühlen, sich Hilfe zu holen. Hilfe, wie sich jede Erziehungsberatungsstelle, aber auch jede kinder- und jugendpsychiatrische zur Praxis oder die Praxis psychologischer Psychotherapie anbietet.

Frieden schließen

Frieden entsteht nur durch Verzicht. »Ich muss meine Mama teilen«, lautet der Satz, den Pablo und Anton verinnerlichen müssen. »Geteilte Freude ist doppelte Freude, geteiltes Leid ist halbes Leid«, lautet eine volkstümliche Weisheit. Sie gilt nur, wenn man bereit ist, zu verzichten. Doch Verzicht ist nichts, was primär Spaß macht oder emotionalen Gewinn bringt. Die positiven Effekte werden oft erst langfristig sichtbar, vielleicht fällt es deshalb gerade Kindern so schwer zu erkennen, was sie »davon« haben. Und dennoch ist dieser Verzicht der einzige Weg zu einem friedlichen Miteinander. Mannschaften gewinnen nur dann, wenn jeder Einzelne seine Kraft, sein Gewinn- und Geltungsbedürfnis in den Dienst der Mannschaft stellt. Eine Mannschaft steht uns und den Kindern leider nicht immer zur Verfügung, schon gar nicht in einer Familie, die nun einmal per se keine Mannschaft ist – auch, wenn manche Väter dies mir gegenüber gerne betonen und sich häufig wünschen: Eine Familie ist ein kompliziertes Gebilde mit unterschiedlichen Liebesgefühlen, die übereinandergelegt nie ein einheitliches Bild abgeben.

Die anspruchsvollste emotionale Konstruktion im Leben eines Menschen ist: das Dreieck. Das Kind muss lernen, dass man nie gleichzeitig mit zwei Menschen in einem aktiv liebenden Austausch stehen kann. In einem Beziehungsdreieck wirken oszillierende und sich abwechselnde Strömungen, die immer dazu führen, dass man jemandem etwas schuldig bleibt. Man kann nicht wirklich zwei Menschen gleichzeitig küssen, auch, wenn Kinder sich dies sehnlichst wünschen und auch immer wieder Sandwichküsse zwischen Vater, Mutter und sich herstellen.

Es kann also nur darum gehen, unsere Kinder friedensfähig zu machen, indem wir ihnen zugestehen, dass der Verzicht auf die Mama im Angesicht der Geburt eines Geschwisterkindes keine Jubelgefühle auslösen kann. Je mehr wir als Eltern für uns diese Realität anerkennen, desto eher können wir unseren Kindern helfen zu verzichten, ohne ihnen vorzumachen, dass alles nicht so schlimm ist, dass es Ersatz gibt (»Geh doch mal zu Papa«), oder gar ganz zu verleugnen, dass das neue Geschwisterchen auch irgendwie manchmal blöd ist.

Echter Frieden kommt zustande, wenn man sich gegenseitig anerkennt, wenn man bereit ist, auf eigene Ansprüche zu verzichten und eigene offensive oder aggressive Impulse zurückzunehmen. Unseren Kindern müssen wir das vorleben. Es nützt wenig, wenn die Kinder immer ermahnt werden, sich zu vertragen, wenn sie gleichzeitig erleben, dass der Vater sich in einem Dauerkonflikt auf der Arbeit befindet, den er nicht befriedet, sondern sich abends schimpfend darüber auslässt. Oder wenn die Hecke des Nachbarn eine beständige Quelle der Beschwerde ist.

Frieden ist ein aktiver Prozess, der nicht dauerhaft bestehen bleibt, nur weil man ihn einmal geschlossen hat. Frieden ist kein Zustand, sondern ständig im Fluss wie die Liebe: Am Anfang scheint sie vom Himmel zu fallen, dann aber lebt sie von täglicher aktiver Erneuerung. Beim Frieden muss man schon am Anfang aktiv sein und sich kümmern.

Wir wissen nicht, wie das Leben von Hänsel und Gretel sich nach dem Herausfinden aus dem Wald weitere entwickelt. Was wir wissen, ist, dass sie eine wunderbare und hoffentlich stabile Grundlage für einen getrennten Weg im Miteinander gehen können. Einen Weg, der sie auf getrennten Pfaden zu neuen Partnern führt, und auf dem sie gleichzeitig immer um ihre liebvolle und loyale geschwisterliche Beziehung wissen. Deshalb ist es so wichtig, dass Eltern sich intensiv und mit dem Herzen um eine konstruktive und befriedete Rivalität ihrer Kinder kümmern. Das ist anstrengend und jeden Tag aufs Neue eine Herausforderung. Gelingt es, sie zu meistern, entsteht ein großes Glück. Dann gibt es nach erfolgreich überstandenen Abenteuern einen Weg aus dem Wald und hinein in das Leben, in dem sie neue Familien gründen.

8. Kapitel

»Ich krieg das nicht hin«

»Und die Mama blicket stumm auf dem ganzen Tisch herum« – so endet die berühmt-berüchtigte Geschichte vom Zappelphilipp im Struwwelpeter. Die Älteren von uns werden sich bestimmt an diese Geschichte erinnern, die Jüngeren werden den Struwwelpeter weniger kennen, was gut ist, weil die Geschichten nicht für Kinder geeignet sind. Heinrich Hoffmann hatte dieses Buch 1845 zwar für seine Kinder geschrieben, und der pädagogische moralisierende Zeigefinger in den Geschichten ist nicht zu übersehen, gehört aber nicht mehr in unsere Zeit. Dennoch hat der Struwwelpeter für die Kinder- und Jugendpsychiatrie eine historische Bedeutung, weil in ihm wichtige kinder- und jugendpsychiatrische Krankheitsbilder erstmals beschrieben werden. Eines dieser Krankheitsbilder ist das ADHS, das Aufmerksamkeitsdefizitsyndrom, das mit Hyperaktivität einhergeht. Neben dem ADHS gibt es auch noch das ADS, womit aufmerksamkeitsgestörte Kinder gemeint sind, die nicht unter motorischer Unruhe leiden.

Die Geschichte vom Zappelphilipp erfasst sehr gut, worum es geht. Allerdings nur in Bezug auf die Symptomatik der Zappeligkeit oder Hyperkinese und nicht in Bezug auf das, was diese Kinder brauchen: Zu lange wurde ihr Verhalten mit Ungezogenheit und Aggressivität verwechselt und entsprechend bestraft. Doch schon Heinrich Hoffmann wusste: Der strenge Blick und die Ermahnungen durch den Vater helfen nicht – daher gibt es keine Auflösung des zappeligen Verhaltens am Tisch in seinem Buch.

Seitdem hat sich viel getan. Daher bin ich erstaunt und irritiert, dass es immer noch Lehrer gibt, die ein ADS/ADHS übersehen, obwohl ein erfahrener Lehrer sehr schnell feststellen kann, dass ein Kind keine altersgemäße Konzentrationsspanne hat.

Aber noch immer wird dieses Krankheitsbild in der Öffentlich-

keit emotional diskutiert, was wahrscheinlich damit zusammen-
hängt, dass man um die Entscheidung über eine medikamentöse
Behandlung nicht herumkommt. Diese Diskussion wird oft komplett irrational geführt und lieber die Existenz der psychischen Erkrankung mit Namen ADS / ADHS infrage gestellt. Als wären wir
Kinder- und Jugendpsychiater daran interessiert, die Kinder zu
erfinden und im Namen der Pharmaindustrie mit »schlimmen«
Medikamenten zu behandeln.

Wenn Schulkinder in ihren Leistungen nicht so gut sind, haben
Eltern in Deutschland mehrheitlich den Verdacht, dass sie sich
nicht ausreichend konzentrieren. Verständlicherweise unterstellen
Eltern ihren Kindern eher Nachlässigkeit oder Disziplinlosigkeit,
bevor sie auf die Idee kommen, dass sich hinter einem Konzentrationsdefizit auch etwas anderes verbergen könnte. Inzwischen ist
allerdings das Wissen um ADS so weit verbreitet und das Kürzel so
sehr in aller Munde, dass die meisten Eltern und Lehrer etwas damit anfangen können. Und sie ahnen vielfach, worauf der Besuch
bei mir hinauslaufen könnte.

Natürlich ist der Verdacht oder gar die Diagnose eines ADS für
Eltern nichts, was man mal eben so wegsteckt. Zumal Eltern den
Eindruck haben, als wenn in der Fachwelt die Diagnostik und der
Umgang mit diesem Krankheitsbild umstritten seien. Diese Verunsicherung kann ich gut verstehen. Aus fachlicher Sicht innerhalb
der Medizin – und ADS ist ein psychiatrisches Krankheitsbild –
gibt es jedoch keine strittigen Fragen. Sowohl die Fachgesellschaf-
ten für Kinder- und Jugendpsychiatrie als auch für Kinderheilkunde haben eigene Leitlinien erarbeitet und verabschiedet, die
alles Wichtige im Umgang mit ADS-Kindern festlegen. Diese Leitlinien können auch von Eltern oder Pädagogen eingesehen werden
(www.awmf.de).

Ich persönlich habe in den letzten 30 Jahren im Umgang mit
betroffenen Kindern und Jugendlichen und ihren Eltern viele Erfahrungen mit ADS / ADHS sammeln dürfen. Tatsächlich schäme
ich mich heute manchmal etwas dafür, wenn ich merke, dass ich
mich für dieses Krankheitsbild nicht mehr brennend interessiere

und immer mal wieder viel zu schnell bin in meinem Tempo, wenn ich zügig diagnostiziere und – noch wichtiger – den Eltern gegenüber therapeutische (medikamentöse!) Empfehlungen ausspreche. In keinem Fall aber bedeutet das, dass ich mir meiner Diagnose nicht sicher wäre! Die Anzeichen sind – ebenso wie die modernen Untersuchungsergebnisse – eindeutig. Da hat sich viel getan – und ist für uns Ärzte längst langjährige Praxis.

Das Leid der Kinder aber hat sich in den letzten 30 Jahren nicht verändert: Immer wieder sitzen Kinder vor mir, die subjektiv an sich selbst nichts Auffälliges wahrnehmen, Kinder, die sich genauso anstrengen wie alle anderen – und die dennoch schlechtere Zensuren ernten als die anderen. Kinder, die ständig gemaßregelt werden, ohne dass sie merken könnten, wofür. Deshalb ist es bei ADS besonders wichtig, dass wir Erwachsenen Verantwortung für die innere Welt der Kinder übernehmen, auch wenn diese eine andere Wahrnehmung haben oder gar protestieren. Eine wichtige innere Gleichung dieser Kinder lautet: »Ich strenge mich genauso an wie alle anderen, und ich benehme mich auch genauso wie alle anderen – und immer habe ich schlechtere Noten, und immer werde ich bestraft.« Auch der Zappelphilipp hat nicht gemerkt, dass er gezappelt hat, obwohl man sich das von außen kaum vorstellen kann, und: Er hat es nicht mit Absicht gemacht!

Wenn die Erwachsenen mithilfe eines Kinderpsychiaters die Diagnose stellen und die Verantwortung übernehmen, hört es sich für die betroffenen Kinder oft so an, als wollten die Eltern ihrem Kind mit Unterstützung eines Arztes ein Symptom oder eine Krankheit einreden. Und selbst wenn eine medikamentöse Behandlung nach Einschätzung aller Erwachsenen um das Kind herum eindeutige Erfolge zeigt, kann es sein, dass das betroffene Kind mir schildert, dass es von den Medikamenten gar nichts hat außer Nebenwirkungen.

Dies trägt vielleicht dazu bei, dass die Krankheit in der Öffentlichkeit so viel thematisiert wird. Für mich aber ist das eher Grund, die ADS-Kinder nicht nur nicht zu vergessen, sondern sich ihnen immer wieder ausführlich und geduldig in großer Verantwortung und Fürsorge zu nähern, um dafür zu sorgen, dass sie einen ihrer Intelligenz angemessenen Schulabschluss schaffen. Denn darum geht es: Die Kinder sind intelligent und in der Lage, ihren Weg zu gehen. Wenn wir ihnen helfen. Diese Zuwendung bedeutet gerade, Platz zu schaffen für die subjektive Sicht dieser Kinder.

Ich möchte mich Kevin zuwenden, einem Jungen, der mich gleich im ersten Kontakt hellhörig gemacht hat.

Kevin

Kevin ist 7 Jahre alt. Er soll jetzt in die zweite Klasse kommen, und schon am Ende des ersten Schuljahres hatte die Lehrerin seine Mutter von ihren Beobachtungen unterrichtet, dass er ihrer Meinung nach nur eine sehr kurze Aufmerksamkeitsspanne habe. Kevin selber sitzt etwas unmotiviert vor mir, aber er ist nicht unfreundlich, als er berichtet.

»Ich finde es in der Schule sehr langweilig. Mir macht das keinen Spaß, was die Lehrerin mit uns macht. Die Mädchen sagen immer: Jetzt hör doch mal zu, Kevin! Aber das mache ich sowieso. Finde die Mädchen zickig. Und die Lehrerin ist streng. Was kann ich denn dafür, wenn es so langweilig ist?«

Was mit den Worten von Kevin daherkommt wie eine Schulunlust bei strenger Lehrerin und überangepassten Mitschülerinnen, lässt mich deshalb aufhorchen, weil mir der Abwehrmechanismus von Jungen mit ADS / ADHS zutiefst vertraut ist. Sie nehmen an sich selbst nichts Abweichendes wahr, sondern setzen sich gegen die Reaktionen ihrer unmittelbaren Umwelt zur Wehr. Ein erster Hinweis für mich ist die Beobachtung der Mitschülerinnen, dass Kevin besser aufpassen soll. Zusammen mit der Tatsache, dass er von seiner Mutter höchstwahrscheinlich nicht umsonst bei mir vorgestellt wird, ergibt sich ein erster Hinweis.

Ganz anders verhält es sich beim 12-jährigen Robert, dessen Verzweiflung viel größer ist.

Robert

»Ich kriege es einfach nicht hin! Auch mit größter Mühe bekomme ich vieles in der Schule nicht mit. Ich lenke die anderen in der Klasse ab, und dann habe ich schon wieder nicht mitbekommen, worum es gerade geht. Meine Mutter sagt zu mir, dass ich richtig verpeilt bin, wenn ich mal wieder meinen Schlüssel verloren habe. Früher hat sie noch darüber gelacht, heute ist sie immer gleich genervt. Bei den Schularbeiten bekommen wir fast jeden Tag Streit, weil meine Mutter möchte, dass ich zügig anfange, und ich trödele dann noch lange herum. Ich merke gar nicht, wie die Zeit vergeht, und bin am Ende auch genervt, wenn mal wieder der ganze Nachmittag für Hausaufgaben draufgegangen ist. Abends kann ich oft nicht einschlafen, und auch das führt immer zu Stress, weil meine Eltern genervt sind, wenn ich dauernd wieder rauskomme.«

ADS und ADHS

Der Unterschied zwischen den beiden Untertypen des Aufmerksamkeits-Defizit-Syndroms ist das »H«, das für Hyperaktivität steht. Während man die übermäßige motorische Unruhe einem betroffenen Kind oft ansieht, ist das Konzentrationsdefizit keine Blickdiagnose. Hierfür helfen neben den Rückmeldungen aus der Familie und der Schule nur testpsychologische Untersuchungen, die auch einen Konzentrationstest enthalten sollten. Bei jedem Verdacht auf ADS/ADHS ist so eine differenzierte testpsychologische Untersuchung unumgänglich. Auch dann, wenn jemand – zum Beispiel eine Lehrerin oder Lehrer – diesen Verdacht vorschnell geäußert haben sollte: Diese Untersuchungen tun nicht weh, und sie haben keine Nebenwirkungen, außer, dass es anstrengend für die betroffenen Kinder werden kann. Aber die Ergebnisse geben eindeutig Auskunft über den Gesundheitszustand der Kinder – und liefern manchmal auch eine positive Überraschung, die für alle befreiend wirkt.

In der Regel testen wir auch immer den Intelligenzquotienten eines Kindes. Das ist wichtig, um besser abschätzen zu können, welches die richtige Schule für das betroffene Kind ist. Ob Eltern und Kinder immer den IQ wissen möchten und sollten, ist eine andere Frage, die nur von den Betroffenen selber beantwortet werden kann. Leider gibt es Kollegen, die grundsätzlich davon ausgehen, das Kinder und ihre Familien testpsychologische Ergebnisse nicht im Original und Detail erfahren dürfen, was nach meiner Einschätzung einer Entmündigung gleichkommt. Welcher interessierte Erwachsene würde nicht darauf bestehen, seine Laborwerte genau zu erfahren? Das macht vielleicht ein wenig Arbeit, unsere medizinischen Begriffe zu erklären – oder den Eltern und Kindern zu vermitteln, wie die Kinder mit einem auffälligen IQ glücklich werden können. Aber das ist doch der eigentliche Kern des Arztberufs – und für mich eine Quelle der Kraft, wenn ich sehe, wie es den Kindern hinterher besser geht.

Wenn Sie nun den beiden Fallbeispielen entnehmen, dass es sich bei den Patienten vornehmlich um Jungen handelt, so ist diese Einschätzung richtig. Es gibt auch Mädchen, die an ADS erkrankt sind, allerdings kommt das deutlich seltener vor als bei Jungen, was offensichtlich etwas mit der Tatsache zu tun hat, dass die Anlage für ein ADS zumindest in Teilen vererbt wird.

Es sind tatsächlich nur etwa 3 Prozent aller Kinder betroffen. Das ist epidemiologisch durchaus eine nennenswerte Zahl, allerdings gibt es psychische Erkrankungen wie Depressionen und Angsterkrankungen, die deutlich häufiger vorkommen. Sie erfahren aber nicht so viel Aufmerksamkeit durch unsere Gesellschaft – vielleicht, weil diese Patienten im Stillen leiden.

Aber es ist wirklich so wie anfangs geschildert: Die betroffenen Kinder können in der Regel nicht wahrnehmen, dass sie sich schlechter konzentrieren können als andere. Das muss also ihr Umfeld feststellen. Auch in diesem Bereich sollten wir zwar auf die Kinder hören, aber nicht abwarten, bis diese selbst klagen. Wie das kommt? Es hat wohl etwas damit zu tun, dass die Kinder sich subjektiv genauso anstrengen wie alle anderen Kinder auch, sodass sie eher in der Gefahr sind, sich nach häufig zu langer Zeit vergeblicher Bemühungen enttäuscht und frustriert zurückzuziehen, so wie Anton.

Anton

Anton ist ein nachdenklicher Junge. Er kommt etwas zögerlich zu mir ins Zimmer und wirkt sehr ernst. Anton ist 8 Jahre alt und besucht die zweite Klasse.

»Ich weiß auch nicht, was los ist. Eigentlich gehe ich gerne zur Schule. Aber jetzt soll ich die zweite Klasse noch einmal machen. Aber dann verliere ich alle meine Freunde! Mit Mama mache ich jeden Tag ganz viel Hausaufgaben. Die dauern ganz schön lange! Und dann soll ich jetzt eine Klasse zurück? Das finde ich ganz blöd. Bin doch nicht dumm. Ich weiß genauso viel wie die anderen.«

Anton war so verzweifelt, dass er kürzlich zu seiner Mutter gesagt hat, er könne dann auch tot sein, dann wäre es ja auch egal. Dieser Satz hat Frau A verständlicherweise sehr alarmiert, sodass sie schnellstmöglich einen Termin bei mir verabredet hat.

Eigentlich war Anton genauso fröhlich und wissbegierig in die erste Klasse gestartet wie alle anderen auch, berichtet sie mir. Allerdings hatte sich die Lehrerin schon am Ende der ersten Klasse bei Familie A mit dem Hinweis gemeldet, dass Anton wohl offensichtlich »nicht so gut lernen kann« wie seine Mitschüler. Frau A hatte gehofft, dass sich diese Anfangsschwierigkeiten in der zweiten Klasse legen würden, sie hatte schon immer den Eindruck, dass Anton etwas verspielter war als andere Kinder. Allerdings kann Frau A auf Nachfrage auch berichten, dass Anton schon als kleines Kind kaum ein Spiel zu Ende bringen konnte, schnell ungeduldig und immer in Bewegung war.

»Kann es denn sein, Anton«, frage ich, »dass du manchmal abgelenkt bist und nichts dafür kannst?«

Anton ist empört: »Nein, ehrlich, ich passe genauso auf wie alle anderen! Nur ist mir oft so langweilig. Und Mama ist bei den Hausaufgaben leider viel zu streng.«

Die Diagnosen ADS / ADHS sind ein gutes Beispiel dafür, dass

Kinder und auch Jugendliche nicht immer unter den Symptomen leiden, die wir Fachleute als Anzeiger einer Krankheit wahrnehmen. Das ist mir ganz wichtig: Es gilt trotzdem die kindliche Wahrnehmung. Sie steht berechtigt neben der Beobachtung der Erwachsenen – doch nicht in Konkurrenz dazu. Jedes Kind hat ein Anrecht darauf, dass seine Wahrnehmung ernst genommen und im Prinzip nicht infrage gestellt wird. Niemand würde bei einem kleinen Kind auf die Idee kommen, dessen fantasiegetragene Wahrnehmung zu korrigieren, zumal sie sich oft in Neologismen, also in neuen Wörtern außerhalb unserer Sprache, niederschlagen.

Während wir uns über die ausufernde Fantasie manch kleiner Kinder sehr freuen, ärgern sich viele Pädagogen über die aus ihrer Sicht wirksame Verleugnung der Realität durch die ADS-Kinder. Der Gedanke, ein Kind mache »so etwas« mit Absicht, muss endlich aus den Köpfen verschwinden! Wenn Kevin der Lehrerin vorwirft, dass der Unterricht langweilig ist, so erwarte ich von der Fachkraft so viel Professionalität, dass sie in der Lage ist, den ersten eigenen Affekt der Kränkung zurückzuhalten, um darüber nachzudenken, warum dieses Kind behauptet, der Unterricht sei langweilig, wo doch offensichtlich ist, dass es dem Unterricht von sich aus kaum folgt. Nach meiner Einschätzung ist diese Haltung vieler Lehrer getragen von einem grundsätzlichen Misstrauen den Kindern gegenüber. Als wenn Kinder kein Interesse am Lernen hätten! Als wenn Kinder grundsätzlich nicht gerne zur Schule gehen würden! Die Kinder erzählen und berichten ganz andere Wünsche, sie haben eine sehr realistische Wahrnehmung unserer Welt und wissen genau, wie wichtig Schule ist. Wenn ein Kind in der Mittel- oder Oberstufe sachlich die Kritik äußert, dass der Unterricht langweilig ist, so ist das zu vergleichen mit den Rückmeldungen meiner Medizinstudenten, die womöglich mit meiner Vorlesung nicht zufrieden sind. Wenn mir durch das Dekanat mitgeteilt wird, dass der Prozentsatz an unzufriedenen Studenten einen bestimmten Wert überschreitet – oder auch nur, wenn ich für mich den Eindruck habe, die Unzufriedenheit ist zu groß –, dann ändere ich selbstverständlich meinen Unterricht. Dieser Respekt vor dem

Feedback sollte auch für Schüler gelten! Wenn eine Lehrkraft den Eindruck hat, dass eine Rückmeldung unangemessen ist – und insbesondere dann, wenn es sich um Grundschüler handelt –, sollte sich jede Lehrerin, jeder Lehrer aufgerufen fühlen, ernsthaft und respektvoll herauszufinden, woher dieses Urteil rührt.

Eigentlich gehört es zum alltagspsychologischen Wissen von Erwachsenen, dass Kinder manchmal durch eine Wendung ins Gegenteil ausdrücken, worum es ihnen eigentlich geht! Wer kennt das nicht, dass Kinder aus einer inneren Bedrohung heraus kennzeichnen, dass sie jemanden oder etwas besonders »blöd« finden, obwohl offensichtlich ist, dass dies nicht stimmt und sie denjenigen im Gegenteil sehr gerne näher kennen würden. Dann aber ist die Feststellung, jemand langweile sich im Unterricht, weder eine Lüge noch eine Frechheit, sondern Ausdruck innerer Not. Die Lehrerin, die sich von Kevins Abwertung ihres Unterrichts angegriffen fühlt, begeht darüber hinaus einen Kunstfehler (schade, dass dieser Begriff für die Pädagogik nicht gilt!), da sie eine behandlungsbedürftige Krankheit und ihre Symptome übersieht oder (bewusst?) fehlinterpretiert.

Die subjektive Sicht eines Menschen – unabhängig davon, wie alt er ist – ist einzigartig und insofern unvergleichlich. Die Subjektivität eines Kindes infrage zu stellen, bedeutet, ihm seine Wahrnehmung abzusprechen. Wie fühlen Sie sich, wenn Ihr behandelnder Arzt nach Schilderung Ihrer Symptome sagt: »Das kann nicht sein!«? Sie würden empört den Arzt wechseln, und das zu Recht.

Bezogen auf Anton, bedeutet dies, ihm zu sagen, dass er natürlich recht hat mit dem, was er fühlt und sieht, aber dass es daneben noch eine andere Wahrnehmung gibt.

»Wir möchten herausfinden, weshalb deine Lehrerin der Meinung ist, dass du die zweite Klasse wiederholen sollst. Dafür müssen wir mit dir ein paar Untersuchungen machen, und dann sitzen wir wieder zusammen und überlegen, wie wir dir helfen können. Einverstanden?«

Anton nickt.

Die testpsychologische Untersuchung ergibt bei Anton einen

leicht überdurchschnittlichen IQ mit einem homogenen Profil – also ist er klug genug für die Schule, dabei in Einzelfächern nicht auffällig talentiert –, aber im Test seiner Konzentrationsfähigkeit hat er ein deutliches Defizit in allen Bereichen. Anton hat eine ungenügende Ausdauer, kann nicht flexibel auf unterschiedliche Reize reagieren und ist insbesondere extrem ablenkbar. Er erfüllt damit alle Kriterien für das Vorliegen eines ADS. Keines ADHS, denn eine Hypermotorik liegt nicht vor.

Aufgrund des ausgeprägten Schweregrades seiner Symptomatik halte ich bei Anton eine medikamentöse Behandlung für angezeigt. Der Schweregrad bezieht sich auf die überdeutlichen, schlechten Ergebnisse im Konzentrationstest. Ich weiß, dass solche ausgeprägten Defizite nicht durch psychotherapeutische oder pädagogische Maßnahmen zu beheben sind. Und ich habe im Gegenteil die Erfahrung gemacht, dass ein weiteres Zuwarten Antons Symptome nicht verändert, sondern jeden Tag aufs Neue für Misserfolgserlebnisse in der Schule sorgt.

Frau A und ihr Mann sind geschockt. Medikamente? Psychopharmaka? »Das hatten wir uns eigentlich anders vorgestellt! Machen Sie sich das jetzt nicht zu einfach?«

»Ich verstehe Ihre Sorgen, und glauben Sie mir, dass ich Medikamente immer nur dann verschreibe, wenn ich überzeugt davon bin, dass es keine andere Behandlungsmöglichkeit gibt. Alle anderen infrage kommenden Verfahren können jetzt nicht den Effekt erzielen, den ein Medikament erreichen kann. Natürlich wird diese medikamentöse Behandlung im Rahmen einer psychotherapeutischen Begleitbehandlung stattfinden. Diese begleitende Therapie wird sich aus unterschiedlichen Teilen zusammensetzen, es wird um Entspannungs- und Konzentrationsübungen gehen, es wird um die Frage der richtigen Lernstrategien gehen, und es wird um das Selbstwertgefühl und die soziale Kompetenz gehen.« Ich mache eine kurze Pause, um den beiden die Möglichkeit zu geben, das Gehörte zu verarbeiten. Die Fragen, die in Antons Eltern toben, kenne ich schon, und so fahre ich fort: »Ich verstehe es, wenn Sie als Eltern Medikamente so lange wie möglich von Ihrem Kind fernhalten wollen. Ich erlebe es allerdings auch immer wieder, dass mit zweierlei Maß gemessen wird, wenn fiebersenkende Zäpfchen mit weniger Bedenken gegeben werden als Psychopharmaka. Alleine der Begriff weckt Befürchtungen aus früheren Zeiten, die sich auf Sedierung, also auf eine Ruhigstellung oder gar auf eine Manipulation der Seele beziehen.« Was für mich seit langen Jahren ein medizinischer Erfolg, ein Durchbruch in der Behandlung junger Patienten ist, das ist genau das, worüber die Medien selten berichten: Die gelungenen Behandlungen eignen sich eben nicht für Zeitungsmeldungen. So hat sich die Kritik in den Köpfen festgesetzt. Ich habe die nächsten Sätze schon so oft gesagt, dass ich hoffe, man merkt mir diese »Routine« nicht an – jeder hat ein Anrecht auf ein authentisches Gespräch.

»Was man wissen muss, ist, dass sich hinter dem Begriff Psychopharmaka eine Vielzahl unterschiedlichster Medikamente verbirgt, die wir natürlich auch bei den unterschiedlichsten Krankheiten verwenden. Insofern macht Sorge oder vorauseilende Kritik in diesem Zusammenhang nur dann Sinn, wenn klar ist, um welches konkrete Psychopharmakon es geht. Und dennoch könnte es sein, dass Sie gleich noch mehr erschrecken, wenn ich Ihnen sage, dass es um den Wirkstoff Methylphenidat geht, ein Wirkstoff, dessen bekanntester Vertreter Ritalin© heißt. Aber glauben Sie mir, nach langen Jahren der Erfahrung: Wir sind heute froh, dass wir Kindern helfen können, die früher auf der Strecke bleiben mussten. Vielleicht stellen Sie sich das so vor, dass in bestimmten Regionen von Antons Gehirn nicht genügend Dopamin vorhanden ist. Ihm fehlt gerade der Botenstoff, der für Wachheit und Konzentration zuständig ist. Dies ist kein Erziehungsfehler, sondern damit ist Anton auf die Welt gekommen. Diesen zu niedrigen Dopaminspiegel kann weder Anton willentlich, noch können Sie ihn durch irgendwelche Übungen oder Verfahren von außen spürbar erhöhen. Und in solchen Fällen müssen wir in das System eingreifen. Der Wirkstoff, der das kann, ist ebendieses Methylphenidat, das ist ein Rezeptorblocker, der dafür sorgt, dass das körpereigene Dopamin länger im Spalt zwischen zwei Nervenzellen im Gehirn wirken kann, weil es über die Rezeptorblockade nicht so schnell wieder zurück aufgenommen wird in die Zelle, aus der es gekommen ist. Methylphenidat gehört zu den sogenannten psychotropen Substanzen, die dafür sorgen, dass der Dopaminspiegel im Gehirn ansteigt. Diese Substanzen werden auch Stimulanzien genannt, weil sie das Dopamin im weitesten Sinne stimulieren. Das gebräuchlichste Stimulans nehmen Sie wahrscheinlich auch jeden Tag zu sich, wenn Sie mittags einen Espresso trinken und die Koffeinwirkung in Ihrem Gehirn dafür sorgt, dass es zu einer milden Dopaminausschüttung kommt. Eine Nebenwirkung des Koffeins, die erhöhte Herzschlagrate, nehmen Sie wahrscheinlich in Kauf. Es geht mir nicht darum, Methylphenidat freizureden von Nebenwirkungen oder zu bagatellisieren, aber es ist mir wichtig, dass Sie Bescheid wissen darüber, wie es wirkt.«

Ich behalte die beiden im Blick, ob sie Fragen dazu haben.

»Natürlich hat Methylphenidat wie alle Medikamente auch Nebenwirkungen, und am Ende müssen Sie entscheiden, ob die Nebenwirkungen in einem vertretbaren Verhältnis zu der gewünschten Hauptwirkung stehen. Das lässt sich aber durch einen unschädlichen Versuch herausfinden. Die häufigste Nebenwirkung von Methylphenidat ist eine Appetitminderung, die allerdings nur so lange zum Tragen kommt, wie das Medikament im Körper arbeitet. Methylphenidat wirkt nach zweieinhalb Stunden am stärksten und wird danach wieder über die Niere ausgeschieden. Wenn diese Nebenwirkung bei Anton auftreten sollte, bedeutet es wahrscheinlich, dass Sie Ihre Essgewohnheiten etwas umstellen müssen, um gemeinsam mit ihm abends die warme Hauptmahlzeit einzunehmen. In den allermeisten Fällen sorgen die Kinder selber dafür, dass sie über den Tag verteilt ausreichend Kalorien zu sich nehmen. Zusätzlich werden wir das Längenwachstum von Anton kontrollieren. Eine weitere Nebenwirkung kann eine Einschlafstörung sein, die man, wenn sie sehr störend oder auch schon vorher vorhanden gewesen sein sollte, mit dem körpereigenen Schlafhormon Melatonin nebenwirkungsfrei behandeln kann. Eine sehr seltene Nebenwirkung bezieht sich auf eine depressive Verstimmung: Es gibt Kinder, die unter Methylphenidat depressiv werden, was aber bei einer sofortigen Dosisreduktion oder einem Absetzen des Medikaments gleich wieder verschwindet. Da bitte ich Sie um Rückmeldung. Aber ich würde im Fall von Anton sogar so weit gehen zu sagen, dass keine Behandlung mit einem Medikament – es stehen inzwischen noch mehr Wirkstoffe als nur das Methylphenidat zur Verfügung – einer unterlassenen Hilfeleistung gleichkommt. Wichtig ist, dass Sie es versuchen und sich selbst von der Wirkung überzeugen. Wenn Sie Anton das Medikament geben und nach drei Wochen keinerlei Veränderungen oder aber nicht tolerable Nebenwirkungen feststellen und das Methylphenidat wieder absetzen, haben Sie Anton nicht geschadet. Finden Sie jedoch heraus, dass es ihm hilft und die Nebenwirkungen im vertretbaren Rahmen bleiben, werden Sie es von sich aus nicht absetzen wollen. Natürlich können wir über Pausen am Wochenende und in den Ferien sprechen. Die Frage, die jetzt zuerst durch die Medikamentengabe beantwortet werden muss, lautet: Wirkt das Medikament bei Anton? Die zweite Frage, die wir gemeinsam beantworten müssen: Was ist die richtige Tagesdosis für Anton?«

Ich habe Ihnen jetzt einmal in wörtlicher Rede das wiedergegeben, was ich meistens in solchen Fällen mit Eltern bespreche, in der Regel natürlich noch etwas ausführlicher, weil die Eltern immer die Gelegenheit haben sollen, ihre vielen Fragen loszuwerden.

Es ist erstaunlich, wie hartnäckig sich gerade um dieses Medikament viele Mythen, Sorgen und Ängste halten. Immer wieder glauben beispielsweise Lehrer, dass wir mit Methylphenidat oder anderen Medikamenten aus dieser Gruppe die Kinder ruhigstellen. Ich hoffe, es ist deutlich geworden, dass die Wirkung darin besteht, das für die Aufmerksamkeit notwendige körpereigene Dopamin in ausreichender Menge zur Verfügung zu stellen. Der Effekt, dass die Kinder durch eine Behandlung mit Stimulanzien ruhiger wirken, ist eine Folge von mehr Dopamin in ihrem Gehirn: Die Kinder können sich plötzlich besser konzentrieren und sind dadurch ruhiger, auch weil sie nicht mehr so abgelenkt sind.

Nach zwei Wochen bekomme ich eine Mail von Frau A: »Wir

haben schon nach wenigen Tagen der Medikamentengabe an Anton eine deutliche Wirkung festgestellt. Er hat uns noch nie so gut zugehört, und wir hatten plötzlich keine Probleme mit den Hausaufgaben mehr. Im Gegenteil, an manchen Tagen ist Anton nach Hause gekommen und hat mich gefragt, ob er nicht gleich erst noch mit den Hausaufgaben anfangen dürfe. Das hat es noch nie gegeben! Wir haben jetzt nach vierzehn Tagen bei der Lehrerin nachgehakt, die uns ungläubig zurückgefragt hat, was denn mit Anton geschehen sei, der jetzt schon seit über einer Woche so bei der Sache sei wie noch nie vorher.«

Stimulanzien sind keine Wundermittel, aber wenn sie nach sorgfältiger Diagnostik angemessen eingesetzt werden, sorgen sie dafür, dass die von ADS / ADHS betroffenen Kinder endlich ihre in der Regel ausreichend gute Intelligenz in der Schule umsetzen können. Wir begleiten Anton mit einer Psychotherapie, in der er lernt, sich zu entspannen und zu fokussieren, wobei eine begleitende Lerntherapeutin zu angemessenen Lernstrategien verhilft, allerdings ist diese begleitende Behandlung nur ein paar Monate notwendig, danach kommt Anton gut alleine zurecht. Ich empfehle den Eltern, das Medikament nunmehr erst zwei Jahre lang zu geben, bevor wir einen Auslassversuch machen. In den allermeisten Fällen sollte das Medikament bis in die Pubertät hinein genommen werden, im Übergang zum Erwachsenenalter wächst sich die Symptomatik in 60 Prozent aller Fälle aus, und nur 40 Prozent der Patienten sind auch als Erwachsene noch von dem ADS / ADHS betroffen.

ADS und Leistung

Kinder mit ADS haben in unserer extrem leistungsorientierten Gesellschaft wenig Platz. Mir geht es nicht darum, »Querköpfe« zu stromlinienförmigen (über-)angepassten Schülern zu machen. Beide extremen Zuschreibungen helfen diesen Kindern nicht: Weder die Mystifizierung als besonders kreativ, als querköpfig, noch die Aussortierung als unangepasst. Ich möchte, dass diese Kinder in der Schule und später in der Gesellschaft zurechtkommen, damit sie – wie alle anderen Kinder auch – das zeigen und umsetzen können, was in ihnen steckt. Ein Kind, das aufgrund eines signifikanten Konzentrationsdefizits seine Intelligenz nicht zur Geltung bringen kann, hat ein Anrecht auf Behandlung, genau wie jedes Rollstuhlkind ein Anrecht auf eine Rampe hat.

ADS-Kinder passen nicht in unsere Zeit, eine Zeit, in der wir uns alle nur zu gerne vorgaukeln, dass alles möglich ist, was man erreichen möchte, wenn man nur ausreichend anstrengungsbereit ist. Ich habe viele nachdenkliche und traurige Kinder mit ADS gesehen – auch viele wütende –, und ich habe viele gesehen, die plötzlich unter der Behandlung – auch mit »Ritalin«! – so gut zurechtgekommen sind wie alle anderen oder, anders ausgedrückt, wie es ihrem Intelligenzprofil entsprach. Ich habe Kinder gesehen, von denen ich überzeugt bin, dass sie nur mit einer kontinuierlichen medikamentösen Behandlung am Ende in der Lage waren, ihr Abitur zu machen. Ich bin nicht der Meinung, dass jedes Kind Abitur machen sollte, aber ich meine, dass jedes Kind ein Anrecht darauf hat, so weit gefördert zu werden, dass es möglichst alle seine Ressourcen für einen entsprechenden Schulabschluss und ein zufriedenes Leben wecken und umsetzen kann. Wir zögern nicht, einem diabetischen Kind das fehlende Insulin zu ersetzen, und vielleicht zögern wir auch weniger, eine depressive Jugendliche medikamentös antidepressiv zu behandeln. Bitte: Wir sollten nicht zögern, in den zu geringen Dopaminspiegel eines ADS-Kindes helfend einzugreifen.

ADS und Zeitgeist

Die Mehrheit aller Buchveröffentlichungen und aller Ratgeber zum Thema ADS sind sachlich und seriös. ADS ist das Krankheitsbild der Kinder- und Jugendpsychiatrie, über das weltweit wahrscheinlich am meisten geforscht wurde, obwohl es mit einer Häufigkeit von 3 bis 5 Prozent nicht zu den häufigsten Erkrankungen unseres Gebietes gehört. Wahrscheinlich haben sich auch nicht zuletzt deshalb die wissenschaftlichen Erkenntnisse über Diagnostik und Behandlung bis in die meisten Ratgeber durchgesetzt. Allerdings findet man immer noch Publikationen mit Titeln wie: »Die Ritalin-Gesellschaft« oder »Die sedierte Gesellschaft« (!) oder »Die Kinderkrankmacher«. Als Mediziner habe ich nie verstanden, warum um das Thema ADS und seine medikamentöse Behandlung solche extremen und emotionalisierten Reaktionen entstanden sind. Grundsätzlich fühle ich mich allen Erkrankungen des Kindes- und Jugendalters verpflichtet, davon natürlich in erster Linie den psychischen Erkrankungen, aber im Bereich der Kinder- und Jugendpsychosomatik, die integraler Bestandteil unserer Arbeit ist, entstehen Überschneidungen in die Kinderheilkunde. Grundlage für mein Denken und Handeln ist immer der Leidensdruck oder die Unfähigkeit eines Kindes, bestimmte Bereiche seines Lebens erfolgreich zu meistern. Wenn ich – nicht als Erster und nicht alleine! – feststelle, dass es eine Gruppe von Kindern gibt, die durch ein signifikantes Konzentrationsdefizit gekennzeichnet sind, und ich heute in der erfreulichen Lage bin, die neurophysiologischen Zusammenhänge dieser Störung zu erfassen und zu beschreiben (an erster Stelle den Dopaminmangel im Gehirn), dann gibt es keinen Grund, an der Existenz dieser Erkrankung zu zweifeln. Abgesehen davon, dass es merkwürdig ist, einem bestimmten Bereich der Medizin die Kompetenz zur Diagnostik einer Erkrankung abzusprechen, ist es zynisch und eine Form von Verwahrlosung von ADS-Kindern, lediglich die übertriebenen Anforderungen an Konzentration und Leistung in der Schule verantwortlich zu machen für das Konzentrationsdefizit einer kleinen Gruppe von Schülern.

Nehmen wir die von uns allen geschätzte und zum Teil bewunderte Pippi Langstrumpf als Beispiel eines Kindes, das primär durch extreme Eigenständigkeit und Verweigerung auffällt: Wir bewundern, wie Pippi die normale Welt der Anpassung an Leistung und Schule aushebelt, verweigert und ihre eigenen Werte und Lebensstrukturen an die Stelle setzt. Was aber, wenn Pippi sich der Schule verweigert, weil sie eigentlich nicht aufpassen kann? Sie wirkt wenig ausdauernd und konstant, im Gegenteil ist sie als sprunghaft beschrieben und wird durch spontane Einfälle geleitet. Was wäre, wenn in der Welt von Astrid Lindgren und in der Geschichte von Pippi Langstrumpf ein freundlicher Kinder- und Jugendpsychiater auftauchen würde, der nach ausführlicher Anamnese und psychopathologischem Befund sowie einer testpsychologischen Untersuchung ein ADS diagnostizieren würde? Ich höre schon alle Verfechter einer »natürlichen« Kindheit aufschreien, die diesem Kollegen eine Zerstörung der Idylle von Pippi Langstrumpf unterstellen. Die romantische Idee einer wilden, unbeschwerten Kindheit, die sich nicht nach den Regeln der Erwachsenenwelt richtet, kann ich tief in meinem Innern gut nachvollziehen. Dass Pippi nach dieser Kindheit ohne Bildung und ohne Fürsorge in ein zufriedenes und erfülltes Erwachsenenleben hineinsteuert, kann ich mir allerdings nicht vorstellen. Wenn Pippi Langstrumpf meine Patientin wäre, würde ich versuchen, hier im Respekt vor ihrer Eigenständigkeit und ihrem besonderen Leben, auch ihr einen Weg zu mehr Normalität zu ebnen. Einen Weg, der ihr die Möglichkeit bieten sollte, ihre Intelligenz zum Tragen zu bringen, ihre Intelligenz in Bildung umzusetzen, um als erwachsene junge Frau möglichst viele Freiräume für ein gutes, glückliches und selbstbestimmtes Leben zu haben. Wenn dieser Weg – vorausgesetzt, Pippi hat tatsächlich ein ADS – nur unter der Maßgabe möglich ist, sie medikamentös zu behandeln, würde ich mich nicht scheuen.

Pippi sitzt mir nicht gegenüber, was ich sehr bedaure, weil es mich schon immer sehr berührt und beschäftigt hat, was sich hinter der scheinbar endlos fröhlichen Fassade dieses sich beständig verweigernden Mädchens verbirgt. Statt Pippi sitzen vor mir die Antons und Kevins und Karls und Annas (!) dieser Welt, und ich fühle mich verpflichtet, sie ernst zu nehmen und ihnen zu helfen. Wer behauptet, ich würde sie falsch zitieren oder krank machen, hat nicht verstanden, worum es geht.

Zu Beginn meiner Karriere als Kinder- und Jugendpsychiater waren es viele ADS-Kinder, die mich sehr beschäftigt haben. Nicht nur zahlenmäßig, weil vor 30 Jahren die fundierte Diagnostik gerade erst losging, sondern auch inhaltlich, weil ich beständig mit 12-jährigen Jungen konfrontiert war, die auf eine Sonderschule für Lernbehinderte umgeschult werden sollten, weil sie am Gymnasium nicht zurechtkamen. In der Diagnostik war es jedes Mal das Gleiche: gut intelligente Jungen, die ein massives Konzentrationsdefizit hatten. Durch unsere Intervention konnten wir sicherstellen, dass diese Kinder ihren Weg zurück aufs Gymnasium gefunden und später auch das Abitur gemacht haben.

Eigentlich ist ADS / ADHS eine psychische Erkrankung wie viele andere auch. Niemand führt eine emotionalisierte und bisweilen fundamentalistische Diskussion über die Existenz und Behandlung von Depressionen oder Angststörungen im Kindes- und Jugendalter. Wir sollten endlich in der Lage sein, mit ADS wie mit allen anderen Erkrankungen auch umzugehen.

ADS-Kinder begleiten mich mein berufliches Leben lang, auch ich finde sie manchmal anstrengend oder gar nervig. Doch die Behandlungserfolge mit ihnen erleben und teilen zu dürfen, erfüllt mich immer wieder mit großer Dankbarkeit, die mir dann wiederum die Energie für das gefühlt hunderttausendste ADS-Kind schenkt.

Die kleinen ADS-Derwische kommen mir tatsächlich oft vor wie die Tänzer des Mevlevi-Ordens in der Türkei, die sich eine gefühlt endlose Zeit im Kreis drehen können, ohne schwindelig zu werden. Das Schwindelgefühl entsteht eher beim Zuschauer.

9. Kapitel

Und Lernen mag ich einfach nicht!

Als seine Eltern gemeinsam mit Kurt in mein Zimmer kommen, sieht er ein wenig so aus, als würde er vor Gericht geführt. Als wenn er schon häufiger Situationen mit Erwachsenen erlebt hat, in denen auf ihn eingeredet wurde und er sich eine Moralpredigt abholen durfte. Diesem inneren Bild von mir folgend, versuche ich erst einmal, die Situation für Kurt erträglicher zu machen und ihn etwas zu entlasten. Ich spreche ihn auf den Schal eines Fußballklubs an, den er um den Hals trägt. Kurt merkt, dass ich tatsächlich ein wenig vom Fußball verstehe und dass mein Interesse an seiner Einschätzung zu dem Verein echt ist, und er entspannt sich etwas. So finden wir eine gute Grundlage, um in das eigentliche Gespräch einzusteigen. Obwohl Kurt ganz offensichtlich keine Lust verspürt, schon wieder über das Thema Schule sprechen zu müssen, versteht er mit seinen 9 Jahren: Bei mir könnte es tatsächlich darum gehen, dass ihm geholfen wird.

Kurt berichtet: »Ich hasse Deutsch! Meine Lehrerin schreit immer sofort rum, wenn ich etwas falsch gemacht habe. Wenn ich das Diktat zu Hause mit meiner Mama geübt habe, ist alles richtig, aber in der Schule ist das Heft wieder komplett rot, so viele Fehler hat die Lehrerin angestrichen. Und Lesen mag ich einfach nicht. Dann kriegen Mama und ich auch immer Stress. Nur Mathe finde ich ganz gut. Und Sport.«

Frau K ergänzt, Kurt habe sich mit Schreiben und Lesen schon immer schwergetan. Das Lesen dauert endlos lange und gelingt auch jetzt nur mit dem Finger unter der Zeile und so etwas wie einem Knoten in der Zunge. Das Diktat ist beim Üben nur deshalb fehlerfrei, weil Frau K mit ihrem Sohn den richtigen Text ein paar Mal vorab buchstabiert. Die Lehrerin ist der Meinung, dass Kurt nicht genügend Durchhaltevermögen hat und zu schnell aufgibt.

Eigentlich sollte so etwas im Bildungsland Deutschland im Jahre 2016 nicht mehr vorkommen: Eine Deutschlehrerin übersieht drei Jahre lang den dringenden Verdacht auf eine Lese- und Rechtschreibschwäche! Die schnell durchgeführte testpsychologische Untersuchung bestätigt den Verdacht. Kurt ist ein leicht überdurchschnittlich intelligenter Junge, der eine ausgeprägte Lese- und Rechtschreibstörung hat. Um das Ausmaß auch für die Eltern besser illustrieren zu können, ziehe ich die Prozentränge seiner Ergebnisse in den Tests heran. Diese geben an, welchen Rangplatz von hundert Jungen Kurt jeweils belegt. So liegt er auf allen Skalen des Intelligenztests auf Prozentrang 75 (d. h. 25 Jungen von einhundert sind besser in ihrer Intelligenz als er und 74 schlechter; klinisch ausgedrückt, bedeutet dies, dass Kurt im oberen Drittel der Vergleichsstichprobe zu liegen kommt), während er im Lese- und Rechtschreibtest Prozentränge von zwei bzw. fünf erreicht. Damit ist klar, dass seine Leistung im Bereich Lesen und Schreiben die Kriterien für eine Teilleistungsstörung in diesem Bereich erfüllt. Kurt hat ein Anrecht auf Nachteilsausgleich, was bedeutet, dass er für das Lesen und seine Rechtschreibung mit einem Notenschutz vor weiteren Erlebnissen der Niederlage bewahrt wird.

Als die Lehrerin sich im Gespräch mit den Eltern überrascht zeigt und etwas hilflos ist, wie mit dem Antrag der Eltern auf Nachteilsausgleich umzugehen ist, biete ich dem Kollegium ihrer Schule eine Kurzfortbildung über Teilleistungsstörungen am Beispiel von Kurt an. Die Eltern K sind dabei, und mir wird wieder einmal deutlich, wie viele Lehrer es immer noch gibt, die sich mit Teilleistungsstörungen und dem angemessenen Umgang damit nicht gut auskennen.

Kurt ist erleichtert. Er schämt sich zwar etwas dafür, dass er jetzt eine Sonderbehandlung durch die Lehrer erfährt, und tatsächlich gibt es auch einige Schüler, die meinen, er werde dadurch bevorzugt, aber insgesamt hat Kurt zum ersten Mal in seinem Schulleben das Gefühl, verstanden zu werden. Er blüht auf, und seine Noten – ohne Benotung seiner Rechtschreib- und Leseleistung – liegen im oberen Drittel des Klassenvergleichs. Als die Eltern berichten, dass es doch immer wieder dazu kommt, dass Kurt für seine LRS von Mitschülern gehänselt wird, spreche ich mit der Lehrerin ab, dass sie mir eine Unterrichtsstunde mit der Klasse einräumt, in der ich über meinen Beruf, über psychische Erkrankungen und den Umgang damit sowie über das Handicap von Kurt spreche.

Wie immer bestätigt sich meine Erfahrung auch hier: Wenn man mit Kindern offen über eine Krankheit spricht, können sie diese verstehen und einordnen und sich auch entsprechend verhalten. Ich bin bei solchen Begegnungen immer wieder überrascht, wie viele psychische Erkrankungen auch schon Drittklässler kennen und was für interessierte und differenzierte Gespräche mit ihnen möglich sind. Eigentlich ist es nicht anders als mit den Kindern in der Klinik, denen ich wegen ihrer therapeutischen Erfahrungen immer einen Vorsprung einräume, obwohl sich dieser aber wohl doch mehr auf die Übung in der Reflexion über sich selbst bezieht als auf psychische Erkrankungen insgesamt. Das ist eine erfreuliche Entwicklung.

Teilleistungsstörungen

Neben der Lese- und Rechtschreibstörung gibt es noch zwei weitere Teilleistungsstörungen. Die eine ist die Dyskalkulie, eine Rechenstörung, und die andere nennt man Dyspraxie, das Syndrom des »ungeschickten Kindes«. Während die Diagnostik und der Umgang mit der Dyskalkulie ähnlich übersichtlich geregelt sind wie bei der LRS, verhält es sich bei der Dyspraxie etwas komplexer. Hier ist ein bestimmter Bereich innerhalb der Intelligenztestung, die unzureichende Verarbeitungsgeschwindigkeit, ein erster Hinweis auf das Vorliegen einer schlechten Auge-Hand-Koordination, die dann regelhaft dazu führt, dass die Kinder – bei guter Intelligenz! – auffällig langsam werden, wenn sie etwas verschriftlichen sollen. Diese schlechte Auge-Hand-Koordination kann sich in allen motorischen Bereichen äußern, sodass diese Kinder ganz allgemein tollpatschig und ungeschickt sind. Dabei ist das klinische Bild nie einheitlich. Ich habe Kinder gesehen, die weder Fahrradfahren noch Schwimmen lernen konnten, Kinder mit erhöhter Unfallneigung und einer schlechten Raumwahrnehmung. Mir wurden aber auch Kinder vorgestellt, die in allen anderen Bereichen relativ unauffällig waren und nur langsam wurden, wenn es um schriftliches Arbeiten ging. Neben der testpsychologischen Untersuchung ist deshalb bei diesen Kindern die neurologische Untersuchung ganz besonders wichtig. Dabei überprüfe ich die Funktion der Innervation, die Muskelreflexe, die Fein- und Grobmotorik sowie die Koordination der Kinder.

Nicht selten kommen Eltern zu mir, bei deren Kind eine andere Praxis schon eine Intelligenztestung durchgeführt und darauf hingewiesen hat, dass das Ergebnis durchschnittlich ist. Ich bitte dann darum, dass ich Einsicht in das Profil erhalte, weil mir der Gesamtwert nicht ausreicht. Dabei wird immer wieder deutlich, wie wenig auch andere Fachkollegen sich mit dem Thema Dyspraxie auskennen. Dabei sollte das inzwischen zum Standard gehören.

Ein Kind mit einer Teilleistungsstörung hat ein vierfach erhöhtes Risiko für eine weitere Teilleistungsstörung sowie für das Vorliegen eines ADS. Aus diesem Grund ist bei Kindern mit dem Verdacht auf eine TLS immer eine umfangreiche und differenzierte testpsychologische und neurologische Untersuchung notwendig.

Manchmal sehe ich Kinder, die neben ihrer Teilleistungsstörung im Sinne einer Dyspraxie zusätzliche Besonderheiten im Bereich der Körperwahrnehmung aufweisen. Solche hypersensitiven Kinder zeichnen sich dadurch aus, dass sie zum Beispiel bestimmte Kleidungsmerkmale wie Gummibündchen oder überhaupt Hosen bzw. gefühlt enge Schuhe nicht ertragen. Bei solchen Kindern ist es besonders wichtig, einfühlsam und rücksichtsvoll mit ihrer Besonderheit umzugehen und diese nicht mit einer Verweigerungshaltung, Trotz oder Disziplinlosigkeit zu verwechseln.

Der Leidensdruck von Kindern mit Teilleistungsstörungen ist immer groß, unter anderem, weil diese Kinder spüren, dass bei ihnen bei gleicher Anstrengung und Disziplin etwas anderes herauskommt als bei den anderen Kindern. Leider sind Teilleistungsstörungen in ihrer ganzen Breite sowohl in vielen Schulen unbekannt als auch in vielen kinder- und jugendpsychiatrischen und psychotherapeutischen Praxen die Stiefkinder unseres Faches. Ich schäme mich manchmal dafür, welche Wege und Mühen Eltern auf sich nehmen müssen, bevor sie endlich an der richtigen Stelle ankommen, an der die entsprechende differenzierte Diagnostik durchgeführt wird.

Intelligenz(-diagnostik)

Müssen wir eigentlich immer wissen, wie intelligent ein Kind ist? Leisten wir Kinder-und Jugendpsychiater damit lediglich einen Beitrag zur kompletten Vermessung unserer Kinder? Sind wir es, die dann dafür Sorge tragen, dass diese Kinder in unserem durchnummerierten Leistungssystem in bestimmten Schubladen verschwinden?

Wer meine anderen Bücher (»Burnout-Kids« und »SuperKids«) kennt, weiß, wie intensiv und kritisch ich mich mit dem Leistungsanspruch unserer Gesellschaft an unsere Kinder und Familien auseinandersetze. Natürlich gilt: Wir müssen nicht das Intelligenzprofil jedes Kinds, das wir behandeln, kennen. Doch es geht bei unseren Patienten im Kontext von Lebens- und Zukunftsplanung sehr häufig um die Frage, welche Schule die richtige für das betreffende Kind sein kann. Spätestens dann kommen wir nicht umhin, auch die Leistungsfähigkeit des betroffenen Kindes zu erfassen. Denn nur so können wir uns darüber angemessen äußern.

Entscheidend ist für mich die Bedeutung, die wir der Intelligenzdiagnostik in der Gesamtbeschreibung eines Kindes zubilligen. Was genau wir bei der Intelligenzmessung untersuchen, kann immer nur auf der Basis der geltenden Konventionen stattfinden, weshalb die Fragen und die Gültigkeit der Werte in regelmäßigen Abständen hinterfragt, überprüft und angepasst werden. Wir messen damit schließlich weder etwas so Konkretes wie die Körpergröße, noch stellen wir etwas Eindeutiges wie die Haarfarbe fest. Der IQ ist kein absoluter Wert, sondern erhält seine Bedeutung immer nur in Relation zu einer geeichten Stichprobe, an der der

Test validiert worden ist. Die gängigen Intelligenztests lassen keine Aussage über Kreativität, Musikalität oder Sportlichkeit zu. Sie sind keine Persönlichkeitstests, sondern beschränken sich in ihrer Aussage lediglich auf das kognitive Leistungsvermögen eines Kindes, während dieses Leistungsvermögen wiederum nur einen Bestandteil von Schulerfolg darstellt. Mir geht es darum, die testpsychologische Diagnostik weder zu überschätzen noch abzuwerten. Ein professionell durchgeführter Test erlaubt ausgestanzte Aussagen über die Leistungsfähigkeit eines Kindes in bestimmten Bereichen zu einem bestimmten Zeitpunkt. Kein Kind hat etwas davon, mit unterdurchschnittlicher Intelligenz oder einer Lernbehinderung durch das Gymnasium gepeitscht zu werden, und bei keinem Kind dürfen Teilleistungsstörungen bei ansonsten ausreichend guter Intelligenz dazu führen, auf einen anderen Schultyp überwiesen zu werden oder ständig schlechte Noten in dem betroffenen Bereich hinnehmen zu müssen.

Kurt von innen

Kurt selber würde es wahrscheinlich nicht so formulieren, weil der sprachliche Ausdruck einfach nicht seine Welt ist. Ich stelle mir vor, Kurt erlebt das so: »Seit ich zur Schule gehe, ist mein Leben anstrengend geworden. Ich gebe mir genauso viel Mühe wie alle anderen, und auch mein Bruder arbeitet nicht mehr als ich. Und trotzdem bin ich schlechter in der Schule. Wie oft habe ich schon gedacht, dass ich wahrscheinlich zu dumm bin für das Lesen und das Schreiben. Das macht mich traurig. Wenn ich merke, dass auch meine Mama an mir und meinen Hausaufgaben verzweifelt, ist alles zu spät. Dann möchte ich am liebsten weglaufen. Nur, wenn ich Lego oder Computer spiele, geht es mir gut. Aber dann sind meine Eltern auch nicht zufrieden, weil ich zu viel am Computer hänge. Mein Leben ist einfach nicht schön.«

Wenn diese Zuschreibung an das Innenleben von Kurt stimmt, müssen wir alles daransetzen, dass es ihm wieder besser geht. Kein Kind sollte an seinem Alltag verzweifeln müssen. Im Falle von Teilleistungsstörungen gelingt dies nur über eine differenzierte Diagnostik und eine entsprechende enge Kooperation mit der Schule, um individuelle Nachteilsausgleiche zu entwickeln und umzusetzen. Dinge, die heute eigentlich selbstverständlich sein und auch von Lehrern begrüßt werden sollten, damit Eltern und Kinder die Abweichung von der »Norm« nicht als Einbuße in der Lebensqualität empfinden.

Eckige Kinder in einer stromlinienförmigen Welt

Kinder sind per se nicht stromlinienförmig. Kinder mit Teilleistungsstörungen fallen jedoch auf, sie fallen durchs Raster, weil sie nicht lesen, nicht schreiben, nicht rechnen können oder tollpatschig und langsam sind. Das stromlinienförmige Kind ist anders. Das stromlinienförmige Kind wird unsere Erwartungen und Hoffnungen auf einen ausreichend guten Schulerfolg erfüllen. Ein guter Schulerfolg ist heute die zentrale Währung, mit der unsere Kinder den Aufwand ihrer Eltern zurückzahlen. Ist dieses ökonomische System des Leistungsaustauschs an einer Stelle beeinträchtigt, droht es zusammenzubrechen. Eltern sind beunruhigt, und zwar nicht, weil sie möchten, dass ihr Kind lediglich ihre eigenen Erwartungen erfüllt, sondern weil sie Angst haben, dass ihr Kind mit einem schlechten Schulergebnis ungenügend für das Leben ausgestattet ist. Auch hier sind es wieder keine Helikopter-Eltern, die übertrieben der Leistungserfüllung ihrer Kinder nachjagen, sondern es sind Eltern, die ihrem Kind alle Möglichkeiten der Lebensbewältigung bieten möchten, die andere Kinder auch haben.

Je genauer wir in die Seelen und das Gehirn von Kindern schauen, desto mehr können wir feststellen und erklären. Es ist ausgesprochen gut, wenn wir über die differenzierte Diagnostik Kindern mit Teilleistungsstörungen zu dem Schulerfolg verhelfen können, den sie aufgrund ihrer Gesamtintelligenz verdient haben. Es bedeutet aber auch, dass Lehrer in großen Klassen individuell Rücksicht nehmen müssen und sich nicht selten davon überfordert fühlen. Das Thema der Teilleistungsstörungen ist in ihrem Studium

nicht vorgekommen. Auch die Lehrer stehen in dem Spannungs-
feld von maximaler Leistungsanforderung, maximalem Erfolg und
dem zunehmenden Druck durch interne und externe Ranking-
listen. Da kann man als Lehrer schon mal auf die Idee kommen,
dass es für alle Beteiligten leichter wäre, wenn der betroffene Schüler einfach die Schule wechseln würde. »Dann ist dieses Kind eben
kein Gymnasialkind«, ist ein Satz von Lehrern, den ich immer mal
wieder höre und gegen den ich dann auf die Barrikaden gehe.

Warum aber ecken diese Kinder so an? Für mich ist das teil-
leistungsgestörte Kind wie ein störender Clown in der Choreogra-
fie eines Ballettensembles, das sich tatsächlich schwertut, den Toll-
patsch zu integrieren. Auch für diesen Aspekt der Gruppe habe ich
Verständnis: Wie sähe eine Ballettaufführung aus, bei der die Ballerina immer wieder von einem Tänzer unabsichtlich fallen gelassen wird? Was für die Dyspraxie im (fein-)motorischen Bereich
gilt, lässt sich in dieser Metapher auch auf alle anderen Teilleistungsstörungen übertragen. Entscheidend ist, dass wir verstehen:
Es handelt sich weder um dumme noch um sich verweigernde
Kinder. Es sind einfach Kinder, bei denen im übertragenen Sinn
von Geburt an ein Bein zu kurz ist. Niemand würde einem hum-
pelnden Kind vorwerfen, dass es hinkt. Wer aber bei den Schulleistungen hinter der Norm herhinkt, von dem erwarten wir, dass er
wie alle anderen seine Ergebnisse abliefert.

Nicht selten höre ich die erstaunte Frage, wie mit solchen Kindern früher umgegangen worden ist. Ob Teilleistungsstörungen
eine »Erfindung« unserer Zeit sind, werde ich gefragt. Es ist nicht
davon auszugehen, dass es sich bei diesen Verschaltungsstörungen
im Gehirn betroffener Kinder um ein neues Phänomen handelt.
Als junger Assistenzarzt habe ich vor knapp 30 Jahren immer wieder Kinder gesehen, die schon auf einer Sonderschule, wie es damals hieß, beschult wurden. Erst durch unsere Diagnostik konnte
festgestellt werden, dass diese Kinder keineswegs lernbehindert,
sondern lediglich »teilleistungsgestört« waren. Damals war noch
ein immenser Aufwand notwendig, um diese Kinder wieder auf
eine adäquate Schulform umzuschulen. Wir können davon ausge-

hen, dass die betroffenen Kinder in noch früheren Jahren einfach übersehen wurden und mit dem für sie und ihre Intelligenz unangemessenen Schulabschluss – wenn überhaupt – von der Schule gegangen sind.

»Eckige« Kinder haben jedoch wie alle anderen Kinder ein Anrecht auf Förderung und Unterstützung. Nicht ihre Eckigkeit ist das Problem, sondern die unpassende Schablone Schule. So, wie wir in der Klinik auch nicht sagen können und dürfen, dass ein Kind mit seiner Symptomatik nicht in unsere Therapieschemata passt, so darf auch die Schule diese Kinder nicht ausmustern, sondern muss sich mit einer spezifischen und flexiblen Pädagogik auf sie einstellen. Natürlich kann es sein, dass dann die Ballettaufführung umgeschrieben werden muss oder es zwei Aufführungen gibt: eine ohne und eine mit Clown. Aber die Kinder sollten es uns wert sein.

10. Kapitel

Ich kann nicht anders!

Vincent

Es fing alles ganz schleichend an. Ohne, dass irgendjemand in der Familie einen Grund dafür hätte benennen können, fing Vincent an, seiner Mutter immer wieder dieselben Fragen zu stellen. Banale Fragen. Eigentlich waren es Fragen, die Vincent sich mit seinen 14 Jahren bislang selber beantwortet hatte. »Kann ich die oder die Krankheit bekommen? Soll ich heute wieder zur Schule gehen? Habe ich auch wirklich nichts Schlimmes getan?« Ein wenig kannte Frau V das von ihrem Sohn: Er war schon immer ein Kind gewesen, das besonders sensibel auf seine Umwelt reagiert hatte und mehr als andere Kinder auf Sicherheit und Zuspruch angewiesen war. Intuitiv wie jede Mutter wusste Frau V, das beruhigende Rituale immer mal wieder für Vincent notwendig waren. So reagierte sie auch dieses Mal auf die ritualisiert wirkenden Fragen ihres Sohnes mit freundlicher Geduld.

Allerdings dauerte es nicht lange, und es wurden mehr Fragen, und Vincent begann, sie auf kleine Kärtchen zu schreiben. Insbesondere morgens vor der Schule war er anscheinend darauf angewiesen, diese Fragekärtchen seiner Mutter in einer bestimmten Reihenfolge vorzulesen. Die Antwort nahm er ängstlich-besorgt entgegen. Es war für die Eltern allmählich spürbar, dass ihre Antworten dieses Mal – anders als früher die kleinen Rituale – nicht zu einer Beruhigung führten.

Als schließlich Vincent noch von draußen, also von der Straße aus darauf bestand, dass seine Mutter ihm die »allerletzte Frage« durch das Küchenfenster beantworten sollte, vereinbarte Frau V einen Termin bei mir.

Gloria

Die 16-jährige Gloria ist verzweifelt. Wenn sie mit dem Fahrrad durch die Stadt fährt und an jüngeren Kindern oder älteren Menschen unmittelbar vorbeikommt, ergreift sie der Gedanke, dass sie diese Menschen angefahren haben könnte. Sie muss umkehren und sich vergewissern, dass nichts geschehen ist. Dieser Vergewisserungszwang führt dann bisweilen dazu, dass sie ihre Strecke kaum schafft und inzwischen immer häufiger zu spät in die Schule kommt. Darüber hinaus haben sich ihre Gedanken in »gute« und »böse« aufgeteilt. Hat sie einen »bösen Gedanken« gedacht, so muss sie zum Ausgleich an bestimmte gute Menschen in ihrem Leben denken. So lautet die Anweisung in ihrem Gehirn: »Denk an Onkel Hans! Denk an Oma Wilhelm!« Diese Zwangsgedanken von Gloria sind inzwischen so intensiv geworden, dass sie in der Schule kaum noch aufpassen kann und überhaupt ihr ganzes Leben dominiert ist durch ihre Zwangsgedanken und Zwangshandlungen.

Auch Gloria und ihre Eltern hatten am Anfang gedacht, es sei wahrscheinlich ein kleiner und vorübergehender Spleen, nun aber möchte auch Gloria dringend Hilfe haben, um aus ihrem Zwangskorsett befreit zu werden.

Rico

Seit ein paar Monaten ist die Wasserrechnung der Familie R langsam, aber stetig in die Höhe geklettert. Seit Rico angefangen hat, mehrmals am Tag zu duschen und sich jeder einzelne Duschvorgang mehr und mehr in die Länge gezogen hat, sieht Herr R an den Angaben des Wasserwerks, was in seinem Badezimmer geschieht. Rico besteht allerdings darauf, dass die Familie ihm seine Duschzeiten zugesteht, und er wird wütend und ausfallend, wenn jemand aus der Familie versucht, ihn daran zu hindern. Unabhängig von seinen Furcht einflößenden wütenden Reaktionen würde Frau R ihren 15-jährigen Sohn schon lange nicht mehr im Badezimmer belästigen wollen. Und die zwei Jahre ältere Schwester Rita hat es längst aufgegeben: Sie ist quasi in der Familie ihres Freundes eingezogen, weil sie die tägliche Auseinandersetzung um das Badezimmer nicht mehr erträgt. Einmal hat Herr R versucht, Rico von der Dusche wegzubekommen, was zu einer körperlichen Auseinandersetzung zwischen Vater und Sohn geführt hat, in die schließlich Frau R weinend und verzweifelt eingegriffen hat.

Nachdem Rico sich eine Zeit lang damit zufriedengegeben hatte, jeden Tag frisch gewaschene Kleidung anzuziehen, genügt auch das nicht mehr: Weil Rico sich nicht mehr sicher ist, ob seine frisch gewaschene Kleidung auch »wirklich rein« ist, steht er verzweifelt und tobend vor seinem Kleiderschrank, ohne sich entscheiden zu können, was er anziehen soll, dazu drängt ihn ein Impuls, alle zehn Minuten erneut unter die Dusche zu gehen.

Es häufen sich die Tage, an denen Rico in der Unterhose in seinem Zimmer steht, um bewegungslos und mit geröteter Waschhaut zwischen Dusche und Kleiderschrank zu verharren. So geht der Tag dahin mit existenziellen Zweifeln. Einen Termin bei mir in der Klinik lehnt Rico vehement ab.

Der Zwang zu fragen

Vielfrager Vincent weiß nicht so recht, was er bei mir soll. »Meine Mutter braucht mir doch meine Fragen nur zu beantworten, dann ist alles gut! Natürlich weiß ich, dass manche Fragen Quatsch sind. Es ist doch so leicht, mir zu helfen. Wenn Mama mir jeden Morgen meine Fragekärtchen beantwortet, dann ist alles gut. Am Anfang hat Mama ihre Antworten sogar hinten auf die Karten draufgeschrieben, und ich habe mir dann alles selber vorgelesen. Aber eigentlich ist es mir lieber, wenn ich eine richtige Antwort bekomme. Wenn ich keine Antwort kriege, kann ich nicht zur Schule gehen. Ich habe ja dann immer Angst, dass ich wirklich in eine von den Fragesituationen kommen könnte. Dass ich zum Beispiel tatsächlich eine bestimmte Krankheit bekomme. Oder dass ich etwas Schlimmes getan habe, ohne es zu merken.«

Ich erkläre Vincent und seinen Eltern, dass es sich bei seinen Fragen schon längst nicht mehr nur um ein Ritual handelt, sondern um eine Zwangssymptomatik. Häufig beginnen solche Zwangssymptome schleichend und ähneln in der Tat zu Beginn Ritualen, die Kinder immer mal wieder etablieren und einfordern. Der Unterschied zwischen einem Zwang und einem Ritual liegt darin, dass ein Ritual tatsächlich eine beruhigende Wirkung hat, während der Zwang sich kontinuierlich immer weiter ausdehnt. Rituale vertragen kleine Abweichungen und lassen sich mit der Zeit ausschleichen. Zwänge bestehen jedoch auf einem spezifischen Ablauf, der bei Unterbrechung oder Abänderung dazu führt, dass der ganze Durchlauf von vorne wiederholt werden muss.

Wie aber geht man damit um? Rituale können und sollen ja eine positive Wirkung haben. Zwängen hingegen müssen sich Eltern entschlossen in den Weg stellen, weil sie nicht zu einer Beruhigung – allenfalls vorübergehend –, sondern zu einer Ausdehnung der Symptomatik führen. Sie dürfen sich nicht zu Co-Zwangsarbeitern machen lassen – was viel leichter gesagt als getan ist, weil natürlich alle Eltern die seelische Not ihres Kindes spüren, die hinter dem Zwang steht. Und wer möchte nicht seinem Kind durch Einhalten eines bestimmten Rituals durch das Leben helfen?

Ich ermuntere Frau und Herrn V, ihrem Sohn nicht mehr auf die Fragen zu antworten, sondern Vincent zurückzugeben, dass er die Antwort längst kennt. Mit Vincent bespreche ich, dass er lernen muss, die gefühlte Unsicherheit bei Nichtbeantwortung seiner Fragen auszuhalten. Wir erstellen einen Plan, mit dem er übt, seine Fragekärtchen jeden Tag um eine zu reduzieren. In der gleichzeitig begonnenen Psychotherapie geht es darum, gemeinsam zu verstehen, was Vincent in seiner jetzigen Lebensphase innerlich so verunsichert, dass er unbewusst versucht, mit einem Zwang gegenzusteuern, und wie er wieder psychische Sicherheit und seelisches Gleichgewicht erlangen kann: Mitten in der Pubertät hat Vincent große Zweifel, ob er ausreichend für das Leben und für die Mädchen ausgestattet ist. Körperlich und psychisch fühlt er sich klein und traut sich, seit sich ein hübsches Mädchen in seiner Klasse über seine roten Haare amüsiert hat, kaum jemals, überhaupt eines der Mädchen dieser Welt anzuschauen. Vincent hat das Gefühl, ausgeschlossen zu sein, um dann in diesem gefühlten Gefängnis nicht zu wissen, wohin mit seiner Neugier, wohin mit seiner Sehnsucht, seiner Triebhaftigkeit und seiner Wut.

Indem wir beide mehr und mehr von diesen Zusammenhängen verstehen, wird Vincent wieder Herr im eigenen Haus und kann Strategien der Annäherung an seine innere Welt und Mädchen im außen entwickeln. War das Weglassen der Zwangssymptome anfangs noch mit Anstrengung verbunden, spürt Vincent mehr und mehr die befreiende Wirkung eines Lebens ohne Zwänge.

Glorias Zwang

Gloria ist mit ihren 16 Jahren älter als Vincent. Ist auch ihr Gefühl, nur mit Zwangshandlungen durchs Leben zu kommen, mit einer pubertären Unsicherheit verbunden? Woher kommt der Gedanke, dass sie mit dem Fahrrad jemanden verletzt haben könnte? Und woher der unbedingte Wunsch, sich ständig zu vergewissern?

Gloria weint. »Ich weiß ja, wie unsinnig das alles ist. Aber ich habe schon alles versucht. Ich kann nicht anders. Wenn ich versuche, einen Zwangsgedanken zu unterdrücken oder nicht mit dem Fahrrad umzukehren, ergreift mich so eine schreckliche Angst, dass ich manchmal denke, mein Körper könnte in sich zusammenfallen. Ich habe dann regelrecht Schmerzen im ganzen Körper! Sie müssen mir helfen, das wieder loszuwerden. Aber bitte zwingen Sie mich nicht, das versuchen meine Eltern auch schon immer mal wieder, und dann wird alles noch schlimmer.«

Die Eltern von Gloria sind ebenfalls verzweifelt. Immer wieder fragen sie sich, was sie falsch gemacht haben. Anfangs haben sie von der Zwangssymptomatik ihrer Tochter gar nichts gemerkt. Sie wirkte zwar manchmal etwas gedankenverloren, aber niemand konnte ahnen, dass schon damals ein zwanghaftes Gedankenkreisen von ihr Besitz genommen hatte. Nun spüren Frau und Herr G, dass auch sie ihrer Tochter nicht helfen können.

Meine Empfehlung, Gloria möglichst schnell stationär für eine Behandlung aufzunehmen, löst bei Gloria Panik aus. Sie ist so schon schlechter geworden in der Schule und möchte auf gar keinen Fall die Klasse wiederholen. Ausführlich diskutieren wir die unterschiedlichen Möglichkeiten. Ich bin mir allerdings sicher, dass der Symptomatik im Rahmen einer ambulanten Behandlung nicht sinnvoll begegnet werden kann, dafür ist sie zu schwer. Glorias Zwangssymptomatik ist komplex. Es genügt nicht wie bei Vincent, dass sie nach und nach etwas verändert. Bei ihr erscheint es mir notwendig, Gloria in ihrem realen täglichen Leben zu begleiten und mit ihr konkrete Strategien zu erarbeiten, wie sie ihre Zwänge überwinden kann.

Gloria kann sich schließlich darauf einlassen, weil sie ahnt, dass zu Hause alles nur noch schlimmer werden würde. Der Gedanke, dass sie die Schule am Ende sowieso kaum noch würde bewältigen können, spielt auch eine Rolle. So schwer die stationäre Aufnahme für Gloria ist, so sehr ist sie gleichzeitig durch die räumliche Trennung von ihrer gewohnten Umgebung entlastet und kann die verhaltenstherapeutischen Maßnahmen, die das Team jeden Tag mit ihr abspricht, gut für sich nutzen. Nach kurzer Zeit äußert sie den Wunsch, auch am Wochenende lieber in der Klinik zu bleiben. Sie fühlt sich zu Hause noch nicht sicher genug und möchte den sich einstellenden Behandlungserfolg nicht riskieren, wie sie das begründet.

Sukzessive ist sie dann in der Lage, sich mit den auslösenden Situationen in ihrer gewohnten Umgebung zu konfrontieren, und kann nach acht Wochen von der Klinik aus wieder ihre alte Schule besuchen. In der Einzelpsychotherapie versteht Gloria die Zusammenhänge zwischen ihrem unsicheren Selbst und ihren Zwängen. Nach drei Monaten kann sie in eine ambulante Psychotherapie entlassen werden, die sie dann noch zwei weitere Jahre bis zum Abitur begleitet.

Heute weiß Gloria, dass sie in bestimmten, für sie unsicher wirkenden Situationen Gefahr läuft, zwanghaft zu reagieren. Sie hat die durch unser Team vermittelte Technik des Gedankenstopps jedoch inzwischen so internalisiert, dass sie sich schnell wieder befreien kann. Sobald ein Zwangsgedanke mit nachfolgendem Handlungsimpuls in Gloria aufkommt, unterdrückt sie es mit der Selbstansage des Gedankenstopps. Insgesamt ist sie selbstsicherer geworden und kann sehr gut über sich selbst und ihr Beziehungsgeflecht nachdenken. So gut, dass sie mit beiden Beinen sicher im Leben steht und Psychologie (!) studiert.

Der Fall Rico

Von den drei am Kapitelanfang geschilderten Fällen ist Rico der für alle Beteiligten schwierigste. Denn er verweigert die Zusammenarbeit. So sitzen eines Tages Frau und Herr R ohne ihren Sohn Rico vor mir. Sie sind verzweifelt. Das gesamte Leben der Familie ist massiv beeinträchtigt, und die Eltern haben, was sich gut nachvollziehen lässt, nachvollziehbarerweise große Angst, dass ihr Sohn nicht ins Leben kommt und schwer krank ist.

Rico selber sieht es anders: »Meine blöde Familie müsste nur das machen, was ich sage. Dann wäre alles kein Problem. Mein Vater soll sich nicht so anstellen, wenn ich eben mal ein bisschen länger dusche, und meine Mutter braucht sich nur an meine Anweisungen zu halten, wie sie meine Wäsche waschen muss. Ich bin doch nicht verrückt! Auf gar keinen Fall gehe ich zu dem Termin in der Klinik.«

Ich erkläre den Eltern R, dass eine Behandlung von Rico dringend angesagt ist, jedoch wohl nur gegen seinen Willen möglich sein wird. Ich empfehle ihnen, beim Familiengericht den Paragrafen 1631 b BGB errichten zu lassen, der die Behandlung eines Kindes gegen seinen Willen regelt.

Ein Richter wird sich auf ihren Antrag hin ein Urteil darüber bilden, ob es gerechtfertigt ist, Rico gegen seinen Willen auf unserer geschlossenen Akutstation zu behandeln. Unter Umständen wird er Rico hierzu von einem Gutachter der Kinder- und Jugendpsychiatrie diagnostisch und prognostisch einschätzen lassen. Ist der Paragraf errichtet, können wir dann in Absprache mit den Eltern Rico über den Zuführdienst der geschlossenen stationären Behandlung zuführen lassen.

Obwohl es ein zentrales ethisches und klinisches Gebot unseres Denkens und Handelns ist, dass alle unsere Patienten freiwillig zu uns kommen und uns auch einen eigenen Auftrag erteilen, gibt es dennoch Situationen und Diagnosen, bei denen ich anders handeln muss. Zum Glück sind die Fälle selten. Doch die Notwendigkeit ergibt sich aus der Rechtsgüterabwägung zwischen dem Recht auf Gesundheit und Fürsorge von Rico und seinem Recht auf Selbstbestimmung, welches durch seine Zwangsstörung erheblich beeinträchtigt ist.

Insbesondere Frau R hat große Angst. Sie befürchtet, Rico könnte es ihr ein Leben lang vorwerfen, dass sie ihn in »die geschlossene Klapse« gebracht hat. Darüber hinaus fürchtet sie Sekundärschäden durch andere schreckliche Patienten und die geschlossenen Türen. Ein Besuch auf unserer Akutstation kann zumindest den letzten Punkt schnell entkräften, weil Frau und Herr R sehen, dass auf unserer Station keine Monster hausen. Die Atmosphäre ist trotz geschlossener Türen mit Schleuse nicht so unangenehm wie befürchtet, und die Mitarbeiter nehmen Familie R – die Schwester war auch mitgekommen – so freundlich in Empfang und beantworten alle gestellten Fragen, dass zumindest die Furcht vor einer Traumatisierung von Rico durch die Behandlung bei uns entkräftet ist.

Auch die eigentliche Aufnahme sechs Wochen später läuft viel weniger gewalttätig ab als befürchtet. Rico schimpft zwar und beleidigt seine Eltern, aber er geht anstandslos mit den Beamten des Zuführdienstes mit und lässt sich wortlos bei uns aufnehmen.

Die ersten Tage verbringt er starr und nahezu regungslos im abgedunkelten Zimmer auf seinem Bett. Er nimmt nicht an den Mahlzeiten teil, duscht nicht und reagiert auf Ansprache kaum. Immerhin können wir durchsetzen, dass er ausreichend trinkt. Vorsichtig freundlich bleiben wir an ihm dran und vermitteln Rico, dass wir eine Ahnung davon haben, wie ängstigend für ihn der Kontakt mit der realen Welt ist. Wir lassen uns auf seine massiven

Verleugnungen – »Ich habe einfach keine Lust, hier zu duschen, und das Krankenhausessen schmeckt einfach nicht« – nicht ein, und spiegeln ihm mehr und mehr zurück, dass es einen Weg aus seinem Zwang heraus geben wird und muss. Sehr langsam kann Rico sich auf die Behandlung auf der Akutstation einlassen, und sehr langsam schafft er es, sich einem normalen Lebensrhythmus wieder anzunähern. Eine medikamentöse Unterstützung lehnt Rico ab, trotzdem kann er sich aber immerhin seinem Psychotherapeuten, dem Stationsarzt, allmählich anvertrauen: »Die Welt ist grauenvoll. Sie ist eklig, schmutzig und widerlich. Am besten, man würde alles Lebendige abtöten! Ich halte diesen Schmutz nicht aus. Nur Waschen hilft. Am besten ist es, sich die Haut mit Desinfektionsmittel vom Körper zu schrubben.«

Es wird deutlich, dass Rico noch einen langen Weg gehen muss, um einigermaßen befreit von seiner schweren Zwangsstörung Anknüpfungspunkte an sein Leben zu finden und zurückzukehren in seinen Alltag. Nach vier Monaten Behandlung auf der geschlossenen Station können wir ihn auf die Psychotherapiestation für Jugendliche verlegen – nun akzeptiert er seinen Aufenthalt bei uns freiwillig. Wir verstehen gemeinsam, wie sehr ihn ein rigider und immer wieder gewalttätiger Vater sein Leben lang geängstigt hat und wie wenig Halt Rico bei seiner überängstlichen Mutter hatte. Indem er sich mehr und mehr abgrenzen kann, findet er einen Weg zu sich, einen Weg in die Selbstständigkeit und Selbstbestimmung.

Rico bleibt immer etwas zwanghaft, kann aber schließlich zustimmen, seine weitere Entwicklung einer therapeutischen Wohngruppe und einer ambulanten Psychotherapeutin anzuvertrauen. Auch die Eltern können schließlich nach vielen Eltern- und Familiengesprächen ihren Sohn in dem Wissen ziehen lassen, dass er zu Hause sofort wieder krank werden würde.

Zwangsstörungen

Vincent, Gloria und Rico – das sind drei Jugendliche mit ganz verschiedenen Zwangsstörungen unterschiedlicher Ausprägung. Während bei Vincent noch die schnelle ambulante Intervention ausreicht, benötigen Gloria und erst recht Rico stationäre Behandlungssettings. Bei Gloria spürt man die Verzweiflung, die oft hinter einem Zwang steckt, am deutlichsten, weil sie sich eine gewisse Distanz zu sich und den Symptomen erhalten konnte, während Rico so massiv bedroht von seiner eigenen Symptomatik ist, dass er am liebsten dauerhaft verleugnen würde.

Zwangssymptome sind etwas sehr Unangenehmes, nicht nur für die betroffenen Kinder und Jugendlichen, sondern für die gesamte Familie, weil blitzschnell und oft ohne, dass die betroffenen Familienmitglieder es realisieren, alle mit einbezogen sind in den Zwang und ihn damit unterstützen. Es ist von entscheidender Bedeutung, dass Eltern merken, wann aus einem Ritual ein Zwang geworden ist, und Hilfe suchen.

Rituale

Wir Menschen sind – auch wenn viele von uns das vielleicht nicht gern wahrhaben möchten – nicht von vornherein für Unvorhersehbares geschaffen. Auch wenn uns häufig – in einem positiven Sinn – Neugierde vorantreibt und uns in ungewisse, aber wichtige und uns weiterbringende Erfahrungen trägt, überwältigt uns bisweilen die Angst vor dem Neuen. Das Fremde mobilisiert Angst in uns, weil wir nicht wissen, was es mit uns macht oder was mit uns geschieht. Das geht Erwachsenen so, wie die aktuelle politische Situation zeigen kann, vor allem aber Kinder und Jugendliche im Umbruch erfahren diese Angst. Kinder mit ausreichendem Selbstbewusstsein lassen sich in solchen neuen Situationen durch vorgegebene Handlungsanweisungen leiten, wenn ihnen dadurch ein Gerüst geschaffen wird, das ihnen ermöglicht, gefahrlos weiterzuklettern. Wir alle kennen und benötigen solche Gerüste. Viele Übergänge unseres Lebens werden denn auch durch Rituale begleitet: Geburt, Taufe, Einschulung, Abitur, Hochzeit – um nur einige wenige ritualisierte Lebensereignisse zu nennen.

Gerade für Kinder aber ist es oft wichtig und hilfreich, genau und vorher zu wissen, wie eine bestimmte Handlung, die verunsichernd oder ängstigend ist, abläuft. Rituale können helfen, damit das Kind weiß, wie es allmorgendlich die leise drohende Trennungsangst von der Mutter beim Weg in die Schule überwinden kann. Oder wie es lernt, allabendlich das Krokodil unter dem Bett zu besiegen. Durch solche Erfahrungen wird das kindliche Leben ein klein wenig leichter.

Rituale sind wie Wege und Straßen, die unsere Vorfahren irgendwann in den Urwald geschlagen haben. Nun kann man vorher auf der Karte nachschauen, wohin sie führen, und man kann sich sicher sein, dass diese Wege halten, was sie versprechen: Sie stellen eine sichere Verbindung zu einem anderen, einem entfernten Ort dar. In der kindlichen Seele bedeutet dies, dass eine Verbindung hergestellt wird zwischen zwei unterschiedlichen Gemütszuständen. Von einem Gefühl der Sicherheit hin zu einem Gefühl der Unsicherheit und Unwägbarkeit. Da das Kind nicht weiß, was mit ihm geschehen wird, wenn es sich von seiner Mutter auf dem Weg zur Schule oder vom Tag in die Nacht trennt, braucht es eine Landkarte, die vorgibt, wie der Weg durch den seelischen Urwald zu finden und zu bewältigen ist. Im Urwald kann jeden Moment etwas Unvorhersehbares geschehen: Eine gefährliche Schlange, eine Giftspinne oder ein grenzenlos tiefer Sumpf bedrohen die eigene Unversehrtheit.

Hat ein Mensch kein Konzept, so kann er nicht wissen, was geschieht. Das Vertrauen auf sich selbst reicht normalerweise ein Stück weit, aber es trägt nicht immer, und dann macht der Urwald Angst.

Der Urwald ist auch ein Bild für die eigene Seele, nicht nur für die Welt »da draußen«. Wir alle müssen lernen, dass unsere Seele bisweilen ein Eigenleben führt, das man Unbewusstes nennt. Im Unbewussten schlummern Kräfte, die zum eigenen Ich gehören, die die eigene Persönlichkeit ausmachen, die aber auch ängstigen können, weil sie nicht einschätzbar und uns selber unheimlich sind.

Wie aber soll man mit Ängsten, die aus dem eigenen Unbewussten stammen, umgehen? Die Erfahrung zeigt: Wer lernt, erfährt und weiß, dass eine bestimmte Handlung – das Kreuzen der Finger oder das Aufsagen eines magischen Satzes – das Unwägbare zähmt, dessen Leben wird sicherer. Und nebenbei wird auch der Umgang mit dem eigenen Unbewussten vertrauter, der Umgang mit dem eigenen Selbst.

Jeder Mensch und schon jedes Kind muss sich jeden Tag erneut in den Urwald aufmachen. Auch als Erwachsener ist man trotz zunehmender Lebenserfahrung und durchquerter Urwälder nicht immer sicher, wie der nächste Abschnitt zu bewältigen sein wird. Umso mehr sind Kinder auf unsere Hilfe angewiesen.

Eltern müssen ihren Kindern Wege durch den Urwald aufzeigen (gehen sollten die Kinder ab einem gewissen Alter dann allein). Zwei Verhaltensweisen sind dabei allerdings nicht hilfreich, es sind die extremen Pole: »Stell dich nicht so an!«, oder: »Ich trage dich hinüber!«

Eine der größten Herausforderungen an die elterliche Erziehung ist es, jeden Tag die Balance zwischen Fördern und Fordern wieder neu zu finden, zwischen Schutz und Druck. Ein Kind, das durch zu großen Druck überfordert wird, wird sich ängstlich zurückziehen, und ein Kind das über alle Schwierigkeiten ohne eigenes Zutun hinweggetragen wird, wird neuen Herausforderungen nicht gewachsen sein.

Für den Alltag gilt daher: Rituale sind wichtig, und Rituale dürfen nicht verniedlicht oder irgendwie anders abgewertet werden. Sie dürfen aber auch nicht dazu führen, dass sie sich beständig ausdehnen, und sie dürfen sich vor allem nicht zu einem Zwang ausweiten. Ein Zwang ist dadurch gekennzeichnet, dass er immer unabänderlicher wird.

Zwang und Perfektion

Wer kennt sie nicht, die perfektionistischen Kinder und Jugendlichen, die mit einem inneren und scheinbar unerschöpflichen An-
trieb alles immer zum Besten bringen möchten? Wer kennt nicht
von sich selbst den Zusammenhang zwischen Aufräumen, Sauber-
machen und Ordnung? Wie viele Schüler oder Studenten fangen
vor dem Lernen erst einmal an, ihren Schreibtisch aufzuräumen?
Wie viele Männer haben den Eindruck, dass ihr Auto besser fährt,
wenn es frisch gewaschen ist? Diese Liste ließe sich lange fortsetzen.

Menschen, die das Gegenteil von zwanghaft sind, erscheinen
chaotisch. Und Chaos ist für viele häufig mit Kreativität verbunden, während der Zwang für Fleiß und Durchhaltevermögen steht.
Ein solcher Zwang im nicht krankhaften Sinne kann uns helfen,
unser Seelenleben zu meistern und uns als Kulturgeschöpfe zu benehmen. Der Übergang von Zwang zu Zwangsstörung und damit
zur Krankheit ist nicht immer leicht auszumachen. Insofern sind
»ein wenig Zwang« und ein wenig Hang zu Ordnung und Perfekti-
on nicht falsch.

Der Übergang in die Krankheit vollzieht sich allerdings schleichend und bedarf unserer Aufmerksamkeit. Wann ist ein Zwang
hinderlich, wann wächst er sich zur regelrechten Behinderung aus?
Aufmerksame Eltern werden einschätzen können, wann sich ein
Ritual oder ein Hang zu Zwang und Perfektionismus in eine
Zwangsstörung umwandeln, und dann hoffentlich Hilfe von Fachleuten suchen.

Was sind Zwangsstörungen?

Grundsätzlich unterscheiden wir Zwangsgedanken von Zwangshandlungen, wobei beides – wie im Fall von Gloria deutlich geworden – auch kombiniert auftreten kann. Zwangsgedanken sind häufig Zählzwänge oder auch komplexere Gedanken, wie Gloria sie
beschrieben hat. Unter den Zwangshandlungen sind Waschzwänge
am häufigsten, die sich auf das Händewaschen beschränken kön-

nen, sich aber wie die Zwänge überhaupt schnell ausweiten und sich auf den ganzen Körper beziehen können. Zwänge können sich dann auch zu Kontaminations- oder Verunreinigungsängsten auswachsen und wirken manchmal wie eine Psychose. Was ich damit meine? Der betreffende Mensch hat dann den Bezug zur Realität verloren, seine Krankheit eine wahnhafte Entwicklung genommen. Ein Wahn ist nichts anderes als eine unverrückbare Wahrnehmung im Sinne einer gesteigerten Einbildung.

Jede Zwangsstörung ist möglichst frühzeitig und möglichst effektiv zu behandeln. Je früher ein Zwang zurückgedrängt und / oder die entsprechenden Gedanken ausgelöscht sind, desto besser ist die Prognose für die Patienten. Manifeste Zwangsstörungen sind zum Glück nicht häufig. Nur zwischen 0,5 und 3 Prozent aller Kinder und Jugendlichen leiden darunter. Ich persönlich habe einen großen Respekt vor Zwangsstörungen, weil sie so eine hartnäckige Tendenz zur Chronifizierung haben und daher nicht immer leicht zu behandeln sind. Das ist gerade dann der Fall, wenn die Symptomatik schon länger besteht. Nicht selten sehen wir Patienten, die unter ihrer Zwangsstörung schon seit Jahren leiden, bevor sie uns vorgestellt werden. Das bedauere ich sehr. Ich würde gerne im Vorfeld Eltern lieber entlastet nach Hause schicken, als Kinder und Jugendliche mit chronifizierten Krankheitsverläufen behandeln zu müssen. Gerade in diesem Bereich müssten Eltern einen aufmerksamen Blick auf ihre Kinder richten. Doch mir ist durchaus bewusst, wie schwer es für Eltern manchmal ist, den richtigen Zeitpunkt für eine Intervention nicht zu verpassen. Der schleichende Beginn dieser Symptomatik führt nämlich dazu, dass man sich daran gewöhnt oder hofft, dass »es« sich von alleine wieder legen wird. Das ist besonders dann der Fall, wenn die Kinder selbst keinen Leidensdruck äußern oder sich nicht helfen lassen wollen. Ich habe da viel Verständnis für die Eltern. Schließlich sind Zwänge im weitesten Sinne integraler Bestandteil unserer Kultur, gerade wir Deutschen gelten ja als sauber, pünktlich, korrekt, gewissenhaft …

Zwang und Kultur

Unsere Kultur ist zunächst einmal etwas sehr Wichtiges für uns Menschen. Kultur ist wie eine komplexe Landkarte für unser Leben. Die Kulturleistung des Menschen ermöglicht es uns im übertragenen wie im konkreten Sinn, die Urwälder zu roden und in fruchtbare Äcker umzuwandeln. Längst haben wir verstanden, dass nur über eine sinnvolle Balance zwischen Urwald und Kulturlandschaft unser kollektives Überleben gesichert ist. Dies ist eine Metapher für jeden Einzelnen von uns, jede einzelne Seele. Wo aber verläuft die Grenze, wann ist der Moment gekommen, in dem ein Zwang die eigentliche Kulturleistung krankhaft umformt? Die Unterwerfung des Lebendigen in uns unter einen Zwang führt zu Starre, Bewegungslosigkeit, Inflexibilität sowie zu Genuss- und Triebfeindlichkeit. Eigentlich ist es ja eine Kulturleistung, wenn wir die Naturkräfte außerhalb und innerhalb unseres Seelenlebens bezwingen. Doch wir laufen dadurch auch Gefahr, alles Lebendige abzutöten.

»Wir regulieren uns zu Tode«, ist ein Satz, den ich in letzter Zeit häufig höre und den ich selber sehr gut nachvollziehen kann. Immer mehr Gesetze, Regularien und Verordnungen erhöhen den administrativen Aufwand in jedem Bereich unseres Lebens derart intensiv, dass ich bisweilen den Eindruck habe, die Administration erreicht einen Selbstzweck, der fern der Ansprüche eines lebendigen Lebens liegt.

Zwanghafte Menschen werden gern belächelt und als Pedanten abgetan. Gerade die Pedanterie macht deutlich, wie schnell aus einem Zwang ein Gefängnis für alle Beteiligten werden kann: Der Pedant kontrolliert und maßregelt sich selbst und seine Mitmenschen so intensiv, dass Leben im Keim erstickt und die maschinenhafte Normerfüllung zum Sinn des Lebens wird.

Dennoch möchte ich an dieser Stelle eine Lanze für den Zwang brechen, weil ohne seine ordnende Kraft das Chaos überhandnehmen würde. Anarchie und Regellosigkeit sind keine guten Maßstäbe, die menschliches Miteinander oder menschliche Innenwelt lebbar machen. Kinder, die in Unordnung und Beziehungschaos,

Unzuverlässigkeit und Grenzüberschreitung aufwachsen, verwahrlosen und werden dadurch aus jedem menschlichen Miteinander herauskatapultiert.

Der Zwang ist die Kraft, die beim Rodeo dem Reiter dazu verhilft, das unbändige Tier am Ende zu bändigen. Ob wirklich jedes wilde Pferd gezähmt werden muss, ist eine andere Frage. Sowohl ein Leben mit ausschließlich gezähmter Natur als auch ein Leben unter unnahbaren Wildpferden ist nicht sinnvoll und erstrebenswert. Ein unzähmbares Kind ist froh und entlastet, wenn es sich in geregelten Bahnen bewegen kann. Und ein zwanghaftes Kind ist erleichtert, wenn der Zwang es nicht mehr ständig gefangen hält.

Beim Wettlauf des Hasen mit dem Igel gewinnt derjenige, der den Mut hat, Regeln zu umgehen. Wenn aber alle gleichzeitig diesen Weg beschreiten würden, wäre das Chaos da, und keiner hätte etwas davon oder würde gewinnen. Wenn es in diesem ungleichen Wettkampf unseres Lebens möglich wäre, sich vorher über die Regeln zu verständigen, könnten beide Seiten abwechselnd gewinnen. Das allerdings setzte sehr viel persönliche Reife voraus. Womit wir wieder bei der Kultur, der Kulturleistung wären.

Die Pflege von Ritualen

Kürzlich bin ich in einem Interview gefragt worden, ob Fantasiegefährten von Kindern nicht auch gefährlich sein oder auf eine zugrunde liegende psychische Erkrankung des Kindes verweisen könnten. Ich erschrecke mich dann, weil ich den Eindruck habe, dass in unserer Zeit bisweilen intuitives Wissen über die kindliche Seele verloren geht. Fantasiegefährten ritualisieren sehr deutlich die Notwendigkeit für das Kind, jemanden neben sich zu haben, um besser und sicherer in die Welt zu kommen. Wenn Ihr Kind sich ein Ritual ausdenkt oder einfordert oder Sie den Eindruck haben, dass eine bestimmte Schwelle nur schwer zu übersteigen ist: Zögern Sie nicht, ein Ritual einzuführen, es aufzunehmen und zu pflegen. Rituale machen nicht lebensunfähig. Rituale sind wie Tanzschritte, über die ein gemeinsamer Tanz überhaupt erst möglich wird. Nur der sehr erfahrene Tänzer wird Schritte so ersetzen und improvisieren können, dass auch die Tanzpartnerin sie aufgreifen kann und wieder ein gemeinsamer harmonischer Bewegungsablauf entsteht. Der kindliche Tanz ist oft ungelenk, manchmal auch übermütig oder auch gehemmt. Es ist unsere Aufgabe als Eltern, den kindlichen Tanz so zu lenken, dass erfolgreiche Schritte entstehen. Erfolg bedeutet in diesem Kontext nicht Leistung, sondern Selbststeuerung und Lebenszufriedenheit. Je mehr ein Kind sich darauf verlassen kann, dass es über Rituale neue Schritte gehen kann, desto sicherer wird es sich fühlen, und desto weiter wird es kommen.

»Ich kann eben nicht anders«

Wir alle sagen diesen Satz recht häufig, und wir tun das ganz ohne Nachdenken. Wir meinen damit bestimmte Persönlichkeitsanteile in uns, von denen wir gelernt haben, dass sie nur schwer oder gar nicht zu verändern sind. »Ich bin eben so«, »das sieht dir mal wieder ähnlich«, »das macht er immer« oder auch: »Ich brauche das einfach.«

Wir leiden bisweilen unter den unveränderlichen Anteilen unserer Seele, wir wissen aber auch, dass wir auf sie nicht verzichten wollen, weil sie uns wie ein Korsett stützen. Wenn ein Kind diesen Satz jedoch zu intensiv sagt oder lebt, müssen wir aufmerksam werden und genau hinschauen. Sosehr Sie Rituale mit Ihren Kindern pflegen sollten, so sehr müssen Sie sich Zwangssymptomen schnell und entschlossen in den Weg stellen. Und sich nicht scheuen, frühzeitig Hilfe zu holen. Manchmal sieht man von außen eher, ob sich da ein Zwangssymptom herausgebildet hat. Dann kann man gemeinsam zu einer Einschätzung darüber kommen, ob und in welchem Maße Hilfe oder Behandlung notwendig sind.

Zwangsstörungen kommen mir immer vor wie unverrückbare Felsbrocken auf dem Weg. Felsbrocken, die uns zwingen, auszuweichen. Gefragt sind dann Landschaftsarchitekten, die sich damit auskennen, wie man dieses Gestein zerkleinert und wie man die Landschaft wieder frei begehbar macht.

11. Kapitel

»Ihr versteht rein gar nichts!«

Dies ist ein Kapitel über die Pubertät. Und es ist ein Kapitel für Eltern, mehr als alle anderen in diesem Buch. Denn Kindern und Jugendlichen muss man in der Regel nicht erklären, was Pubertät ist. Pubertät ist keine Krankheit. Und Pubertät ist auch nicht so schlimm, wie sie sich für Eltern manchmal anfühlt. Da das Leiden also eher ein elterliches ist, sollen hier auch erst einmal Eltern zu Wort kommen.

Rubys Eltern

Die Eltern von Ruby, 14 Jahre, sind ohne ihre Tochter zum Erstgespräch gekommen. »Wir haben uns gar nicht getraut, Ruby zu fragen, ob sie zu Ihnen mitkommen möchte. Ruby ist nicht mehr wiederzuerkennen«, und Frau R schießen die Tränen in die Augen. »Sobald sie mich sieht, habe ich den Eindruck, als wenn sie sofort schlechte Laune bekommt. Und wir hatten immer so eine gute Beziehung! Jetzt spricht sie kaum noch mit mir, und wenn, dann blafft sie mich an und beleidigt mich. Sie kommt nicht mehr zum gemeinsamen Essen, sondern holt sich ihren Teller und zieht sich in ihr Zimmer zurück. Ich weiß gar nicht, was ich falsch gemacht habe, und ich weiß nicht mehr, wie es meiner Tochter geht. Ich sehe nur große Verschlossenheit, schlechte Laune und Aggressivität. Sie lässt sich überhaupt nichts mehr von uns sagen und kommt manchmal erst am frühen Morgen wieder nach Hause. Immerhin sagt sie uns, wo die Partys stattfinden, aber neulich habe ich auch gesehen, als ich hinter dem Vorhang stand, dass sie nicht mit dem Taxi, sondern von einem Jungen nach Hause gebracht worden ist. Immerhin schläft sie dann manchmal auch bei einer Freundin. Wenn ich nur eine einzige Frage an sie richte, wird sie aggressiv.

Ich habe Angst, dass ich meine Tochter verliere, und ich weiß überhaupt nicht, wohin das alles führen soll.«

Herr R ergänzt: »Bei mir ist Ruby nicht ganz so aggressiv wie bei meiner Frau«, er klingt ebenfalls sehr besorgt. »Ich biete ihr immer an, sie abzuholen, egal wie spät es ist, aber Ruby möchte das nicht. Sie weiß ganz genau, dass wir immer so lange wach bleiben, bis sie zu Hause ist. Deshalb sehen wir ja auch immer, wann und wie sie kommt. Ich habe das Gefühl, dass sie uns inzwischen oft anlügt. Das macht mich hilflos und wütend. Sie ist doch unser einziges Kind!«

Ich kenne Ruby nicht. Ich stelle mir ihre Sicht der Dinge und ihre innere Welt so vor: »Meine Eltern verstehen einfach rein gar nichts! Sie können mich nicht in Ruhe lassen und sind Kontrollettis bis zum Umfallen. Sobald ich zu Hause nur die Tür aufmache, bekomme ich schlechte Laune. Wenn ich dann das sorgenvolle Gesicht meiner Mutter sehe, bin ich so was von angeätzt, dass ich fast kotzen könnte. Ich weiß, dass sie es eigentlich gut meinen, und ja, natürlich, wir hatten eine gute Beziehung. Aber jetzt bin ich nicht mehr das kleine liebe Mädchen. Alle anderen dürfen unterwegs sein, nur ich nicht. Jetzt bringen Sie denen doch endlich mal bei, dass sie mich in Ruhe lassen sollen. Ich kann schon selber auf mich aufpassen.«

Die Situation zwischen Ruby und ihren Eltern ist so weit eskaliert, dass ein Dolmetscher eingreifen muss. Ich übernehme gerne diese Funktion und erkläre den Eltern zunächst einmal den grundsätzlichen Konflikt ihrer Tochter. Wie sagt man sich von jemandem los, den man ein Leben lang geliebt hat und zu dem man eine sehr enge Beziehung hatte? Das geht doch nur, indem man plötzlich darauf achtet, was man am anderen nicht mögen könnte. Dann entstehen für Eltern oft unerwartet und plötzlich abgrenzende und manchmal auch verletzende Sätze ihrer Kinder, die lauten wie: »Schmatz doch bitte nicht so laut!« – »Wie läufst du eigentlich heute wieder rum?« – »Du bist so peinlich, bitte sag nichts, wenn meine Freunde da sind.«

Diese Sätze lassen sich beliebig ergänzen. Sie sind Ausdruck eines verzweifelten Versuches, Abstand zwischen sich und die geliebten Eltern zu bringen. Eltern, die diesen Versuch als Ausdruck einer real gescheiterten Beziehung missverstehen, haben verloren. Eltern müssen sich in solchen Situationen trauen, sich auf die gute Qualität ihrer Beziehung zu ihrem Kind aus den ersten Jahren zu verlassen. Warum sollte die Tragfähigkeit dieser Beziehung plötzlich nicht mehr gelten?

Der in der Pubertät notwendige Trennungsschritt bezieht sich allerdings nicht nur auf die Kinder. Auch die Eltern müssen diesen Schritt vollziehen und sehen dennoch automatisch im Angesicht ihres Kindes immer noch das kleine Kind und dessen liebevoll-vertrauensvollen Blick. Das soll alles plötzlich nicht mehr gelten?

In der Tat: Es muss etwas Neues geschehen, es muss eine Entwicklung eingeleitet werden, auf deren Grundlage Autonomie und erwachsene Identität entstehen können. Dieses Loslassen ist auch auf elterlicher Ebene ein schwieriger und anstrengender Prozess, der allerdings nicht wie die Pubertät des Kindes automatisch und biologisch gesteuert ist. Mütter, die plötzlich nicht mehr die Vertraute ihrer Töchter sind, müssen sich mit ihrer natürlichen und fürsorglichen Neugierde zurückhalten. Väter, die ihrem Töchterlein wie immer gerne über das Haar streichen möchten, müssen mehrere Meter Abstand halten und aus der Ferne mit ansehen, wie fremde Jungen plötzlich nachts vor dem Haus stehen. Beide Eltern müssen es lernen, nachts wieder zu schlafen und ihrer Tochter und dem Schicksal zuzutrauen, dass sie sich gut in das Leben begibt.

Natürlich habe ich Verständnis für die Sorge gerade von Eltern pubertierender Töchter, aber wenn Sie nicht möchten, dass Sie angelogen werden, müssen Sie etwas tiefer in die Tasche greifen und die Taxikosten in voller Höhe übernehmen. Ich ermutige Eltern von partyhungrigen Kindern immer, ihre Kids explizit zu ermutigen, dass sie so lange bleiben sollen, wie der Spaß anhält. Haben Kinder klare Zeitvorgaben, so kann man davon ausgehen, dass sie diese Vorgaben auch dann bis zu Ende ausschöpfen, wenn eigentlich der Spaß schon längst zu Ende ist. Traut man ihnen dagegen zu, wirklich darauf zu achten, welche Party wo und mit wem bis wann wirklich Spaß macht, dann, so meine Erfahrung, ist der Machtkampf beendet, und die Kinder können früher nach Hause kommen. Überhaupt können Kinder, die wissen, dass ihre Eltern zwar angemessen besorgt sind, ihnen aber auch viel zutrauen, sich viel entspannter den eigenen Eltern zuwenden. Ganz entscheidend in diesem Prozess ist also die elterliche Haltung, die von der pubertären kindlichen Abgrenzung nicht zu tief getroffen werden darf.

Häufig ermutige ich Eltern, ihre eigene Pubertät noch einmal Revue passieren zu lassen, weil sie dann merken können, dass es ihnen in dem Alter auch nicht anders ergangen ist.

Hatte ich für das Säuglingsalter erklärt, wie wichtig es ist, dass Eltern ihren Kindern deren Gefühle adäquat übersetzen und zurückgeben, so ist diese elterliche Funktion auch in der Pubertät gefragt, allerdings mit einem entscheidenden Unterschied: Eltern pubertierender Kinder sind genauso gefragt, die kindlichen Gefühle zu übersetzen – allerdings dürfen sie ihre einführende Erkenntnis auf keinen Fall mitteilen, sondern müssen aus der Ferne still genießen, wie wunderbar (!) sich ihr Kind weiterhin entwickelt.

Frau und Herr R können meine Hinweise gut aufgreifen. Es fällt zwar insbesondere dem Vater sehr schwer, sich aus seinem kontrollierenden Leuchtturm zurückzuziehen, der Rubys Weg durch die Nacht beständig zu erhellen und zu bewachen sucht. Je mehr Herr R merkt, dass seine Tochter sein Vertrauen honoriert, desto mehr entspannt sich die Situation. Familie R lernt, dass nur über vertrauensbildende Maßnahmen eine neue Qualität von Beziehung entsteht, nicht aber über gesteigerte Kontrolle.

Schließlich lerne ich auch Ruby kennen, ein Mädchen, das es auf jeden Fall verdient hat, dass ihre Eltern ihr zutrauen, mit den aktuellen Anforderungen ihres Lebens zurechtzukommen – auch wenn sie damit um 3:00 Uhr morgens konfrontiert wird. Ruby beantwortet das wachsende Vertrauen ihrer Eltern unter anderem damit, dass sie diese wieder mehr an ihrem Leben teilnehmen lässt. In den Gesprächen mit mir muss ich allerdings beide Eltern immer wieder ermahnen und ermutigen, Hoffnung in ihre Tochter zu setzen und kein Misstrauen.

Insgesamt habe ich allerdings den Eindruck, als böte Pubertät aktuell nicht mehr so viel familiären Sprengstoff wie noch vor einigen Jahren. Ich muss solche Gespräche nicht mehr so oft führen wie früher.

Pubertät light

Die Pubertät ist die entscheidende Phase im Übergang zwischen Kindheit und Adoleszenz bzw. Erwachsenenalter. Sie ist gekennzeichnet durch eine Reihe von biologischen, körperlichen und psychischen Veränderungen. Im psychischen Bereich sind die Kinder damit konfrontiert, dass die früheren kindlichen Lösungen für die Bewältigung insbesondere von Beziehungskonstellationen nun nicht mehr ausreichen. Während der fünfjährige Junge auf dem Schoß seiner Mutter noch sagen konnte: »Mama, ich werde dich eines Tages heiraten, bitte warte auf mich, und sage es aber auf keinen Fall weiter«, muss sich der 14-jährige Junge von seiner Mutter abwenden und eine neue Lösung für dieses Gelübde finden, ohne sich und seine Liebe zu seiner Mutter zu verraten. Für die Mädchen ist diese Entwicklung dadurch kompliziert, dass sie schon sehr viel früher das primäre Liebesobjekt, die Mutter, zugunsten der Männerwelt verlassen müssen, ohne ihre Mutterliebe zu verraten. Die heftigen Emotionen und Explosionen, die sich in der Pubertät zwischen Mutter und Tochter häufig abspielen, haben hier ihren Ursprung.

Eltern der heutigen Zeit sind besser und intensiver eingefühlt in ihre Kinder als die Eltern- oder Großelterngeneration. Dieses Verständnis führt dazu, dass die Abgrenzungsbewegungen pubertierender Kinder häufig nicht mehr so lärmend ablaufen müssen. Ich halte nichts von der Vorgabe, dass eine Pubertät nur dann echt ist, wenn sie mit entsprechendem Protest und lautstarken Konflikten einhergeht. Solange verständnisvolle Eltern nicht zu »Marshmallow-Eltern« degenerieren, in die man hineinpiksen kann und die Delle bleibt bestehen, führt eine verständnisvolle elterliche Haltung in der Pubertät zu beständiger Deeskalation. Darüber freue ich mich, ist doch dieser Lebensabschnitt für die Kinder anstrengend und unübersichtlich genug.

Die neue Unübersichtlichkeit

Neben notwendigen psychischen Prozessen und der dadurch entstehenden Unübersichtlichkeit in der Pubertät haben es unsere Kinder zusätzlich mit einer ganz neuen Qualität fehlender Übersichtlichkeit zu tun. Gab es gefühlt vor 30 Jahren fünf verschiedene Studiengänge, unter denen man auswählte, so sind es heute Tausende von Möglichkeiten, von denen niemand wirklich sagen kann, in welche Zukunft sie führen werden. Darüber hinaus zeichnet sich unsere aktuelle Welt nun einmal nicht gerade durch Übersichtlichkeit aus. Die tägliche Informationsflut erfordert eine immense Fähigkeit zum Filtern, zum Hierarchisieren und zum Verstehen. Die weltweit aktiven zerstörerischen Prozesse vermitteln kein Gefühl der Sicherheit, und wir Erwachsenen müssen uns einmal mehr jeden Tag fragen, welche Welt wir unseren Kindern bereiten.

In dieser Gemengelage von inneren und äußeren Faktoren brauchen unsere Kinder unabhängig von ihrem Alter einmal mehr unsere Fürsorge und unser Zutrauen. Wie häufig wünsche ich mir, ich könnte mein Gespräch mit der jugendlichen Tochter oder dem jugendlichen Sohn den Eltern als Video zur Verfügung stellen, um ihnen zeigen zu können, wie wenig Sorgen sie sich machen müssen! Da natürlich die Intimität der Beziehung der Jugendlichen zu mir geschützt werden muss, kann ich dies immer wieder nur im übertragenen Sinn tun, indem ich mich bemühe, Eltern zu entlasten und zu ermutigen, ihre ursprüngliche Beziehung zu ihrem Kind nicht infrage zu stellen. Wenn man es richtig anstellt, wenn man dabei nicht kontrollierend und/oder entmündigend vorgeht, lassen sich auch Jugendliche und Adoleszente immer noch gerne an die Hand nehmen – am besten so, dass es keiner wirklich merkt.

Eine gemeinsame Welt

Jede Altersgruppe in unserer Gesellschaft hat ihren eigenen Platz und ihre eigene Bedeutung. Und dennoch entsteht Gemeinsamkeit nur dadurch, dass man zusammensteht, dass man sich mit dem richtigen Abstand begegnet, sich voreinander- – oder auch auseinander-(!) – setzt, um auf Augenhöhe den Blick auf den anderen zu richten. Erst dann entstehen neue Blickwinkel, die dazu führen können, dass man sich bisweilen nebeneinandersetzt, um gemeinsam in dieselbe Richtung zu schauen. Die Gemeinsamkeit, die dann entsteht, ist automatisch durch Vielfalt gekennzeichnet, wenn jeder den Blick des anderen als Bereicherung aufnehmen kann.

Wir sollten unseren Kindern zutrauen, dass sie die Welt, die wir so gerne friedlich und lebenswert gestalten wollen, noch besser ausgestalten können als wir, denn sonst verwehren wir ihnen einen guten Startplatz für ihren Weg in die Zukunft. Ein Sportler, der schon auf dem Startblock mit der Zuschreibung leben muss, dass er das Ziel wahrscheinlich nicht ausreichend schnell erreichen wird, muss eine Menge inneren Trotz aufbringen, um nicht nur seine Leistung abzurufen, sondern sich darüber hinaus gegen die negative Zuschreibung zur Wehr zu setzen.

Der aktuelle Zustand unserer Welt liegt in unserer Verantwortung als Eltern. Es gibt keinen Grund anzunehmen, dass unsere Kinder ihre Zukunft leichter bewältigen werden als wir. Wenn es stimmt, dass unsere Welt gerade etwas aus den Fugen gerät, dann sind die Anforderungen an unsere Kinder noch um einiges größer als für uns, die wir in eine Wohlstandsgesellschaft hineingewachsen sind.

Viele Anforderungen unserer aktuellen Zeit sind nur durch gute und konstruktive Lösungen zu bewältigen. Lösungen, die wir gemeinsam finden, über die wir uns kollektiv einigen. Der Schulterschluss, den wir Erwachsenen vollziehen müssen, um gegen Krieg, Angst und Destruktion zu bestehen, gilt auch für unsere Kinder, wir müssen den Schulterschluss auch mit ihnen halten – insbesondere dann, wenn sie sich selber gerade in einer verletzlichen Phase ihrer Entwicklung befinden. Wir sind gewohnt, ihnen voranzugehen, ihnen zu zeigen, wohin der Weg führen sollte.

Ein wichtiger Satz im Umgang mit den Kindern und Jugendlichen in unserer Klinik lautet: Nur wer gehen kann, kann auch bleiben. Irgendwann geht es für Eltern darum, nicht mehr voranzugehen, sondern sich neben die eigenen Kinder zu stellen, um dann am Ufer zu stehen und zu winken, wenn sie davonsegeln in eine eigene und neue Welt – aus der sie uns dann später begeistert berichten werden. Wenn wir das unseren Kindern nicht zutrauen, müssen sie fliehen, und kommen vielleicht gar nicht mehr wieder zurück.

12. Kapitel

Niemand mag mich

Sofia ist 14 Jahre alt. Sie ist ein unglückliches Mädchen in einem doppelten Sinn: Da ist einmal ihr Inneres, ihr psychischer Zustand, und zum anderen ist da ihr Äußeres. Schulterlange, dunkle, etwas fettige Haare umrahmen ein Gesicht mit empfindlicher und heller Haut, das sehr von Akne gezeichnet ist. Scheu, und irgendwie in der Erwartung, dass »gleich wieder« etwas Unangenehmes mit ihr passieren würde, nimmt sie mir gegenüber Platz.

Zögernd beginnt sie zu erzählen: »Ich muss jetzt zum zweiten Mal die Schule wechseln. Immer habe ich so großes Pech mit den Klassen. Andauernd werde ich gemobbt. Irgendwann habe ich dann keine Kraft mehr, um in die Schule zu gehen. Noch nie hatte ich eine Freundin. Nur im Kindergarten einmal ganz kurz, aber die wohnt inzwischen in einer anderen Stadt. Zuletzt haben sie eine ›Sofia-ist-scheiße‹-WhatsApp-Gruppe gegründet. Da werde ich nur beleidigt. Ich weiß nicht mehr, wie ich weiterleben soll.«

Der erste Eindruck des Unglücks bei Sofia weitet sich aus. Wie soll man leben können, wenn man ständig so tief verletzt wird? Warum sollte das Mädchen weiter in eine soziale Gruppe gehen, von der es gequält und ausgegrenzt wird? Ich muss meine erste Empörung etwas zurückhalten, um erst noch mehr von Sofia zu verstehen.

Ihr Vater hat sich von der Familie getrennt, als sie ein Jahr alt war. Da der Vater sich danach nie wieder um seine Familie gekümmert hat, konnte Sofia ihren Vater gar nicht erst kennenlernen. Ihre von da an alleinerziehende Mutter musste sich schnell um Unterhalt und Arbeit kümmern. Als Kassiererin in einem Supermarkt verdient sie nicht viel Geld und hat schon immer lange Stunden gearbeitet, in denen Sofia fremdbetreut werden musste. Die kleine Zweierfamilie lebt bescheiden vor sich hin und versucht, sich durchzuboxen. Zu allem Unglück ist Sofia kein aktives Kind, das fröhlich auf die Welt und andere Kinder zugeht, sondern sie ist scheu, ängstlich und zurückhaltend. In Gruppenkonstellationen bietet sie sich schon seit der Grundschule als das Kind an, auf dem man am ehesten herumhauen, das man am ehesten ausgrenzen kann. Bevor wir uns weiter mit Sofia beschäftigen, schauen wir uns erst einmal solche Gruppenprozesse an, die in jeder Gruppe, in jeder Klasse ablaufen und die abhängig vom »Opferkind« und der Gruppe eskalieren können.

Soziometrie

Unter Soziometrie versteht man die Sichtbarmachung sozialer Beziehungen in Gruppen. Indem man den Teilnehmern einer Gruppe verschiedene Fragen nach den Beziehungen untereinander stellt (mit wem verbringst du gerne die Pause? Mit wem auf gar keinen Fall?), kann man ein grafisches Muster gegenseitiger Anziehung und Ablehnung erstellen. Sehr schnell erkennt man dann das Beziehungsgefüge der Menschen in der Gruppe untereinander, und man erkennt, wer in der Alphaposition und wer in der Omegaposition ist. Mit der Alphaposition ist in Bezug auf die gestellte Frage der oder die Beliebteste gemeint, während die Omegaposition den oder die Außenseiterin kennzeichnet. Vereint ein Kind in Bezug auf viele dieser Fragen zur Beziehung innerhalb der Gruppe die Alphaposition auf sich, so wird es sich bei diesem Schüler um den oder die potenzielle Klassensprecherin handeln. In der Omegaposition hingegen befindet sich der oder die Schülerin, die als Außenseiterin Gefahr läuft, beständig ausgegrenzt zu werden.

Alle Gruppen – auch im Erwachsenenalter – stabilisieren sich darüber, dass es innere oder äußere Feinde gibt. Im Schulkontext ist dies im mildesten Fall die schreckliche Nachbarklasse. Jede unreife Gruppe benötigt ein Mitglied des Verbandes, auf das die eigenen Aggressionen projiziert werden. Unter Projektion verstehen wir einen psychischen Abwehrmechanismus, mit dem wir an uns selbst Ungeliebtes oder Unlebbares auf andere Menschen projizieren oder übertragen. Diese Menschen sind dann per se plötzlich schrecklich, bedrohlich und auf jeden Fall abzulehnen – einfach aufgrund ihres Daseins und nicht aufgrund spezifischer Verhaltensweisen.

Eine automatische Form der Soziometrie entsteht im Sportunterricht immer dann, wenn die Sportlehrer die Mannschaften durch die persönliche Wahl von Anführern bilden lassen: Sehr schnell ist dann klar, welche Schüler immer zuletzt gewählt werden. Sportlehrer, die gegen besseres Wissen in bestimmten Klassen einzelnen Schülern beständig dieses Erlebnis der Ausgrenzung präsentieren, wissen nicht, was sie den Kindern in der Omegaposition antun. Selbstverständlich müssen wir von (Sport-)Lehrern erwarten können, dass sie die Folgen ungeregelter und unbegleiteter soziometrischer Wahlen erkennen und den betroffenen Kindern Erlebnisse der Zugehörigkeit ermöglichen.

Das gilt natürlich aber nicht nur für den Sportunterricht, sondern im Prinzip wird jeder aufmerksame Lehrer die Soziometrie seiner Klasse beschreiben können. Häufig machen sich Lehrer diese Kenntnisse dahingehend zunutze, dass sie von sich aus eine bestimmte Sitzordnung durchsetzen, bei der für sie störende Kinder durch entsprechende andere Schüler »neutralisiert« werden. Nicht selten führt dies dazu, dass die sozial kompetenten und »braven« Mädchen dazu missbraucht werden, laute und störende Jungen zu beruhigen.

Viel klüger wäre es, wenn die Lehrer sich die Mühe einer komplexen Soziometrie machen würden, um daraus besser zu verstehen, wie ihre Klasse sozial funktioniert. Dann könnten sie daraus funktionalere und befriedigendere Sitzordnungen ableiten. Oft erlebe ich allerdings Lehrer, die so distanziert gegenüber ihren Klassen sind, dass sie der Meinung sind, dass die Schüler allein verantwortlich sind für ihr Miteinander.

Sofia, das Opfer?

Sofia ist von Geburt an – und durch ihre Lebensumstände verstärkt – ein scheues und ängstliches Kind. Gemeinsam mit ihrer Mutter, die sich ebenfalls als ängstlich und zurückhaltend beschreibt, hat Sofia nicht erlebt, dass sich den beiden Frauen jemand fürsorglich und hilfreich zugewandt hätte. Im Gegenteil, das Gefühl des Verlassenseins bei Frau S hat sich auf Sofia übertragen und ein Lebensgefühl etabliert, in dem die Welt primär feindlich und ablehnend ist. Schon früh verfestigte sich bei Sofia die Erfahrung, dass sie nicht nur in Gruppen schwer Anschluss findet, sondern darüber hinaus ausgegrenzt und beständig mehr geärgert wird.

Wie kann es sein, dass ein Kind, das sowieso schon ängstlich in der Ecke steht, zunehmend Ziel aggressiver Impulse der anderen wird? Rational ist dieses Phänomen nicht zu erklären – wir erwarten von unseren Kindern ein anderes Verhalten. Doch die Schutzlosigkeit eines anderen Menschen erzeugt in uns in dem Moment keinen Schutzimpuls, wenn der ungeschützte Zustand des anderen in uns Gefühle der Verachtung auslöst. Niemand von uns möchte jemals ungeschützt sein, und dennoch kennt jeder von uns solche Situationen und weiß, dass es immer ungeschützte Anteile unserer Seele geben wird. Kann ein Kind oder ein Schüler das nicht reflektieren – in der Regel aus eigenen psychischen Gründen –, entsteht ein aggressiv-sadistischer Impuls, auf die Schutzlosigkeit des anderen einzuschlagen. Nur so sind kollektive Phänomene zu erklären, bei denen plötzlich in bis dahin friedlichen Gesellschaften Minderheiten verfolgt, geschlagen und getötet werden. Und ähnlich verhält es sich mit dem Opfer, das am Boden liegt, auf das die Täter plötzlich hemmungslos und entgrenzt einschlagen und -treten. Niemand würde auf die Idee kommen, in so einem Kontext dem Opfer die Schuld zuzuschreiben. Und dennoch gibt es immer wieder eine Täter-Opfer-Dynamik, die ihre Wucht nicht alleine aus der Aggressivität der Täter schöpft.

Da sich jeder Mensch – auch jedes Kind – verantwortlich fühlt für sein Handeln, geht jeder davon aus, dass er seinen eigenen Anteil auch zur Handlung seines Gegenübers beigetragen hat. So entstehen auch bei Opfern Schuldgefühle, die sich kaum verhindern lassen.

Für mich geht es in der Behandlung von Sofia daher erst einmal darum, ihr inzwischen etabliertes masochistisches Selbstbild aufzulösen. Sofia nimmt längst als selbstverständlich an, dass sie es auch »nicht anders verdient« hat. Ihr Selbstwertgefühl ist noch nie besonders gut ausgeprägt gewesen. Durch die schlechten Beziehungserfahrungen seit der Grundschule ist es beständig weiter ins Negative abgerutscht, sodass Sofia ihren Mitschülern unbewusst ein Selbstbild anbietet, das widerspiegelt: Es ist gerechtfertigt, mich auszugrenzen. Und so mobilisiert sie in den anderen schon auf diese Weise aggressive Impulse.

Wir alle wünschen uns, Menschen zu treffen, denen wir nicht beweisen müssen, dass sie liebenswert sind. Vielmehr wünschen wir uns jemanden, der sich unbeschwert und im guten Sinne des Wortes neugierig nähert. Das ist bei Kindern nicht anders: Auch sie ärgern sich darüber, wenn sie einem anderen Kind die Kontaktaufnahme und die Bestätigung der Beziehung beständig abnehmen müssen. Sofia muss sich selber zurechtlieben. Das wird ihr nur im Rahmen einer Psychotherapie gelingen, in der ihr Selbstwert und ihre Beziehungsgestaltung Thema sind und am Beispiel der wachsenden Beziehung zwischen Sofia und mir aufgearbeitet werden können.

Alles Mobbing?

Der Begriff des »Mobbings« wird inflationär benutzt. Eltern und noch mehr Großeltern äußern mir gegenüber den Verdacht, dass Hänseln unter Kindern schon immer ein normales Phänomen war und man es mit der Definition Mobbing nicht übertreiben sollte.

Ich erwidere gerne darauf, dass Hänseln zum Repertoire kindlichen Verhaltens gehört und insofern auch normal ist. Niemand wird von einem Kind dieselben reifen psychischen Mechanismen erwarten, die mit zunehmendem Alter und spätestens im Erwachsenenalter Selbstverständlichkeit sein sollten (wobei wir sie auch bei Erwachsenen bei Weitem nicht immer vorfinden!). Doch obwohl wir Kindern zugestehen, dass sie schneller dem Gefühl ausgeliefert sind, ihre inneren Mechanismen der Ablehnung auf andere zu projizieren, müssen wir ihnen trotzdem beibringen, wie man solche Impulse kontrolliert. Insofern gehört das Hänseln zwar zur Kindheit dazu, gleichzeitig darf uns das aber nicht dazu verführen, es aus diesem Grund zu übersehen oder zu tolerieren.

Was aber setzt man dem entgegen? Wie kann man die Kinder dazu bringen, Mobbing als Verhaltensweise aufzugeben und zu ächten?

Seit das deutsche Hänseln durch das englische Mobbing ersetzt ist, haben manche Erwachsene den Eindruck, als wenn es sich dadurch um ein neues und schlimmeres Phänomen handelt. Von Mobbing sollten wir deshalb nur dann sprechen, wenn sowohl quantitativ als auch qualitativ bestimmte Grenzen überschritten sind. Die einmalige Zuschreibung, wie »blöd« ein anderes Kind ist, erfüllt sicherlich nicht die Kriterien von Mobbing. Trotzdem kann eine einmalige sehr tiefe Verletzung sehr wohl im betroffenen Kind erhebliche Folgen haben.

Wo für mich die Grenze zu Mobbing ist? Die fortgesetzte Ausgrenzung und das fortgesetzte Beleidigen und Beschimpfen bestimmter Kinder erfüllt die Kriterien allemal und sollte die Lehrer und alle um die Kinder herumstehenden Erwachsenen mobilisieren und alarmieren. Dehnt sich das Mobbing wie im Fall von Sofia auf die digitalen Medien aus, so wird die Ausgrenzung und die Verletzung oft noch tiefer empfunden, weil sie den betroffenen Kindern dort wie für die Ewigkeit festgehalten und beliebig wiederholbar und multiplizierbar erscheinen müssen.

Zehn Prozent aller Schulkinder erleben einmal in ihrer Schulkarriere eine Phase des Mobbings. Nicht selten höre ich erst sehr viel später davon, wenn Kinder mir berichten, dass ihrer eigenen Wahrnehmung nach eine Depression, eine Angststörung oder auch eine Essstörung durch eine Mobbingerfahrung in der Schule ausgelöst worden ist. Da die Gesamtzahl der Betroffenen bedeutet, dass pro Klasse etwa zwei Kinder im Laufe ihrer Schullaufbahn Erfahrungen mit Mobbing machen, sollte es eine Selbstverständlichkeit sein, dass alle Schulen mit entsprechender Fortbildung ihrer Lehrkräfte und sinnvollen Programmen darauf vorbereitet sind, beständig zu reagieren.

Doch schauen wir noch einmal zu Sofia.

Sofias Weg

Der Weg von einem ängstlichen Kind mit verletzter Kinderseele hin zu einem Mädchen mit mehr Selbstbewusstsein ist lang. Sofia und ich werden mindestens ein Jahr miteinander arbeiten müssen. Sie muss und möchte in diesem Jahr weiterhin zur Schule gehen. Deshalb nehme ich mit der Erlaubnis von Frau S und Sofia selbst Kontakt zur Schule und zur Klassenlehrerin auf und berede in einer Vorbesprechung mit Schulleitung, Beratungs- und Klassenlehrerin das weitere Vorgehen. Zunächst muss für Sofia der Weg zurück in die Klasse gebahnt werden. Die Klassensprecher sagen ihre Unterstützung zu, und in einer gemeinsamen Unterrichtsstunde erkläre ich der Klasse, wie aus ihr eine »reife« Gruppe werden kann. Während alle Mitschüler gut mitgehen, muss ich einem Jungen sehr deutlich verbieten, sich noch ein einziges Mal abfällig über das Mädchen zu äußern. Sein feixendes »Und was, wenn nicht?« beantworte ich mit einem für alle spürbar verärgerten Hinweis, er könne sich darauf verlassen, dass ich mich durchsetze gegen ihn, und wenn ich andere Mittel wie z. B. eine Anzeige in Erwägung ziehen müsse. Die Anspielung auf seine Strafmündigkeit wirkt. Als ich 14 Tage später von Sofia erfahre, dass dieser Junge sie erneut per WhatsApp beleidigt hat, rufe ich erst den Jungen und dann seine Eltern an. Als er merkt, wie entschlossen ich bin, kehrt endlich Ruhe ein. Sofia lernt in einer Gruppe für soziales Kompetenztraining, wie sie mutiger und selbstsicherer in einer Gruppensituation auftreten kann. Ihre Trauer über die lange Einsamkeit und den fehlenden Vater bearbeiten wir in der Psychotherapie. Langsam kann Sofia sich mit sich selbst und ihrem Schicksal versöhnen und sehen, was an Stärken in ihr steckt. Eine gleich zu Beginn der Behandlung eingeleitete Behandlung beim Hautarzt hat auch ihr äußeres Erscheinungsbild so verändert, dass Sofia wieder freundlich in den Spiegel schauen kann.

Die Behandlung von psychischen Erkrankungen im unmittelbaren Kontext sozialer Beziehungsnetze ist häufig nur durch ein Einbeziehen dieser sozialen Netze erfolgreich. Häufig schlage ich Eltern und Lehrern in Mobbingsituationen daher vor, dass sie gemeinsam mit den Kindern einen Elternabend abhalten, bei dem alle Kinder einer Klasse erleben, dass die Eltern durch einen konsequenten Schulterschluss dafür Sorge tragen werden, dass niemand mehr ausgegrenzt wird. Ich wundere mich, warum solche Besprechungen im Sinne einer partizipativen Pädagogik nicht häufiger und nicht auch zu anderen Anlässen eingesetzt werden. Das Klima in Schulklassen liegt in der Verantwortung der Lehrer, das der Schule in der Verantwortung der Schulleitungen. In fast allen Schulen gibt es heute Leitbilder, aus denen sich Regeln des Zusammenlebens ableiten lassen. Das muss kollektiv gelebt werden. Und manchmal müssen Elternabende gemeinsam mit allen Kindern der Klasse durchgeführt werden, bei denen die Kinder erleben, dass die Erwachsenen einen Schulterschluss gegen Ausgrenzung und Mobbing umsetzen. Wenn die Kinder mitbekommen, dass alle Eltern zusammenhalten, wird sich niemand trauen auszuscheren. Das Instrument der Eltern-Kind-Lehrer-Klassenabende wird viel zu selten genutzt.

Allerdings stelle ich immer wieder fest, dass unsere Welt von Ausgrenzung und Missachtung gekennzeichnet ist. In welcher Welt leben wir?

Unsere Welt

Die Ausgrenzung, Missachtung und Verfolgung ganzer Bevölkerungsgruppen ist so alt wie die Menschheit und dient derselben inneren Befriedung der aggressiven Gruppe, wie ich es oben für die Schulklasse von Sofia beschrieben habe. Wenn radikale und fundamentalistische Gläubige, egal welcher Religion, Andersgläubigen nur so begegnen können, dass sie für den eigenen inneren Frieden deren Tod herbeiführen müssen, so ist die Extremform menschlicher Destruktivität infolge von Zuschreibungen, die aus der eigenen Seele herrühren, erreicht. Perfiderweise wird dabei immer der jeweils anderen Gruppe die primäre Aggression unterstellt – und nicht selten wird es so unübersichtlich, dass niemand in der Lage sein wird, festzustellen, wer »den ersten Stein« geworfen hat. Letztendlich hieße das, es gäbe tatsächlich eine Ursache des Konflikts, die im anderen begründet ist …

Frieden wird nur dann entstehen können, wenn beide Parteien in der Lage sind, zu verzichten und anzuerkennen. Sosehr wir uns zu Recht bedroht fühlen durch extremistische Terroristen, die ihren Glauben vorschieben, um ihr destruktives Verhalten zu rechtfertigen, so sehr entsteht bei aller notwendigen Abgrenzung und Zurückweisung kein Frieden, wenn wir uns unsererseits von der Anwesenheit anderer Religionen oder bestimmter Religionsausübungen bedroht fühlen. Das Ende unserer Toleranz – was nicht das Ende notwendiger Selbstbehauptung bedeutet – ist auch das Ende demokratischer Errungenschaften, die bislang ein Nebeneinander unterschiedlicher Menschen mit unterschiedlichen Religionen möglich gemacht hat. Je mehr wir verstehen, wie allgemeingültig und weit verbreitet die Mechanismen sind, mit denen wir anderen Menschen Dinge zuschreiben, die nicht oder nur zum Teil zu ihnen gehören, und wie sehr wir alle psychisch immer wieder darauf angewiesen sind, diese Mechanismen einzusetzen, um uns selber zu regulieren, desto erfolgreicher könnten wir darauf verzichten.

Wir sind es Sofia schuldig, ihr vorzuleben, wie das geht: mit möglichst wenig Projektionen in einer Gruppe auszukommen. Und anderen nicht den Opferstatus zuzuschreiben. Wir sind es ihr auch schuldig, alle, die sich nicht daran halten, in ihre Schranken zu weisen.

Mobbing ist natürlich das falsche Wort für die Prozesse, die gerade weltweit stattfinden. Der zugrunde liegende psychische Mechanismus allerdings ist derselbe. Insofern sind die Mechanismen, die zu Mobbing und den dazugehörigen Eskalationen führen, ein Zeichen unserer Zeit. Auch wenn es für die Menschheit kein neues Phänomen ist, wäre es für uns alle wichtig, es zumindest im täglichen Klein-Klein zu überwinden. Nur durch die beständige Aktivierung von Werten wie Toleranz und Respekt bei gleichzeitiger entschlossener Zurückweisung der Aggression und Destruktion können wir die Errungenschaften unserer demokratischen Welt verteidigen. Dabei sollten wir uns nicht verführen lassen zu glauben, dass es tatsächlich ausreicht, den bösen Drachen Extremismus zu töten. Sein gewaltsamer Tod befördert und rechtfertigt den Extremismus aufs Neue. Nein, wir benötigen andere Strategien. Diese entstehen aber nur durch den Schulterschluss von Menschen, die nachdenken. Vielleicht gibt es dann eine Möglichkeit, den Drachen friedlicher werden zu lassen.

13. Kapitel

»Meine Mutter macht immer so einen Alarm«

Johann, 17 Jahre, hat sich etwas provokativ-fläzig mir gegenüber in die Ecke meines Sofas fallen lassen. Er grinst mich an, und es ist sofort spürbar, wie schnell ich mich mit ihm verhaken könnte. Seine betonte Respektlosigkeit erzeugt jedenfalls spontan keine Gegenliebe bei mir.

»Meine Mutter wollte, dass ich zu Ihnen gehe. Sie meinte, Sie könnten mich vielleicht unterstützen. Jetzt bin ich da und wollte mal hören, wie Ihr Angebot aussieht.«

»Mein Angebot?«, frage ich etwas irritiert zurück. »Ich weiß ja gar nicht, wozu ich etwas anbieten sollte. Worum soll es gehen?«

Johann zieht sein Baseballkäppi noch etwas tiefer über die Augen. »Joa, meine Mutter, macht immer so einen Alarm wegen Kiffen. Treffe mich schon seit langer Zeit immer mal wieder mit ein paar Kumpels, und dann ziehen wir einen durch. Schon länger habe ich echt keinen Bock zu gar nichts. Meine Mutter hat mich jetzt rausgeschmissen, und da dachte ich, vielleicht ist es doch besser, etwas zu tun, damit sie mich vielleicht wieder aufnimmt. Ist echt anstrengend, das Leben so auf sich gestellt. Und Schule? Läuft gar nicht. Ich nehme jetzt erst mal ein Jahr eine Auszeit. Dafür brauche ich eine Bescheinigung von ihr für die Schulbehörde, damit ich nach einem Jahr wieder anfangen kann.«

»Wenn Sie etwas tun möchten, Johann, dann nur dadurch, indem Sie sich Ihrem Drogenproblem stellen. Und das gelingt nach meiner Erfahrung nur durch eine stationäre Behandlung auf unserer Jugendsuchtstation.«

Bei Johann fällt die Klappe. Auf gar keinen Fall kann er sich vorstellen, sich dem strengen Regelregime der Suchtstation zu unterwerfen. »Eigentlich hatte ich nicht vor, mich aus meiner Komfortzone zu entfernen. Wenn ich will, kann ich jederzeit mit dem Kiffen aufhören. Aber so weit ist es noch nicht!«

Das Einzige, was ich Johann nach einem langen Hin und Her abringen kann, ist die Verabredung, dass wir uns wenigstens einmal im Monat sehen, um »dranzubleiben«, wie ich Johann androhe. Immerhin ist sein Kontakt zu mir nicht so aversiv, dass er das ablehnt. Auch meine Ankündigung, dass ich beim nächsten Mal eine Urinkontrolle von ihm verlangen werde, hält ihn nicht ab, nach vier Wochen wieder bei mir zu sein. Die Urinkontrolle ergibt einen hohen Wert für Cannabinoide (Stoffwechselprodukte, die beim Konsum von Cannabis entstehen), aber Johann bleibt bei seiner verleugnenden Haltung. Suchttypisch hält er seinen Konsum nicht für übermäßig und ist weiterhin davon überzeugt, dass er jederzeit aufhören könne.

Johann ist nach früher Trennung seiner Eltern alleine bei seiner Mutter aufgewachsen, die dann schon bald auf sich gestellt für den Unterhalt aufkommen musste. Viele und lange Zeiten von Fremdbetreuung haben Johann zu einem zu früh aus dem Nest geworfenen Vögelchen gemacht, das im Übergang zum Erwachsenwerden die eigene Einsamkeit und aufsteigende Lustlosigkeit mit Cannabis bekämpft hat. Diese Selbstbehandlung hatte einen wunderbaren Effekt: Johann fühlte sich erleichtert, hatte eine gute Stimmung und war seelisch schmerzfrei.

Das ist oft das Dilemma beim Versuch, diese Jugendlichen zu erreichen: Als Behandler kann ich nur den Entzug ankündigen und die Abstinenz als Ziel ausrufen, ohne versprechen zu können, dass dies schmerzfrei ablaufen könnte. Selbst wenn wir im Rahmen der akuten Entzugsbehandlung eine medikamentöse Unterstützung anbieten, steht doch am Ende die grauenvolle Nüchternheit der Abstinenz und des täglichen ebenso grauen Lebens.

Null Bock – null Motivation

Früher dachten wir, Cannabis sei eine Einstiegsdroge in noch weit gefährlichere, und haben aus diesem Grunde oft davor gewarnt. Heute wissen wir, wie hirntoxisch – gefährlich für das Gehirn – Cannabis ist. Das trifft insbesondere auf das noch reifende Gehirn zu. Lange und regelmäßig eingenommen, kann Cannabis zu einem sogenannten amotivationalen Syndrom führen. Sie erkennen das Wort Motivation darin – und die fehlt, sodass die Veränderungen vom äußeren Erscheinungsbild her kaum von einer schweren Depression mit Antriebslosigkeit, Lustlosigkeit und verschwundener Motivation zu unterscheiden ist. Grundlage hierfür ist ein Verlust von Denk- und Fühlfähigkeit, der allerdings nicht aus psychischen Gründen entstanden ist, sondern als direkte Folge des Cannabiskonsums.

Die Schwierigkeit der Behandlung von Drogenabhängigkeit – und Cannabis ist hier nur als ein Beispiel genannt, weil es die häufigste Droge ist, mit der wir es heute zu tun haben – ist es, den Jugendlichen zu helfen, wieder motiviert zu sein. Hinzu kommt, dass wir dazu Freiwilligkeit voraussetzen müssen, doch Freiwilligkeit hat mit dem Willen zu tun – und der ist gerade bei Cannabiskonsumenten meist nicht stark ausgeprägt. Gemeinerweise verführt der Ausblick auf den allabendlichen Cannabiskonsum dazu, sich an sich selber vorbeizumogeln – bis der Abend und die Kumpels und die Betäubung durch das Cannabis wieder da sind.

Im Grunde ist der Cannabiskonsum eine Art Selbstbehandlung der Jugendlichen, die gegen Depressionen, Leere und Lustlosigkeit und manchmal auch gegen eine aufkommende Schizophrenie anrauchen. Drogenkonsum kommt selten aus heiterem Himmel und trifft ebenso selten auf eine völlig gesunde jugendliche Seele. Es muss schon vorher ein Defizitgefühl gegeben haben, eine Suche nach der Möglichkeit zum Auffüllen einer Lücke, eine innere Not. Insofern entspricht die Rolle des Dealers nicht der, die Eltern diesem manchmal zuordnen.

Der böse Dealer

Häufig entwickeln sich in der Wahrnehmung von Eltern der Drogenkontakt und die daraus resultierende Drogenabhängigkeit ihrer Kinder plötzlich und unerwartet. Das hat etwas damit zu tun, dass die Jugendlichen ihren Kontakt zur Droge natürlich nicht offen besprechen. Der Drogenkonsum etabliert sich auch meist nicht von heute auf morgen, sondern entwickelt sich allmählich. Ein komplett psychisch gesunder Jugendlicher wird in der Regel über einen Probierkonsum hinaus – wenn er überhaupt probiert – nicht weiter in der Gefahr sein, illegale Drogen zu konsumieren. Die Idee von Eltern, dass ein im schlechten Sinne verführerischer Dealer das eigene Kind auf dem Gewissen hat, verleugnet in der Regel die Anteile, die im eigenen Kind liegen. Überhaupt leugnen Eltern kollektiv, wie weit verbreitet insbesondere Cannabiskonsum an deutschen Schulen ist. »Mein Kind kifft nicht!«, oder: »Die Schule unserer Kinder ist sauber!«, sind Sätze, die im Brustton der Überzeugung ausgesprochen werden und gleichzeitig so unwahr sind wie die Tiefe des Tons.

Während also der offizielle Dealer bei der Entstehung des Drogenkonsums nicht die Rolle spielt, die Eltern ihm zusprechen, ist der inoffizielle Dealer – die gesamte Gesellschaft – sehr viel bedeutsamer. Ich möchte das an einem verwandten Beispiel demonstrieren: Immer wieder wundere ich mich über Eltern, insbesondere Väter, die von mir wissen möchten, wie sie ihren jugendlichen Sohn möglichst lange vom Alkohol fernhalten können. Auf meine Rückfrage, ob diese Väter denn selbst Alkohol konsumieren, höre ich dann: »Das ist etwas ganz anderes, weil ich ja mein Leben lang gezeigt habe, dass ich nicht alkoholabhängig geworden bin.«

Diese bigotte Haltung – selbst konsumieren, die Kinder aber vollständig fernhalten zu wollen – kann nur dazu führen, dass die Jugendlichen erleben und damit aufwachsen, wie die Väter an eine Art innere doppelte Buchführung glauben. So übernehmen sie diese Lösung auch für sich: Wir reden uns alle ein, dass unser Alkoholkonsum kein Problem ist. Ich erkläre solchen Vätern diesen Zusammenhang und fordere sie auf, ihre Kinder langsam, aber sicher an legale Drogen wie Alkohol heranzuführen. Das gesamte gesellschaftliche Leben wird von Alkoholkonsum begleitet. Das ist auch eine gerne geleugnete Tatsache. Doch es ist unsere Aufgabe als Eltern, unsere Kinder auch damit vertraut zu machen, Selbstverständlich unter Berücksichtigung des Jugendschutzes und der darin enthaltenen Vorgaben und Altersgrenzen.

Wichtig ist: Auch bei Alkohol gilt ähnlich wie beim Umgang mit zeitlichen Grenzen bei abendlichen Partys, dass wir unseren Kindern zutrauen sollten, herauszufinden, was ihnen schmeckt und wie sie selbst einen kontrollierten Umgang hinbekommen. Es ist die Aufgabe von Eltern, ihre Kinder auch dahin gehend lebensfähig zu machen: ich meine Selbstständigkeit im Alltag. Und Selbstständigkeit im verantwortlichen Umgang mit der Alltagsdroge Alkohol.

Ein Leben ohne Drogen?

Ein Leben ohne psychotrope Substanzen – Substanzen, die unsere Psyche beeinflussen – leben nur die Menschen, die vollumfänglich abstinent leben. Nikotin, Alkohol, Cannabis und die sogenannten harten Drogen stellen lediglich eine Reihe von schädlichen und Abhängigkeit erzeugenden Substanzen dar, deren Aufteilung in legal und illegal, weich und hart willkürlich und durchaus lobbygesteuert ist. Die tödlichen Folgen von Nikotinabhängigkeit sind hinlänglich bekannt, und der volkswirtschaftliche Schaden durch Alkoholabhängigkeit – abgesehen von dem jeweiligen individuellen gesundheitlichen, psychischen und sozialen Schaden – ist immens. Während jeder »Drogentote«, insbesondere wenn es sich um Heroin handelt, eine mediale Mitteilung wert ist und in die Statistik eingespeist wird, die wir einmal im Jahr zu lesen bekommen, werden Nikotin- und Alkoholabhängigkeit nach anderen Maßstäben beurteilt.

Es ist kein Geheimnis, dass es einen großen Unterschied in der Abhängigkeitsquote zwischen Alkohol und beispielsweise Heroin gibt. Dennoch gilt, dass jeder Mensch für beide psychotropen Substanzen seinen spezifischen und sich selbst schützenden Umgang finden muss. Für Alkohol bedeutet dieser in der Regel den kontrollierten Konsum – und für Heroin die absolute Abstinenz ohne einen einzigen Probierkonsum.

Die Diskussion über eine Legalisierung von Cannabis leugnet gerne das Wissen, dass Cannabis hirntoxisch ist. Nicht nur meiner Überzeugung nach, sondern nach dem Stand der Forschung heute, wäre es grob fahrlässig, unsere Kinder dieser Substanz völlig frei auszusetzen. Sosehr es kein Leben ohne Drogen zu geben scheint, so sehr sind wir als Eltern gefordert, verantwortlich darauf zu reagieren und unsere Kinder zu leiten.

Allerdings ist hier wie in allen anderen Gebieten des Lebens klar, dass ein Verbot noch wenig regelt. Solange es eine Trennung zwischen legalen und illegalen Drogen gibt, gilt natürlich, dass illegale Drogen illegal bleiben. Das bedeutet allerdings nicht, dass ich als Elternteil extrem besorgt reagieren muss, wenn mein jugendliches Kind mir von einem Probierkonsum in Bezug auf Cannabis berichtet. Im Gegenteil, freuen Sie sich in diesem Fall über die Aufrichtigkeit und das Vertrauen Ihres Kinds, und sorgen Sie dafür, dass Ihr Kind mit ausreichend Informationen und angemessener Hilfestellung versorgt wird, um in den Cannabiszirkel nicht weiter hineinzugeraten. Im Zweifelsfall ist es immer hilfreich, eine der vielen Drogenberatungsstellen aufzusuchen, in denen qualifiziertes Fachpersonal ohne jedes Moralisieren aufklärt und hilft.

Bei härteren Drogen gilt das umso mehr: Bitte alarmieren Sie die entsprechenden Hilfssysteme, und nehmen Sie diese in Anspruch. Denn allein lässt sich das für Eltern nicht bestehen. Den Kampf um das Kind und gegen die Verführungskraft der Drogen sollten Sie nicht auf sich gestellt aufnehmen.

Für den Alkoholkonsum hingegen gilt dasselbe wie für alle anderen Bereiche des Lebens: Vorleben ist einer der entscheidenden Faktoren und ein guter Weg, das eigene Kind an diese Droge heranzuführen. Das gemeinsame Bier von Vater und Sohn und der geteilte Sekt von Mutter und Tochter – um bei einem Klischee zu bleiben – kann sehr viel von der Neugierde nehmen und zu einem entspannteren Umgang führen, weil die Kinder uns nicht vormachen müssen, sie tränken gar keinen Alkohol.

In weiten Teilen der jugendlichen Bevölkerung kommt es gerade am Wochenende zu exzessivem Alkoholkonsum. Das halte ich zwar für bedenklich, dennoch ist es kaum zu verhindern. Statt hier als Eltern eine strafende Rolle einzunehmen, die häufig eine Trotzreaktion zur Folge hat, lohnt es sich meiner Meinung nach, das Gespräch zu suchen, insbesondere darüber, dass offensichtlich eine gute Stimmung und ein lockerer Kontakt zum anderen Geschlecht bei den Jugendlichen heute nur unter Alkoholeinfluss denkbar und möglich sind. Wir sollten dafür in den gebotenen Grenzen Verständnis haben, zumal sich bei den allermeisten Jugendlichen der Alkoholkonsum auf Freitag- und Samstagabend beschränkt. Das erzeugt noch keine Sucht.

Ich habe Jugendliche erlebt, die mit dem Auftrag einer Reduktion ihres Alkoholkonsums bei mir waren und mir eindrucksvoll berichteten, wie leer und uninspirierend so eine Party wurde, wenn sie selber einmal nüchtern waren. Eigentlich sollten wir uns alle an dieser Stelle aufgerufen fühlen, unseren Jugendlichen vorzuleben und ihnen beizubringen, wie man ohne Alkohol Spaß haben kann. Andererseits wäre es völlig vermessen, eine abstinente Jugend zu erwarten oder dieses Ziel anzustreben: Vorübergehender exzessiver Alkoholkonsum ist schon immer ein Privileg der Jugend gewesen. Es gibt aktuell keine Hinweise darauf, dass sich daraus die Alkoholabhängigkeit im Erwachsenenalter erhöht.

Scheitern an Johann

Johann kommt alle vier Wochen, und ich bin ständig in der Zwickmühle gefangen zwischen Druck und Halten. Erhöhe ich den Druck, den Johann nur als moralisierend empfinden kann, wird er wegbleiben. Bin ich in meinen Halteversuchen zu nachlässig und realitätsverleugnend, muss Johann mein Verhalten als stillschweigende Unterstützung seines Cannabiskonsums missverstehen. Nach sechs Monaten gebe ich auf. Ich verabschiede Johann in der Hoffnung, dass er sich wieder bei mir meldet, wenn der eigene innere Druck, die eigene Motivation, größer geworden ist, was dann wahrscheinlich mit einer entsprechenden sozialen Isolation und Talfahrt einhergehen wird. Es ist nur sehr schwer auszuhalten, dieser Talfahrt zuzusehen, gleichwohl gibt es keine andere Möglichkeit. Leider führt bei einer Drogenentwöhnung Zwang zu keinem Erfolg, die Freiwilligkeit muss da sein – und solange ich dieses Ziel nicht erreichen kann, habe ich keinen Ansatzpunkt. Mein Credo, das ich sonst im Kontakt mit allen Patienten immer so hoch halte: Fürsorglich dranbleiben – im Fall von Johann gilt es leider nicht.

Insofern mahnt mich Johanns Beispiel einmal mehr, allen Eltern zu raten, bei dem Thema Drogen nicht nachlässig zu sein. Wichtig ist, den Konsum nicht zu leugnen und frühzeitig zu kommen, selbst wenn es in dem aktuellen Moment noch überflüssig erscheint.

Ein paar Jahre später höre ich wieder etwas von Johann, weil sich seine Mutter doch noch einmal verzweifelt an mich wendet. Johann ist inzwischen 23 Jahre alt, einen Schulabschluss hat er nicht geschafft, und an verschiedenen Jobs und Praktika ist er gescheitert. Die Mutter steht einmal mehr vor der Frage, wie lange und wie weit sie ihren Sohn noch unterstützen soll. Stellt sie die finanzielle Unterstützung ein, so wird sie von eigenen Schuldgefühlen schier erdrückt, die sich auf seine gesamte Entwicklung beziehen. Entlässt sie ihn jedoch in die Sozialhilfe, wird sich an seinem Verhalten voraussichtlich auch nicht viel ändern. Ich habe Frau J nicht geraten, ihren Sohn fallen zu lassen – das habe auch ich nicht übers Herz gebracht. Allerdings begleitet von einem Gefühl maximaler Hilflosigkeit.

Sosehr ich theoretisch darum weiß, dass es Kinder, Jugendliche, Menschen gibt, die trotz aller Bemühungen den Anschluss an diese Gesellschaft verlieren – und dass dies wahrscheinlich auch nicht zu verhindern ist –, möchte ich es in jedem Einzelfall nicht wahrhaben. Natürlich muss ich mich jedes Mal fragen, ob ich alles versucht habe bzw. welche Fehler ich gemacht habe. Die Behandlungen von Suchterkrankungen gehört nicht zu meinen Kernkompetenzen: Umso erleichterter bin ich, dass es in unserer Klinik eine Jugendsuchtstation gibt, sodass ich nicht direkt mit diesen Patienten arbeiten muss. Ich bewundere die Kolleginnen und Kollegen, die jeden Tag aufs Neue Geduld, Ausdauer und Kraft für konsequentes Handeln aufbringen, um zumindest die Jugendlichen, die sich – mehr oder weniger – freiwillig in Behandlung begeben, zu betreuen. Mich persönlich strengt so eine Haltung, wie Johann sie mir gegenüber an den Tag gelegt hat, sehr schnell an, weil ich die Flucht in die Droge, die Weigerung, sich aus der »Komfortzone« heraus zu bewegen, wie Johann es formuliert hat, nur schwer ertrage und dann meinerseits mit aggressiven Gegenimpulsen beschäftigt bin. Und da ich an meinem eigenen Beispiel die Grenzen kenne, die einen der Umgang mit süchtigen Jugendlichen lehrt, möchte ich allen Eltern und Kontaktpersonen dringend raten, sich frühzeitig und umgehend professionelle Hilfe zu suchen. Achten Sie insbesondere auf langjährige Erfahrung und machen sich auf einen langen Weg gefasst. Vielleicht möchten Sie sich in dieser Zeit auch selbst in erfahrene therapeutische Hände begeben, manchmal hilft die therapeutische Begleitung der Eltern.

Grenzerfahrungen

Riskante Verhaltensweisen, mit denen Jugendliche die Grenzen des Erlebens, aber auch die Grenzen des Gesetzes austesten, sind ein wichtiger Bestandteil dieser Lebensphase. Die Empörung von Vätern über dieses Verhalten relativiert sich in der Regel dann sehr schnell, wenn ich sie auf eigene Grenzüberschreitungen in der Pubertät verweise. Den Satz: »Das war doch etwas ganz anderes bei uns!«, lasse ich nicht gelten. Eltern müssen sich zu Experten für die Frage machen, ob und wann bezüglich eines Drogenkonsums ihrer Kinder die Grenze einer Risikoerfahrung und -suche überschritten ist. Auch hier gilt wie bei allen anderen psychischen Symptomen, Störungen und Krankheiten: Lieber einmal zu früh kommen als einer Symptomatik hinterherlaufen müssen.

Der Umgang mit psychotropen Substanzen wird in unserer Gesellschaft immer ein Ausdruck doppelter Buchführung bleiben. Der Hype um gesunde Ernährung aus biologischem Anbau auf der einen Seite und der teure Rotwein oder das handgebraute exklusive Bier auf der anderen Seite sind zwei Seiten derselben Medaille. Wir alle ringen beständig um die Verbindung von Gesundheit und Genuss, was nicht immer gut zusammengeht, weil auf der Genussseite automatisch ungesunde oder schädliche Nahrungsmittel – und damit auch der Alkohol – stehen. So kann es kein eindeutiges Rezeptbuch geben, dem man entnehmen kann, wie man am besten mit seinen Kindern und deren Kontakt zu psychotropen Substanzen umgehen sollte. Wie immer steht auch hier am Anfang das elterliche Leben mit allen Vorgaben und Vorbildern – die Eltern auch dann abgeben, wenn sie etwas anderes sagen, als sie es tun. Das Handeln ist in diesem Kontext immer wirksamer als die Rede!

Wahrscheinlich ist ein – auf alle psychotropen Substanzen – bezogenes drogenfreies Leben unrealistisch und auch gar nicht wünschenswert. So bleibt uns gar nichts anderes, als unsere Kinder genauso anzuleiten, wie es unsere Eltern bei uns und wir schließlich mit uns selbst versucht haben. Bei den eigenen Kindern etwas zu etablieren, was man selber nicht geschafft hat, ist in der Regel ein vergebliches Unterfangen.

Natürlich gleicht der Umgang mit Drogen immer mal wieder dem Spiel mit dem Feuer, das gleichermaßen anziehend und gefährlich ist – und dennoch von der großen Mehrheit aller Jugendlichen und Erwachsenen angemessen gelebt wird. Wir sollten auch an dieser Stelle unseren Kids zutrauen, dass ihr Zündeln eine faszinierende Phase auf der Suche nach Grenzerfahrungen und Sicherheit ist, an der sie genauso wachsen und aus der sie ebenso wie wir damals erfahrener herauskommen.

14. Kapitel

»Ich habe das im Griff!«

Alberta ist nicht freiwillig bei mir. Sie ist 16 Jahre alt, und ihre Eltern haben sie bewusst alleine zum Erstgespräch zu mir geschickt, weil Alberta sowieso das Gefühl hat, dass ihre Eltern übertreiben und sie manipulieren wollen. Freundlich und etwas gequält lächelnd sitzt sie nun vor mir, und es ist spürbar, dass die Freundlichkeit nichts Einladendes hat, sondern dass Alberta mir schon im ersten Augenblick vermittelt: »Bitte lassen Sie mich in Ruhe!« Ich spreche ihre Unfreiwilligkeit an, und wir können uns schließlich darauf verständigen, dass wir erst einmal gemeinsam herauszufinden versuchen, ob es denn überhaupt ein Problem gibt.

Alberta ist ein sehr schlankes bis dünnes Mädchen, typische Vertreterin eines Gymnasiums einer deutschen Großstadt: In den etwas überdimensioniert wirkenden Fell-Boots stecken sehr lange dünne Beine, deren Kontur durch die Leggings-Jeans betont wird, während ihr Oberkörper von einem voluminösen Parka mit Fellbesatz verhüllt ist. Zeichne ich in Gedanken den Eindruck der dünnen Beine in den Oberkörper weiter fort, so ahne ich, wie dünn Alberta insgesamt ist.

Lächelnd berichtet sie: »Meine Eltern denken, dass ich magersüchtig bin. Stimmt auch, dass ich seit Beginn des Schuljahres abgenommen habe. Das war aber Absicht, weil ich aus dem Auslandsaufenthalt in den USA echt zu dick zurückgekommen bin. Aber jetzt bin ich mit meinem Gewicht zufrieden, und ich habe das im Griff!«

Am liebsten würde Alberta das Gespräch damit auf sich beruhen lassen. Nur durch gezieltes Nachfragen erfahre ich etwas mehr. So kann ich verstehen, dass das Austauschschuljahr für Alberta sehr anstrengend war, unter anderem deshalb, weil sie zunächst Pech mit ihrer Gastfamilie hatte, sodass sie die Familie und den Ort wechseln musste. Über ihre Freude, ein Jahr im Ausland zur Schule gehen zu dürfen, hatte sie unterschätzt, was es bedeutet, plötzlich in einer fremden Familie leben zu müssen. Es gehörte schon immer zu Albertas Persönlichkeit, dass sie solche Schwierigkeiten »tapfer« und notgedrungen mit sich selber ausgemacht hat. Es wäre für sie eine nicht aushaltbare Niederlage gewesen, ihren Eltern mitzuteilen, dass sie eigentlich psychisch überfordert war. Wie für viele deutsche Mädchen im Austauschjahr in den USA lag es auch für Alberta nahe, sich mit dem schnell verfügbaren und von allen konsumierten Fast Food zu trösten. Umso schrecklicher war die Ankunft vor ihrem deutschen Spiegel, der ihr einen unerbittlichen Hinweis auf eine leicht übergewichtige Alberta mit rundlichem Gesicht und kleinen Pausbäckchen zurückgab. Der Neubeginn in ihrer alten Schule machte es ihr nicht leichter, weil Alberta sich in ihrem neuen Jahrgang fremd fühlte. Sie sah zu, wie ihre alten Freundinnen intensiv und ohne Zeit für irgendetwas anderes auf das Abitur zusteuerten. Schnell fühlte sie sich dick, einsam und überflüssig. Alberta merkte jedoch, dass ihr das Hungern einen Erfolg vermittelte, und prompt stellte sich ein Gefühl der Zufriedenheit über die gelungene Kontrolle ein.

»Ich weiß wirklich nicht, was alle wollen. Klar nehme ich immer weiter ein wenig ab, aber ich habe alles im Griff! Wenn meine Mutter mich auffordert, etwas zu essen, oder mir sogar den vollen Teller hinstellt, könnte ich schreien. Sollen mich doch bitte alle in Ruhe lassen. Meine Mutter nervt nur noch, und wenn ich den traurigen Blick meines Vaters sehe, kriege ich die Krise. Und meine dicke Schwester versteht rein gar nichts.«

Dieses Dilemma im Kontakt mit magersüchtigen Mädchen ist mir zutiefst vertraut: Halte ich gegen und steige – wie die Eltern – in den Machtkampf ein, habe ich verloren, und Alberta würde mir beweisen, dass kein vertrauensvoller Kontakt zwischen mir und ihr möglich ist. Sie würde mir nur zeigen, dass sie im Kampf um weitere Kilos die Stärkere bleibt. Über kurz oder lang müsste ich sie zur Behandlung in die Klinik einweisen – gegen ihren Willen. Natürlich habe ich das schon oft genug getan und erfahren, dass die

Mädchen irgendwann dankbar dafür sind, dass man sie nicht hat verhungern lassen. Dennoch versuche ich zunächst, Alberta zu gewinnen, weil ich den Eindruck habe, dass sie mit ihrem Gewicht noch nicht so weit unten ist, dass ich um ihr Leben fürchten muss.

Am Ende des Erstgesprächs fasse ich für sie und mich zusammen: Alberta ist ein Mädchen, das es gewohnt ist, die Dinge mit sich selbst auszumachen. Die Erfahrungen aus den USA und mit der Rückkehr nach Deutschland haben sie in einen Teufelskreis des Hungerns getrieben, aus dem sie nicht ohne Weiteres wieder aussteigen kann, obwohl sie davon überzeugt ist, »alles im Griff« zu haben.

Am Ende antworte ich ihr: »Wir beide wissen, Alberta, dass dem nicht so ist! Darüber hinaus möchten Sie am liebsten, dass wir es bei dem heutigen Gespräch bewenden lassen und Sie mich nicht wiedersehen müssen. Das ist allerdings etwas, was ich nicht zulassen kann. Ich bin in Sorge um Sie, Alberta. Dabei geht es mir nicht nur um Ihr Gewicht, und ich glaube es Ihnen, wenn Sie mir sagen, dass Sie nicht weiter hungern wollen und werden, aber es geht mir vielmehr um Ihr Seelenheil als Ganzes, weil ich verstanden habe, in welcher inneren Not Sie sich befinden.«

Alberta schießen die Tränen in die Augen, die sie sofort wieder wegdrückt. Immerhin kann sie mir zugestehen, dass ich sie nicht falsch beschrieben habe. Dies ist die Grundlage dafür, dass sie bereit ist, sich auf weitere Termine mit mir einzulassen. Ich ringe ihr das Zugeständnis ab, dass sie nicht weiter abnehmen darf, und mache sehr deutlich, dass ich es gewohnt bin, sie schnell und entschlossen bei weiterem Gewichtsverlust in die Klinik einzuweisen.

In den nächsten Gesprächen wiederholt sich die Szene aus dem Erstgespräch. Sitzt Alberta zunächst mit einem Lächeln bewehrt vor mir, kann sie im weiteren Verlauf des Gesprächs mein Ringen um sie, meinen Versuch, sie zu erreichen, in sehr kleinen Schritten zulassen. Immerhin. Und immerhin kann Alberta sich mir ein wenig anvertrauen und mir von einem für sie sehr schrecklichen und traumatisierenden sexuellen Erlebnis mit einem Jungen ein halbes Jahr zuvor berichten. Gleichzeitig wertet sie unsere Gespräche ab, indem sie beständig wiederholt, dass das »Erzählen alleine ja nichts bringt«.

Im Erstgespräch hatte Alberta noch angegeben, 52 Kilo zu wiegen, was für ihre Größe zwar ein Untergewicht, aber noch nichts Bedrohliches bedeutet hatte. Ich hatte absichtlich nicht darauf bestanden, dieses Gewicht auf unserer Waage in der Klinik zu überprüfen, weil es mir vorrangig erschien, zu Alberta ein vertrauensvolles Verhältnis aufzubauen. Als ich im zweiten Termin sah, dass sie weiter abgenommen hatte, teilte ich ihr diesen Eindruck mit, und prompt hielt Alberta erschrocken dagegen, sie würde weiterhin über 50 Kilo wiegen. In der dritten Stunde wehrte sie den Gang zur Waage bei mir ängstlich ab, womit auch ohne die Gewichtsprüfung indirekt klar wurde, dass das ursprünglich angegebene Gewicht längst unterschritten war.

Das ist immer ein schwieriger Moment für mich in solchen Fällen, abzuwägen, ob der Aufbau der notwendigen Vertrauensbasis es rechtfertigt, die Gewichtsabnahme zu prüfen. In Albertas Fall entschied ich mich weiter dafür, zunächst eine stabile Beziehung zu ihr zu erreichen. Allerdings wies ich Alberta erneut auf meine Entschlossenheit hin, sie notfalls einweisen zu lassen. Sie spürt sofort, dass ich authentisch verärgert bin, und erschrickt. Zum Glück will sie das Aufkeimen einer vertrauensvollen Beziehung, wie Alberta noch keine erlebt hat, nicht wirklich riskieren. Bei unserer nächsten Begegnung geht sie ängstlich-beschämt auf die Waage, und wir müssen feststellen, dass 48 Kilo der Ausgangspunkt der weiteren Entwicklung sein muss – was ich ganz ohne Vorwurf mitteile. Sofort wird ihr eine Ökotrophologin zur Seite gestellt, und so gelingt es ihr immerhin, das Gewicht zu halten. Eine lange ambulante Therapie von insgesamt fünf Jahren beginnt.

Nicht nur Albertas Eltern muss ich immer wieder übersetzen, was so eine Magersucht bedeutet, so ein gestörtes Essverhalten. Albertas Vater, ein Jurist, ist es gewohnt, die Dinge sehr rational zu betrachten und schnelle Entscheidungen herbeizuführen. Wie man aus irrationalen Gründen hungern kann und weshalb eine Gesundung so lange dauert, erschließt sich Herrn A bis zum Ende nicht wirklich. Frau A, eine Mathematiklehrerin, ist es ebenfalls gewohnt, die Welt sehr nüchtern zu betrachten. Beide Eltern sind keine Meister in Emotionalität und Beziehungssicherheit. Die ältere Schwester ist immer unkompliziert durchs Leben gekommen, und ihr leichtes Übergewicht hatte nie irgendjemanden gestört. Jetzt sprengt Alberta komplett den Rahmen der Familie. Durch viele Familiengespräche gelingt es, das rigide Beziehungsmuster ein klein wenig aufzuweichen. Zentral bleibt aber die Förderung der Autonomieentwicklung und damit der Gesundung von Alberta.

In der Regel kommen wir in der Behandlung magersüchtiger Mädchen ohne stationäre Behandlung nicht aus. Normalerweise reagiere ich auch schnell und entschlossen, weil ich weiß, dass ich nicht darauf warten darf, bis die Mädchen weiter abnehmen. Wenn sie spüren, wie entschlossen ich bin, verfluchen sie mich zwar oft, aber gleichzeitig ist es ebenso wie bei Alberta meist der Beginn einer längerfristigen, vertrauensvollen therapeutischen Beziehung, weil die Mädchen erfahren, dass ich ihnen einen Rahmen vorgebe, in dem sie überleben können.

Alberta studiert heute Medizin, sie ist gesund und beziehungsfähig, und ich bin mir sicher, dass sie ihr Leben gut meistern wird.

Zum Glück berichten in letzter Zeit immer öfter ehemalige Betroffene von ihrer Magersucht und wie sie ihren Weg aus der Krankheit gefunden haben. Diese seriösen Berichte stehen den vielen medialen Foren über schlanke und dünne Mädchen- und Frauenkörper entgegen und sorgen dafür, dass sich die erkrankten Mädchen ernsthaft mit ihrer Krankheit auseinandersetzen können. Die Betroffenensicht ist hilfreich, weil sie ohne Pathologisierung und Moralisierung auskommt.

Leben ohne Hunger

Julie Hopfgartner ist das Pseudonym einer ehemaligen Patientin von mir. Sie hat die Geschichte ihrer Krankheit und Gesundung unter dem Titel »Leben ohne Hunger« veröffentlicht und darin auf hervorragende Weise beschrieben, womit sich Millionen von Menschen jeden Tag herumschlagen. Wir alle essen gerne und sind zu einem hohen Prozentsatz mit dem eigenen Körpergewicht und der Esslust beschäftigt. Warum wir und gerade die betroffenen jungen Frauen so gerne die Kontrolle über ihr Gewicht und die Esslust hätten, wird aus dem Klappentext des Buches ersichtlich: »›Ich habe Angst, von meinen Bedürfnissen zerstört zu werden, völlig außer Kontrolle zu geraten, wenn ich mir keine Grenzen setzen würde‹«, schreibt die junge Studentin Julie in ihrem Tagebuch. Gerade in eine Klinik zur Therapie eingeliefert, wird ihr bewusst, dass etwas passieren muss, damit die Anorexie nicht länger ihr Leben beherrscht – und sie dazu zwingt, Freunden und Familie gegenüber zu lügen. Wer aber ist sie wirklich? Wer kann sie, wer darf sie sein? Wann ist das eigentlich alles außer Kontrolle geraten, das mit dem Essen? Wenn sie das nur besser kontrollieren könnte ...«

Magersüchtige Mädchen provozieren. Sie leben uns vor, wie man scheinbar ohne grundlegende Bedürfnisse auskommt. Und sie suggerieren, wie groß im Gegenteil der Lustgewinn ist, wenn man auf alles verzichtet. Damit sind sie genau auf der Gegenseite der meisten Menschen, die sich damit herumplagen, wenigstens etwas abzunehmen.

Die menschliche Kulturgeschichte ist in vielfältiger Weise mit der Tatsache verknüpft, dass wir anders als Tiere in freier Wildbahn nicht einfach das zu uns nehmen können, was uns gefällt. Während Kinder in der Regel bei angemessenem Nahrungsangebot ein normales Gewicht entwickeln, beginnt spätestens mit der Pubertät – und bei den Mädchen häufiger als bei den Jungen – die Auseinandersetzung um Nahrung, Genuss, Esslust und Gewicht. Ein Leben ohne Hunger ist Ausdruck des Versuchs, die grundlegenden triebhaften Bedürfnisse unter Kontrolle zu bekommen und zu besiegen. Woher kommt der Wunsch danach?

Der Wunsch, bedürfnislos leben zu können, entsteht besonders dann, wenn mit der Pubertät deutlich wird, dass es zusätzlich zu dem kindlichen und im besten Sinne des Wortes naiven Ausleben triebhafter Impulse in einem selbst Kräfte gibt, die sich gefühlt nicht ohne Weiteres kontrollieren lassen. Fantasien junger Mädchen kreisen dann darum, dass Engel sie aus dem Dilemma retten, während Jungen auf unbesiegbare Helden hoffen, mit denen sie sich identifizieren.

Die gleichsam schwebende Balletttänzerin und das superschlanke Model auf dem Catwalk machen es vor: Es gibt ein Leben ohne diese in den Augen der Betroffenen verachtenswerte Abhängigkeit von der Gier, ein Leben ohne die Lust auf überflüssiges und ungesundes Essen der Fast-Food-Industrie. Sie hängen zusammen, diese Lust und Unvernunft und die andere, die lebhafte und laute Seite unserer Triebhaftigkeit. Mit dem Essen wird auch dieser Trieb aktiviert und gleichsam ernährt. Diese Ambivalenz kennen wir alle, sie ist eine Seite unseres Lebens.

Unser narzisstisches Zeitalter feiert das Schöne und Schlanke und verachtet das Hässliche und Dicke. Wir bauen beständig an einer großen Bühne, auf der eine Konstruktion aufgebaut ist, die uns atemberaubend, hochglänzend und golden angestrahlt suggeriert, wie schön die von uns geschaffene Welt ist. In dieser Welt regieren die Makellosigkeit und der schöne Schein. Die Schmerzen und blutigen Füße der Tänzerinnen wollen wir nicht sehen. Hinter der Bühne ist es kalt und ungemütlich. Hinter der Bühne hocken die Mädchen und zittern. Sie wissen nicht, wie sie unbeschadet wieder oder auch nur das erste Mal hinausgehen sollen. Sie wissen nicht, wer sie wie anschaut, und sie sind sich nicht sicher, ob dieser Blick liebevoll oder defizitorientiert ist und auf Fehler und Nachlässigkeiten lauert.

Das Gewicht als Ergebnis aus Essen und Körper ist zum Gradmesser für Glück, Gesundheit und Erfolg geworden. Die Mädchen, die magersüchtig oder bulimisch werden, fallen vom Catwalk in das gefühlt Bodenlose, und die unathletischen Jungen bauschen sich mit dick wattierten Steppjacken auf.

Wir Eltern sind gefordert, aus Hungerkünstlerinnen Lebenskünstlerinnen zu machen und den Nimmersatt so früh mit der richtigen Nahrung zu versorgen, dass kein Essen zum Ersatz werden muss. Das ist ein Balanceakt, der wie immer bei uns selber beginnen muss. Gehen wir alle also in die Küche, um ein geschmackvolles Mahl vorzubereiten und es gemeinsam in freundlicher, zugewandter Atmosphäre zu uns zu nehmen!

Doch unsere Gesellschaft funktioniert anders. Wir betrachten ambivalent die dünnen Mädchen und unterstützen indirekt die Hungerkünstlerinnen: Niemand käme auf die Idee, den donnernden Applaus für die Ballerina als etwas zu brandmarken, was dem falschen Ideal huldigt. Und die Auflage von Modezeitschriften mit jungen Frauen, die oft genug an der Grenze zur Magersucht entlangschrammen, gehört zu unserem widersprüchlichen Leben dazu. Den Drang, den Zwang und die Sucht junger Männer, sich mit ausgefeilten Ernährungsplänen täglich in den Fitnessstudios zu quälen, ordnen wir als Fitness ein. Und so driften die jugendliche Gesellschaft und die der Erwachsenen immer weiter auseinander und teilen sich auf in die Gruppe der schlanken Sieger und der dicken Loser.

Die Zeiten, in denen Übergewicht ein Ausdruck von Wohlstand war, sind längst passé. Der Eindruck hat sich ins Gegenteil verkehrt. Schlankheit ist die Währung, die man gegen Wohlstand eintauscht und die zur Grundlage des eigenen Fortkommens wird. Nicht umsonst gibt es schon lange den Begriff des Hungerkünstlers, der Hungern zu einer Kunstform erklärt. In dieser Weise positiv bewertet, schreibt man sie allerdings den Männern zu …

»Der Hungerkünstler«

In der gleichnamigen Erzählung schildert Franz Kafka einen Mann, der mit seinem Impresario durch die Lande zieht und seine Kunst des Hungerns vorführt. Überall wird dieser Mann dafür bewundert, und sein Impresario sorgt dafür, dass er nicht heimlich isst. Mit der Zeit verliert der Hungerkünstler die Aufmerksamkeit der

Menschen und hungert schließlich am Rande eines Zirkus unbeobachtet in einem Käfig vor sich hin. Als er eines Tages gar nicht mehr zu sehen ist, wird er von den Zirkuswärtern völlig abgemagert und kurz vor dem Tod herausgezogen. Der Hungerkünstler entschuldigt sich bei den Menschen, weil er immer zu Unrecht die Bewunderung seiner Mitmenschen eingefordert habe. »Weil ich hungern muss, ich kann nicht anders. (…) Weil ich nicht die Speise finden konnte, die mir schmeckt. Hätte ich sie gefunden, glaube mir, ich hätte kein Aufsehen gemacht und mich vollgegessen wie du und alle.«

Dieser Satz der Erklärung verweist auf ein zentrales inneres Dilemma aller magersüchtigen Mädchen und liefert so etwas wie den Grund, die Ursache ihrer Krankheit: Auch sie sind auf der Suche nach der richtigen Speise im Sinne der eigenen Identität, der Autonomie, der »richtigen« Beziehung und der angemessenen Balance zwischen Trieb und Vernunft, zwischen Ausleben und Kontrollieren.

Die Anorexie bietet in ihren Augen eine Lösung, schlägt sich allerdings kompromisslos auf die Seite der maximalen Kontrolle. Es mag nun klingen, als hätten sich die Mädchen das selbst ausgewählt. Ein psychisch gesundes Mädchen wird sich jedoch nicht für eine Magersucht »entscheiden« können. Das anorektische Mädchen greift unbewusst auf eine angeborene Verletzlichkeit zurück und nutzt so die Kontrolle des Essens als Kontrolle aller Bedürfnisse, auch ihrer gesamten Triebhaftigkeit, weil sie der mit der Anorexie so gut beikommen kann. Ein Sieg über den Hunger ist ein Sieg über die schwierigen Seiten der eigenen Seele – so fühlt sich das für die Mädchen an. Sie spüren nicht, dass sie dafür einen hohen Preis zahlen: Sie verhungern. Durch die gleichzeitig wirksame Körperschemastörung fühlen sie sich auch dann noch zu dick, wenn sie längst extrem untergewichtig sind. Für die umstehenden Menschen und die liebevolle Familie aber vergrößert die Krankheit mit jedem Gramm der Gewichtsabnahme die Hilflosigkeit und den Kontrollverlust.

»Der goldene Käfig« hat Hilde Bruch ihr Buch über die Magersucht 1978 genannt und damit schon im Titel beschrieben, in welchem selbst gemachten – nicht selbst gewählten – Käfig die Mädchen gefangen sind. Mit dieser Unterscheidung zwischen selbst gemacht und selbst gewählt möchte ich auf die beiden Komponenten in der Entstehung der Magersucht hinweisen: Da ist die genetische Anlage, die nicht selbst gewählt ist, und daneben führt die individuelle Ausgestaltung und Lebensgeschichte zur Schaffung des Käfigs.

Nicht selten allerdings sprengt die große seelische Not der Mädchen den Käfig der Anorexie von innen, und sie geraten in eine Bulimie, eine Ess- und Brechsucht.

Essen können, was ich will

Norma, ebenfalls 16 Jahre alt, wirkt unauffällig. Als würde ihr Name das schon mitbringen: Sie ist normgewichtig, normgekleidet und hat eine Normschulleistung. Hinter dieser Sprachspielerei allerdings verbirgt sich ein großes Drama. Beschämt berichtet Norma: »Seit einem Jahr habe ich immer wieder schreckliche Fressanfälle mit nachfolgendem Erbrechen. Ich habe irgendwann mal in einem Film gesehen, wie sich eine Frau regelmäßig nach dem Essen erbrochen hat. Da habe ich gedacht: Was für eine coole Methode! Essen können, was man will, und nicht zunehmen. Echt geil, dachte ich. Ich habe es dann ausprobiert und war erleichtert und erschrocken gleichzeitig, wie leicht es bei mir geht. Eine kurze Berührung mit dem Finger im Hals, und das gesamte Essen war wieder draußen. Klar habe ich mich eklig hinterher gefühlt, aber die Erleichterung war größer. Wie viele Diäten hatte ich schon ausprobiert, und wie unzufrieden war ich immer mit meinem Gewicht gewesen. Nun konnte ich auf einmal essen, was ich wollte, und ich konnte mir sicher sein, dass nichts passierte. Mit der Zeit haben sich dann meine Fressanfälle gesteigert, und heute lebe ich in einem schrecklichen Teufelskreislauf mit mehreren Fressanfällen pro Tag. Ich schäme mich und ekle mich vor mir selbst. Mit meiner Mutter gibt es inzwischen nur noch Streit, weil sie verzweifelt und der Kühlschrank ständig leer ist. Inzwischen klaue ich auch schon Lebensmittel.«

Norma hat es gut beschrieben: ein schrecklicher Kreislauf zwischen Essen, Fressen und Erbrechen. Das Gemeine an dieser Krankheit ist, dass sie häufig im Geheimen bleibt und die Mädchen lange mit ihrem sie beschämenden Symptom herumlaufen. Gemein ist auch, dass es sich wie bei der Magersucht um eine suchtartige Erkrankung handelt. Unter Wissenschaftlern gab es lange Zeit eine intensive Diskussion darüber, ob man diese Essstörungen besser den nicht stoffgebundenen Suchterkrankungen zuordnen müsse. Auch schon frühe Beschreibungen aus dem Mittelalter (sowohl die Anorexie als auch die Bulimie sind keine Entwicklungen der Neuzeit) gehen darauf ein, wie schwer sich die betroffenen Mädchen gegen die Sucht zur Wehr setzen können. Am Ende haben die vielfältigen zusätzlichen Symptome bei den Essstörungen, wie Körperbildstörung, Gewichtsphobie u. a. m. dazu geführt, das Konzept der nicht stoffgebundenen Süchte nicht weiter zu verfolgen.

Norma wird ihren bulimischen Kreislauf ohne eine stationäre Behandlung nicht unterbrechen können. Nur durch eine intensive Unterstützung ihrer Kontrollversuche von außen wird sie den Gang zur Toilette unterlassen und in der Psychotherapie herausfinden können, warum ihr Selbst- und Körperbild so schlecht sind. Im Anschluss an die stationäre Behandlung werden wir weiterarbeiten und versuchen, dafür Sorge zu tragen, dass sie nicht rückfällig wird und eine gedeihliche psychische Entwicklung in das Erwachsensein hineinnehmen kann. Die Chancen dafür stehen nicht schlecht, weil Norma schon von Beginn an einen großen Leidensdruck entwickelt hat. Obwohl sie immer wieder zurückgeworfen werden wird, ist ihre Prognose ausreichend gut, unter der Voraussetzung, dass sie selbst, ihr Therapeut und auch ihre Familie einen ausreichend langen Atem haben.

Dass diese Krankheiten Magersucht und Bulimie so langwierig sind, ist insbesondere für die Mütter und die Familien schwer, weil sie den Eindruck haben, die gesamte Mädchenwelt sei heute essgestört.

Germany's next Anorexie?

Wie oft werde ich von Müttern und Vätern gefragt, ob es nicht besonders schädlich für ihre Tochter sei, wenn sie sich den Castingshows junger Models hingebe. Sie befürchten, die Verführungskraft dieser Shows, in denen es um Schlankheit, Schönheit und Selbstkontrolle geht, sei so groß, dass viele der Mädchen durchs Zuschauen magersüchtig werden.

Der Eindruck täuscht, obwohl etwa 80 Prozent aller Mädchen unter 18 Jahren Diäterfahrungen haben. Die Anzahl aller anorektischen Mädchen liegt zwischen 1 und 3 Prozent, etwa 2 Prozent an Bulimie leidende Mädchen kommen noch hinzu. Diese Zahl ist jedoch in den letzten 20 Jahren unverändert geblieben. Es ist also keine neue von außen herangetragene Entwicklung. Denn die konstante Zahl bedeutet, dass sich ohne eine im jeweiligen Mädchen begründete Veranlagung, eine entsprechende Vulnerabilität, keine Magersucht oder Ess-/Brechsucht entwickelt. Veranlagung ist nicht die einzige Ursache, es müssen Umgebungsbedingungen hinzukommen, damit sich die Essstörung herausbildet.

Was aber sind solche Umgebungsbedingungen? Ich weiß, aus einem ersten Impuls heraus würden wir nur zu gerne den Schuldigen oder die Schuldige benennen können, aber wie bei vielen psychischen Krankheiten handelt es sich dabei um ein komplexes Gebilde, das sich aus Lebens- und Beziehungsbedingungen der Familie, unmittelbaren Umgebungsbedingungen aus der Kontaktgruppe der Gleichaltrigen sowie Persönlichkeitsanteilen zusammensetzt.

Entscheidend ist, wie bei fast allen psychischen Erkrankungen im Kindes- und Jugendalter, dass sich niemand auf die Suche nach der oder dem Schuldigen begibt. Selbst, wenn man in der Familientherapie gemeinsam zu einer differenzierten Analyse kommt, gilt der Blick immer dem nächsten Tag, der Zukunft der betroffenen Mädchen. Da hilft rückgewandte Ursachenforschung nur bedingt und im Einzelfall.

Die Castingshows junger Mädchen haben ebenso wie die Catwalks (was für ein Begriff!) erwachsener Models ein Doppelgesicht. Die Klage vieler Frauen und Männer über den falschen Schönheitsbegriff wird konterkariert durch die Einschaltquoten, die Auflagen der entsprechenden Zeitschriften und die täglich getragene Mode. Der anorektische Körper ist gleichsam zum Sinnbild unserer Zeit geworden, die von Twiggy in den Siebzigerjahren nur ausgerufen werden konnte, weil wir alle psychisch auf der Suche nach Kontrolle auf Lösungen angewiesen sind, die uns lebbar erscheinen. Wir alle haben kollektiv und unbewusst die Kunst des Hungerns zu einem zentralen Lebensmotiv unseres Zeitalters erklärt. Wie gut, dass wir dadurch nicht noch mehr magersüchtige und bulimische Mädchen erzeugen können!

Der Zusammenhang zwischen den heutigen Moden, den Medien, dem Zeitgeist und der Krankheit gilt nur so lange, wie das Schlankheitsideal von uns zum mächtigen Wirkprinzip erklärt wird. Wir selbst deuten die Essstörungen als ein Zeichen unserer Zeit, obwohl es sie schon immer gab und die Auseinandersetzung um Schönheit auch schon immer ein zentrales Thema weiblicher Konkurrenz war.

Schneewittchen

Wir alle kennen mit Schneewittchen eine uralte Geschichte über Mutter und Tochter. Es ist die Geschichte einer tödlichen Konkurrenz und von unstillbaren Sehnsüchten. Die absolute Konkurrenz besagt, dass es nur eine Schönste auf der Welt geben kann, lebensfähig darf nur eine der beiden Frauen sein. Die unstillbare Sehnsucht nach grenzenloser narzisstischer Zufuhr – nach Schönheit – wird in der Figur der bösen Königin beschrieben. Es geht um eine psychische Entwicklung, die in ihrer Exklusivität in Todesnähe stattfindet, es geht um eine Konkurrenz um Leben und Tod, die nach dem vorübergehenden Tod von Schneewittchen mit ihrer Hochzeit und dem gleichzeitigen Tod endet. Die Geschichte von Schneewittchen ist eine tragische Geschichte einer Mutter-Tochter-Beziehung. Wir erfahren von einer Mutter, der es nicht gelingt, die eigene Tochter als gelungene narzisstische Ergänzung des eigenen Selbst zu erleben. Die Tochter wird zum bedrohlichen Objekt, und die Mutter kann nur weiterleben, wenn sie die Schönheit der Tochter abtötet. Die Lösung für die Tochter besteht im Apfel (der Erkenntnis), der sie in einem bewusstlosen Zustand darauf vorbereitet, dass die Anerkenntnis der eigenen Lebhaftigkeit, die Hinwendung zum Prinzen, eine eigene Autonomie ermöglicht. Dazu muss sie das schlechte Angebot der Mutter, den Apfel, wieder ausspucken. In diesem reinigenden Akt des Erbrechens findet sich ein neuer Lebensweg für das Mädchen.

Die Kenntnis um Schneewittchen soll uns nicht dazu verführen, in eine gängige Erklärung zur Entstehung von Essstörungen aus früheren Jahren zurückzufallen. Es ist nicht primär die vermeintlich schlechte Mutter-Tochter-Beziehung, die wir in den Blick nehmen sollten. Märchen beschreiben – auch, wenn sie immer in mehrere Personen aufgeteilt erzählen – die Entwicklungsgeschichte eines Menschen. Dann ist der Kampf zwischen der Stiefmutter und Schneewittchen aber der innere Kampf eines größer werdenden Mädchens, das nicht weiß, wie es mit dem inneren Neid, der inneren Gier nach Anerkennung, der inneren aggressiven Seite, die der Nebenbuhlerin den Tod wünscht, fertig werden soll. Verzweifelt und innerlich bedroht, wählt sie den Weg in die Essstörung, die ihr vorgaukelt, es gäbe eine stringente Lösung für das ganze Dilemma.

Reales Erbrechen ist weder reinigend, noch bereitet es bei den betroffenen Mädchen eine neue Stufe der Entwicklung vor. Das Zurückweisen oder das Ausspucken der Nahrung sind zwei Seiten einer Medaille, bei der es um Triebkontrolle, um Identitätsfindung, um Autonomie geht. Auch, wenn die Pubertät und die nachfolgende Adoleszenz das Lebensalter ist, in dem diese Themen lebenswichtig werden, beobachten wir Essstörungen als Ausdruck von Loslösung und Autonomie schon sehr viel früher.

»Ihh – Da sind ja Stückchen drin!«

Fritz ist 4 Jahre alt. Wir haben ihn gemeinsam mit seiner Mutter in unserer Tagesklinik für Säuglinge und Kleinkinder aufgenommen, weil Fritz sich standhaft weigert, altersgemäße Nahrung zu sich zu nehmen. Er hat den Übergang von breiiger zu stückiger Kost nicht wirklich geschafft und besteht täglich auf Grießbrei, Kartoffelbrei und Joghurt. Frau F hat alles versucht, und sie ist verzweifelt. Obwohl sie Fritz alle möglichen und notwendigen Vitamine und Nahrungsbestandteile in Pulverform in seinen Brei mischt, hat sie dennoch Angst, dass der kleine Prinz beständig mangelernährt ist. Dünn ist er allemal.

Der Begriff Suppenkasper ist schrecklich, weil er unterstellt, dass die betroffenen Kinder »rumkaspern«. Wer einmal gesehen hat, mit welchem Schreck, welcher Angst und welchem Unwohlsein Fritz die Teller der anderen Kinder mit ihrem normalen Essen anschaut, weiß sofort, dass Fritz kein primär trotziger Junge ist.

Auch bei Fritz gilt der Satz: »Wer sich mit einem Kind in einen Machtkampf begibt, hat verloren.« Es kann für uns in der Tagesklinik – denn dort wird er behandelt – nur darum gehen, den Jungen zu entängstigen und ihn neugierig zu machen auf andere Nahrung. Dies gelingt wie meistens in solchen Fällen nur dadurch, dass eine der Fachkrankenschwestern der Tagesklinik Frau F entsprechend unterstützt und gemeinsame Mahlzeiten mit Mutter und Sohn vorbereitet und begleitet. Dabei wird deutlich, dass Frau F kleinste Frustrationen ihres Sohnes nicht erträgt und ihm inzwischen keine Phase der Unsicherheit und damit des Ausprobierens zugesteht. In der neutralen und gleichzeitig liebevollen Beziehung zur Krankenschwester kann Fritz daher mehr Kräfte und Impulse der Autonomie und Neugierde entwickeln. Langsam, aber zunehmend sicherer greift er zu, um dann doch mal an einer Nudel oder einer Möhre zu lutschen und schließlich auch zu kauen. Die Geduld und die klare Struktur zahlen sich aus, und Fritz wird zwar nicht zu einem neugierigen Ausprobierer, aber immerhin zu einem vierjährigen Jungen mit annähernd normalem Nahrungsspektrum.

Es gibt Kinder mit ausgeprägt wählerischem Essverhalten, die ihre ganze Familie zwingen, sich danach zu richten. Das kann bisweilen seltsame Ausmaße annehmen, und Eltern sollten sich nicht scheuen, rechtzeitig professionelle Hilfe in Anspruch zu nehmen. Allerdings sind die Kinder mit wählerischem Essverhalten ein viel geringeres Problem als die Kinder, die (oft gemeinsam mit ihren Eltern) nur schwer beim Essen zu stoppen sind.

»Ich habe schon so viel versucht«

Die Kehrseite des gezügelten Essens, der Magersucht, der Diäten und schwierigen Esser ist das ungebremste Essen. Es führt nur selten zu einer Vorstellung bei mir als Kinder- und Jugendpsychiater, und ich bin bisweilen gar nicht unfroh darüber, weil unsere therapeutischen Konzepte zur Behandlung der Adipositas leider nur mäßig erfolgreich sind. Dennoch stelle ich mich natürlich diesem Thema, weil mir meist gleich bei der ersten Begegnung bewusst wird, wie sehr die Kinder und Jugendlichen leiden.

Paul

Schon als Paul zur Tür hereinkommt, scheint klar, worum es geht: Sein massiger Körper schiebt sich behäbig durch die Tür, und es kommt mir vor, als wenn mir Paul bei der Begrüßung seinen dicken Bauch entgegenstreckt. Paul ist 17 Jahre alt und wiegt 120 Kilo. Normale Kleidung kann er schon lange nicht mehr tragen, und seinen Jogginganzug mit der großen Kapuze ergänzt er mit dem unausweichlichen Baseballcap.

»Ich habe schon so viel versucht, ich habe überhaupt keinen Bock mehr. Keinen Bock zu nichts. Am liebsten keine Schule, keine Hausaufgaben, keinen Stress. Aber wenn ich dann auf dem Sofa chille, geht es mir auch echt kacke, die Chips kotzen mich an, und die Serien im Computer sind auch irgendwann öde. Mein Leben ist einfach nur noch scheiße, jetzt sitze ich hier beim Klapsendoktor und soll zum tausendsten Mal erzählen, warum ich so dick bin.«

Auch ich bin wie erdrückt von Paul. Sein Übergewicht drückt

nicht nur ihn platt, sondern in Kombination mit seiner Antriebslosigkeit und seiner Hoffnungslosigkeit habe auch ich als der soundsovielte Doktor im Leben von Paul keine wirkliche Idee, wie ich ihm helfen kann. Denn helfen würde nur ein über mehrere Jahre gestricktes Konzept, das sich immer wieder aus stationären, teilstationären und ambulanten Angeboten zusammensetzt und Paul kontinuierlich und mit sehr viel Hunger (!) Stück für Stück zu weniger Gewicht führt. Solche Konzepte gibt es allerdings kaum, obwohl die Behandlungserfolge der etablierten Methoden gering sind. Dicke Kinder stehen nicht im Fokus der medizinischen Behandlung. Das von mir skizzierte Vorgehen lässt sich als Einzellösung nur schwer etablieren. Auch ich reiße mich nicht um diese Form der Essstörungen, muss ich mir schamhaft eingestehen. Aber selbstverständlich hat Paul meine Hilfe und meine psychotherapeutische Unterstützung ebenso verdient wie alle anderen Kinder, die zu mir kommen.

Wer einmal selbst mehr als das übliche Maß der paar Kilo Winterspeck abgenommen hat, weiß, wie schwer das ist. Und wie unangenehm Hunger ist, muss man niemandem erklären. Selbst wenn über ausgefeilte Diäten dieses Hungergefühl immer wieder abgemildert wird, so bleibt die notwendige Kontrolle über den Heißhunger insbesondere in Bezug auf Fast Food bestehen. Und Paul ist in einem Alter, in dem normalerweise Verzicht nicht an erster Stelle steht.

Ich plane ein ambulantes Konzept gemeinsam mit einer Ökotrophologin, einer Physiotherapeutin und einer Sportmedizinerin. Die Fäden laufen bei mir zusammen, und bei mir bespricht Paul all die Dinge, die sein Leben schwer gemacht haben und weiterhin schwer machen.

Paul beschreibt nach über einem Jahr den Verlauf so: »Immer wieder würde ich gerne am liebsten alles hinschmeißen. Auch wenn ich 20 Kilo abgenommen habe, sieht es doch sowieso keiner. Manchmal tut mir mein Therapeut leid, weil er sich immer so viel Mühe gibt und es doch nur langsam vorangeht. Es bleibt dabei: Ich habe keinen Bock mehr!« Zwischenzeitlich wird die Depression, die Paul zusätzlich das Leben erschwert, medikamentenpflichtig. Über die Medikamentierung und die langsamen Erfolge bei der Gewichtsreduktion gelingt es, Paul zu halten und ihn Schritt für Schritt in die Adoleszenz zu begleiten. Paul wird zu einem stämmigen, großen jungen Mann, der sein Leben lang aufpassen muss, nicht zu viel zu essen.

Essen – eine Freude

Essen ist nicht nur Nahrungsaufnahme. Essen gehört zu den zentralen Bereichen unseres Lebens. Essen ist Genuss, ist Lust und tiefes soziales Miteinander. Selbst die »Liebe geht durch den Magen«. Essen ist allerdings nicht nur schön und sichert unser körperliches und psychisches Überleben, Essen kann auch anfallsartig auftreten. Wir können fressen, schlingen, zerbeißen und ausspucken. Und wir können den Mund verschließen, zukneifen. Was auf der einen Seite zu viel oder zerstört in uns eindringt, wird auf der anderen Seite zum völligen Verzicht. Lebensbedrohlich können beide Seiten werden, was drastisch die existenzielle Bedeutung von Essen verdeutlicht. Da wir alle Besonderheiten, Vorlieben und Abneigungen in Bezug auf das Essen haben, wissen wir darum, wie individuell die Nahrungsaufnahme ist, wie emotional – und wie anfällig. Als Eltern sind wir deshalb besonders aufgerufen, einfühlsam, verständnisvoll und gleichzeitig Rahmen gebend gemeinsam mit unseren Kindern zu essen. Gemeinsames Essen ist ein zentrales soziales Miteinander, bei dem wir zusammen genießen, archaisches Erleben teilen und uns gegenseitig ernähren. Alle Eltern kennen die Freude des eigenen Verzichts, wenn es unseren Kindern sehr gut schmeckt und wir ihnen etwas von unserem Essen abgeben. Dies ist der einzige Moment, in dem der (kleine) und vorübergehende Hunger von Eltern etwas Gutes ist. Ansonsten sind wir aufgefordert, den Tisch regelmäßig mit Gutem zu füllen. Der gedeckte Tisch ist der Mittelpunkt der Familie – es liegt in unserer Verantwortung, dass darauf nur Gutes steht in angemessener Menge. Guten Appetit!

15. Kapitel

»Ich weiß nicht, was meine Eltern haben!«

Das Smartphone ist *das* Reizthema in Familien mit Kindern ab 10 Jahren. Es ist erstaunlich, wie schnell dieses kleine Gerät heutzutage Eltern in Rage bringt und zwischen Vater, Mutter und Kind für Zündstoff sorgt, der den Familiensegen extrem und blitzschnell schief hängen lässt. »Jetzt leg doch endlich mal das Ding weg!«, dürfte *der* Satz unserer Zeit in deutschen Familien sein. Fast hat man den Eindruck, als wenn die Kinder eine Art Granate in der Hand halten würden, die sie jederzeit zünden und damit große Zerstörung in der Familie anrichten könnten. Wie das wirklich aussieht, verrät uns Lea.

Lea, 15 Jahre

»Ich weiß nicht, was meine Eltern haben. Wir sind halt mit dem Smartphone im Kontakt. Alle meine Freundinnen sind auf Snapchat, Instagram und Whatsapp unterwegs. Facebook und YouTube sind ebenfalls geil. Auch der Klassenchat ist wichtig. Wenn ich nicht aufpasse, bekomme ich wichtige Nachrichten oder Änderungen für den Unterricht oder Hausaufgaben nicht mit. Mir macht das nichts, dass es ständig brummt! Mein Vater hat doch auch ständig sein Phone vor der Nase, aber das sind natürlich superwichtige (Hören Sie, mit welcher Betonung Lea das ausspricht?) Mails! Was glauben Sie, was für coole Videos es auf YouTube zum Lernen gibt. Ja, okay, manchmal nervt es mich auch, wenn es besonders abends ununterbrochen brummt, und tatsächlich kann ich manchmal nicht gut einschlafen oder werde mitten in der Nacht wach. Aber das macht mir nichts, Hauptsache, ich kriege alles mit. Das Schlimmste heute ist: ausgeschlossen sein, nicht wissen, was abgeht. Und wenn jetzt einer sagt, dass ich süchtig bin, dann sind alle in meiner Klasse, dann ist meine ganze Schule süchtig! Meine Eltern sollten sich entspannen, echt mal!«

Lea ist, auch wenn sie zum Schluss etwas auf ihre Eltern zu schimpfen beginnt, ein freundliches Mädchen. Sie ist zugewandt, sozial kompetent, schwingungsfähig und psychopathologisch komplett unauffällig. Ihre Schulleistungen sind ausreichend gut, und ich weiß auch nicht so recht, was Lea bei mir soll. Bevor ich mich aber vorschnell mit diesem netten Kind solidarisiere, frage ich die Eltern, die wie immer bei meinen Erstgesprächen danebengesessen haben, was sie zu dem, was Lea berichtet hat, ergänzen möchten.

Frau L hebt an – und Lea verdreht die Augen – und berichtet: »Den ganzen Tag gibt es Streit mit Lea wegen ihres Handys. Es gibt keine Zeit am Tag, in der sie nicht dieses blöde Ding vor der Nase hat. Egal, ob wir essen oder sie Schulaufgaben macht, Fernsehen schaut oder ins Bett geht: keine Bewegung, keine Minute ohne Handy. Man liest ja immer, dass die Kinder tatsächlich durch eine übertriebene Nutzung dieser Medien mit der Zeit verdummen, und ich mache mir einfach Sorgen um meine Tochter. Ich möchte nicht, dass sie mediensüchtig wird oder es vielleicht schon ist.«

Herr L sieht die Dinge etwas entspannter, ist sich aber auch unsicher, wie das Zusammenleben mit Lea und ihrem Handy geregelt werden könnte: »Mich nervt dieses Ding zwar auch oft, aber ich muss ja auch regelmäßig nach meinen Mails schauen. Dann gibt es auch immer wieder Stress zwischen meiner Frau und mir, und Lea zeigt nicht ganz zu Unrecht auf mich, wenn ihre Mutter möchte, dass sie das Handy beiseitelegt. Irgendwie gehört diese Technik ja heute zum täglichen Leben dazu, aber, wenn man sieht, wie viele Nachrichten jeden Tag auf die Kinder einprasseln, dann wird einem doch angst und bange. Ich weiß auch echt nicht, was richtig ist.«

Familie L hat ein psychisch und körperlich gesundes Mädchen. Und Familie L hat ein Problem mit digitalen Medien. Damit ist sie nicht alleine. Zunächst melde ich den Eltern meinen Befund der kompletten Gesundheit ihrer Tochter zurück. Lea lächelt zufrieden, und in diesem Lächeln ist spürbar ein leiser Triumph verborgen. Insbesondere Frau L ist enttäuscht, hatte sie doch die Hoffnung, ich würde Lea aus wissenschaftlicher Sicht klarmachen, wie schädlich der intensive Gebrauch von Handy und Laptop für die Hirnentwicklung ist. Immerhin lassen Buchtitel wie »Digitale Demenz« oder »Digital Junkies« Frau L nicht unberührt. Und nun will ich ihr klarmachen, dass an alledem nichts dran sein soll?

Digitale Medien und Wissenschaft

Wenn man bei Kindern und Jugendlichen während der Nutzung digitaler Medien das Gehirn mittels funktionaler Magnetresonanztomografie (fMRT) untersucht, sieht man, dass die Hirnregionen, die wir normalerweise beim Lesen, Sprechen, Zuhören und Lernen benutzen, nicht aktiviert sind. Kinder und Jugendliche, die einem regelmäßigen und intensiven Konsum von PC-Spielen oder Videos ausgesetzt sind, haben eine deutlich herabgesetzte Schlafqualität. Ebenso mindert sich nach einer gewissen Zeit intensiven PC-Spielens die Konzentrationsfähigkeit und Ausdauer.

Die entscheidende Frage in diesem Zusammenhang ist allerdings immer wieder die der Intensität und Ausschließlichkeit. Häufig werden die Untersuchungsergebnisse, die aus der bildgebenden Forschung stammen, schnell generalisiert und zu Hypothesen verarbeitet, die von einer fortschreitenden Degeneration des kindlichen und jugendlichen Gehirns ausgehen.

Medienwissenschaftliche Untersuchungen ergeben keinerlei Hinweise auf einen schlechter werdenden IQ unserer Kinder, und aus meinem Fach, der Kinder- und Jugendpsychiatrie, kommt die Meldung, dass psychiatrische Erkrankungen des Kindes- und Jugendalters nur marginal zunehmen. Die Zunahme bezieht sich auf Erschöpfungsdepressionen und eine leichte Erhöhung der PC-Abhängigkeit. Die Jugendsuchtstation unserer Klinik behandelt nach wie vor deutlich mehr stoffgebundene Suchterkrankungen als solche, die mit den digitalen Medien zusammenhängen. Woher dann aber die Hiobsbotschaften?

Wir vergessen gerne, dass es 1835 wissenschaftliche Abhandlungen darüber gab, dass der Mensch für Geschwindigkeiten über 30 Stundenkilometer nicht geschaffen sei. Damit wurde auf die Gefährdung durch die Eisenbahn hingewiesen. Warum der Vergleich mit der damaligen Warnung: Es geht mir an dieser Stelle nicht darum, die Veränderungen, die mit den digitalen Medien einhergehen, für die Psyche und die Hirnentwicklung unserer Kinder zu bagatellisieren. Ich meine jedoch, es müsste auch darauf hingewiesen werden, dass der Blick auf die nachfolgende Generation menschheitsimmanent sorgenvoll und defizitorientiert ist.

Doch ich will hier auch gar keine lange und differenzierte wissenschaftliche Auseinandersetzung zu der Frage einschieben, ob die kindliche Psyche durch die aktuelle Art der Mediennutzung leidet. Meine klinische Erfahrung und die wissenschaftliche Literatur – soweit ich einen Überblick darüber habe – vermitteln mir zusammengefasst nicht den Eindruck, dass wir besonders sorgenvoll auf unsere Kinder schauen sollten, wenn es um digitale Medien geht. Gewiss: Kindheit – und auch unser erwachsenes Leben – ändert sich beständig und vielleicht momentan radikal angesichts der anstehenden erneuten industriellen Revolution 4.0.

Kindheit heute

Kinder gründen gemeinsam mit ihren Klassenlehrern WhatsApp-Gruppen, bei denen von Beginn an bestimmte Benimmregeln verabredet werden. Dazu gehört zum Beispiel das Verbot, Mitschüler im Chat zu beleidigen oder zu hänseln, und dazu gehört auch die Ansage, dass es nach 20:00 Uhr keine gegenseitigen Nachrichten mehr geben darf. Jugendliche berichten mir von Partys, bei denen alle ihre Handys auf dem Küchentisch stapeln, und wer seines herauszieht, hat verloren. Patienten, die wir stationär aufnehmen, besprechen mit mir heutzutage ganz selbstverständlich den für sie angemessenen Umgang mit dem Handy. Sie alle kennen die Schwierigkeit, es aushalten zu müssen, wenn sie nicht immer sofort alle Nachrichten mitbekommen, und sie demonstrieren im

Unterricht und auch in der Klinik einen Umgang mit den Handys, der kaum Grund zu Beanstandungen gibt.

Etwas anderes hat sich verändert: Kindheit hat sich komplett verhäuslicht. Vielleicht ist es das, was Leas Mutter tief in ihrem Herzen stört. Kinder und Jugendliche kommen von der Schule nach Hause und verlassen ihr Domizil nur noch für Sport oder Musik und allenfalls am Wochenende abends. Kinder berichten mir davon, dass es ihnen genügt, ihre Freunde jeden langen Schultag über zu sehen, da sie ja am Nachmittag sowieso quasi in Echtzeit miteinander kommunizieren. Neuerdings werden Sprachnachrichten intensiver genutzt, was für jemanden, der mit dem Telefon aufgewachsen ist, aussieht wie zeitversetztes fragmentiertes Telefonieren.

Kindheit heute ist allgemein sehr durchorganisiert und leistungsorientiert. Und Kinder führen reflektierte und differenzierte Gespräche mit mir, denen Eltern oft kaum noch etwas hinzuzufügen haben. Es macht Spaß, mit diesen Kindern zu arbeiten und Pläne zu entwerfen, wie ihr Leben aussehen könnte – auch wenn es darum geht zu überlegen, wie man mit dem Handy umgeht.

Sucht oder Suche?

Dennoch bleibt natürlich die Frage, die viele Eltern umtreibt: Ist mein Kind jetzt schon süchtig in seinem Nutzerverhalten mit dem Handy, oder ist es noch normal? Entscheidend zur Beurteilung dieser Frage ist das Kriterium der Ausschließlichkeit. Damit ist gemeint, ob die Kinder ohne Handy sein können und ob sie tatsächlich so etwas Ähnliches wie Entzugserscheinungen entwickeln. Solche Entzugserscheinungen im Zusammenhang von PC- oder Handynutzung zeigen sich darin, dass die Kids schlecht gelaunt werden, unruhig werden, nicht wissen, wie sie sich ohne die Technik beschäftigen sollen, und getrieben wirken. Normalerweise kann man dies in einem ruhigen Gespräch gemeinsam herausfinden. Die Betonung hierbei liegt auf »ruhig«, weil jede vorwurfsvolle Haltung von Eltern die Kids nur aufbringt und sie das Gegenteil behaupten lässt. Deshalb ist es manchmal sinnvoll, hierfür einen

Experten aufzusuchen, der das mit den Jugendlichen neutral klären kann. Von Zeit zu Zeit macht es Sinn, gemeinsam mit den Jugendlichen und dann für die ganze Familie ein von digitalen Medien befreites Wochenende zu verabreden, wobei es aber wichtig ist, dass die Kids dann nicht sich selbst überlassen sind.

Leas Lösung

Ich ermutige Familie L gemeinsam mit ihrer Tochter Lea, Regeln des Zusammenlebens unter digitalen Bedingungen auszuarbeiten. Selbstverständlich muss es in jeder Wohnung, in jedem Haus handyfreie Zonen geben, an die sich jeder hält. Wichtig bei der Erarbeitung solcher Regeln ist, dass nicht das elterliche Diktat maßgeblich ist, sondern die Suche nach Gemeinsamkeit – und auch nach Alternativen. Wir erleben es in der Klinik jeden Tag, wie viel Spaß Kinder und Jugendliche natürlich auch heute noch an den guten, alten »analogen« Spielen haben, und wie befreit sie sind, wenn wir uns auf Gemeinsamkeiten verständigen, die tatsächlich auch von allen gemeinsam genutzt werden. Eine gemeinsame Mahlzeit wird erst dann richtig attraktiv, wenn es einen lebendigen gegenseitigen Austausch gibt, der für alle anziehend ist.

Schnell wird im Gespräch mit der Familie L deutlich, dass auch Herr L nur bedingt bereit ist, sich auf Bereiche in seinem Haus ohne Handynutzung einzulassen. Allen wird schlagartig klar, dass es sich um ein gemeinsames Problem handelt, wodurch Lea sofort sehr entlastet ist. Auf dieser Grundlage ist sie sofort bereit, mit ihren Eltern zusammen darüber nachzudenken, wie ihr Familienleben zukünftig aussehen und welche Rolle das Handy der Familienmitglieder dabei spielen soll. Die Eltern verstehen, dass sie einen Machtkampf um das Handy ihrer Tochter schnell verlieren würden. Ich erläutere ihnen unsere Regel in der Klinik, die davon ausgeht, dass man jeden Machtkampf, den man mit einem Kind beginnt, verliert.

Schließlich gilt für Familie L, dass ihr Esszimmer zukünftig ohne Handys betreten wird. Dazu wird es eine Konsole mit Ladekabeln im Flur geben, auf der die Handys aller Familienmitglieder nachts im Nicht-Stören-Modus geladen werden. Ansonsten gilt für Lea wie für alle anderen, dass jeder selbstverantwortlich mit seinem Smartphone umgeht.

Im Kontakt allein mit mir, denn wir führen auch noch ein Vier-Augen-Gespräch, kann Lea mit sehr viel weniger Trotz und Rebellion über das Thema sprechen. »Manchmal ist es wirklich sehr nervig, wenn das Handy die ganze Zeit brummt und ich nicht weiß, wann ich diese ganzen Nachrichten und Fotos sehen soll. Ich habe immer Angst, etwas zu verpassen. Aber wenn ich den vorwurfsvollen Blick meiner Mutter schon sehe, dann kriege ich die Krise und gucke noch einmal extra nach, was es Neues auf dem Handy gibt.«

So haben Lea und ich die Möglichkeit, intensiver über ihr Gefühl zu sprechen, abgehängt zu sein, wenn sie nicht ständig online ist. Schnell sind wir bei ihrem Selbstwertgefühl und ihren freundschaftlichen Verflechtungen. Lea lässt sich von mir ermuntern, mit ihren Freundinnen einmal zu überprüfen, wie es denen damit geht. Das erzeugt schnell ein Gefühl dafür, dass es den anderen genauso geht. Auch sie kennen diese Angst. Und die Nörgelei der Eltern. Zusätzlich kann Lea sich mit mir erarbeiten, dass es sich lohnt, den Kreis der »Freunde« in ihren Accounts einmal zu überprüfen und deutlich zu reduzieren.

Gemeinsam mit ihren Freundinnen macht sie sich daran, die Listen zu verkleinern, ohne das Gefühl zu haben, damit unbedeutend zu werden. Mit mir als neutraler Person, die sich für Lea glaubhaft darum kümmert, dass es ihr gut geht und dass sie zurechtkommt, entwickelt sie für sich ein neues Wertesystem. Plötzlich hat Lea Spaß daran, ihr ganz persönliches Nutzerprofil zu entwickeln und anzulegen und sich nicht mehr nur den vermeintlich wichtigen Konventionen von außen zu unterwerfen.

Im Gespräch können sich Vater und Tochter nun über ihre persönlichen Erfahrungen im Umgang mit dem Smartphone austauschen, Lea kann ihrem Vater ein paar Tricks in den Einstellungen zeigen, und Herr L hat sich schlaugemacht, wie man sich bei der Handynutzung vor übermäßiger, unbemerkter Datenabgabe schützt. Selbst Frau L beginnt, ihr Handy mehr als nur als Telefon zu begreifen, und Familie L streitet sich jetzt um andere Themen, Themen, die in dieser Lebensphase von Lea dazugehören. Das Handy ist in der Familie L zu einem Werkzeug geworden wie jede andere Maschine auch. Nicht das Handy diktiert Lea und ihren Eltern den Umgang, sondern alle zusammen gestalten die Handywelt der Familie L so, wie alle Beteiligten sie haben möchten – nämlich so, dass das Familienleben dadurch nicht mehr beeinträchtigt wird. Natürlich gelingt es nicht in allen Familien, den Fluch der Handytechnik, wenn nicht in einen Segen, so doch in einen alltäglichen Gegenstand umzuwandeln. Wichtig für mich ist in diesem Kontext, dass wir alle uns mit den anstehenden Schritten einer fortschreitenden digitalen Automatisierung auseinandersetzen müssen.

Lebenswelt 4.0

Die nächste Stufe der industriellen Revolution scheint anzustehen. Ging es bislang um die Digitalisierung, d.h. um die Übersetzung analoger Vorgänge in digitale Prozesse, so ist der nächste Schritt die Automatisierung und der Übergang in selbst lernende Prozesse. Dabei geht es nicht nur um das selbst fahrende Auto, sondern beispielsweise um pädagogische Prozesse, die von Schulen übernommen werden und in deren Rahmen die Schüler zukünftig vor Rechnern sitzen, die selbst lernend auf den individuellen Fortschritt ihrer Schüler reagieren, um so Lernerfolge individuell zu maximieren. Rechner erfassen unser Verhalten und leiten daraus individuelle Angebote und Vorhersagen über unser Verhalten ab. Im Bereich der Medizin werden diagnostische Prozesse optimiert, indem das gesamte Wissen der Medizin auf einem einzigen Rechner zur Verfügung gestellt wird. Röntgenbilder werden fehlerfrei ausgewertet, und die Diagnose einer Hautveränderung wird gestellt, indem wir den Rechner ein Foto auswerten lassen. Roboter führen sinnvolle Gespräche mit an Demenz erkrankten Patienten,

begleiten sie durch den Tag und ersetzen die Pflegekraft oder verhelfen den Patienten durch beständige Erzählung ihrer Lebensgeschichte sowie Denksportaufgaben zu bis dahin nicht erreichter
Lebensqualität.

Was ich hier nur skizzenhaft andeute, beschreibt tatsächlich einen qualitativ neuen Schritt in der technischen Entwicklung. In
allen Branchen geht die Angst vor erneuter und ausgeweiteter Ab-
schaffung menschlicher Arbeitskraft um. Die Angst vor dem Zauberlehrling, der eine Eigendynamik entwickelt und nicht mehr zu
stoppen ist, erfasst uns alle und verstärkt sowieso schon vorhandene Unsicherheitsgefühle. Da liegt es nahe, nach einem grundsätzlichen Stopp dieser technischen Entwicklung zu rufen. Es gehört
jedoch zum Wesen technischen Fortschritts, dass dieser nicht um-
kehrbar und nicht zu stoppen ist. Wichtig dabei scheint mir zu
sein, dass dies nicht an teuflischen Technikern und Entwicklern
liegt, sondern an unserem kollektiven Nutzerverhalten. Mir geht es
darum, zu verdeutlichen, dass wir Verantwortung übernehmen
müssen für unser Verhalten und seine Konsequenzen. Solange wir
digitale Applikationen und Software verwenden, die unsere Nut-
zungsdaten in einen ökonomischen Wert verwandeln, und solange
wir selbstverständlich fordern, dass das Internet kostenlos zu nutzen sein müsste, so lange ist die Einstiegspforte in die fortschrei-
tende Automatisierung weit geöffnet. Wir Erwachsenen sind es,
die diese Produkte kaufen und nutzen – und wir sind in der Verantwortung, dies an unsere Kinder so weiterzugeben, dass diese in
eine gute Zukunft hineinwachsen können.

Den Gebrauch dieser Technik bei unseren Kindern zu bekämpfen, ist absurd, weil es eine unzulässige Verschiebung von Verantwortung ist. Fast ist es so, als würden wir unsere Kinder zu Zauberlehrlingen erklären, die wir selbst in die Welt gesetzt haben. Wir
haben ihnen die von uns mitentwickelte und gekaufte Technik zur
Verfügung gestellt – und auf einmal wollen wir das nicht mehr
wahrhaben. Goethes »Zauberlehrling« ist von unglaublicher visio-
närer Kraft, weil er darin unsere Sehnsucht nach Entlastung beschreibt, die wieder auf uns zurückfällt, wenn wir in unverantwort-

licher Weise unsere Verantwortung abgeben. Wir gestehen unserer Sehnsucht nach Entlastung eine viel zu große Eigendynamik zu: Wir wollen ja nicht schuld gewesen sein! Die große narzisstische Kraft, die uns auf die Idee bringt, die tägliche und mühsame Arbeit zu delegieren – in seiner Extremform an Sklaven –, fällt auf uns zurück, indem wir den Sklavenaufstand, den Zauberlehrling oder den Roboter wieder einfangen oder abstellen müssen. Wir diskutieren immer nur über den Zauberlehrling und nicht über die Motive, die ihm sein Handeln ermöglichen.

Ist es nicht wie bei uns und unseren Kindern: Wir verdrehen die Tatsachen, wenn wir lediglich an der Oberfläche des Verhaltens unserer Kinder bleiben und nicht bereit sind, uns selbst mit infrage zu stellen. Unsere Kinder jedenfalls sind nicht verantwortlich für ihre Handywelten.

Swombies

Natürlich gibt es Jugendliche, die von der Handytechnik so überfordert sind, dass sie hilflos ausgeliefert sind. Selbstverständlich haben diese Jugendlichen, wenn sie denn tatsächlich eine Sucht oder ein suchtähnliches Verhalten entwickelt haben, einen Anspruch auf Hilfe. Die bloße Verteufelung der Technik und der Versuch, diese zu verbannen, sind nicht hilfreich. Nähern Sie sich Ihren Kindern möglichst ohne Vorwürfe und nicht moralisierend. Hier hilft keine Moral, sondern lediglich eine konstruktive Hilfestellung auf der Grundlage, dass auch diese Jugendlichen unzufrieden sind mit ihrer Selbstauslieferung an das Smartphone.

Schulen sind aufgefordert, ihre Schüler medienkompetent zu machen, denn die Technik ist und bleibt allgegenwärtig. Wir sollten unseren Kindern zutrauen, eine gute Balance zwischen analoger und digitaler Welt zu finden. Wir müssen es ihnen allerdings vorleben!

Der Umgang mit dem Handy ist ein gutes Thema für eine friedliche (!) Familiensitzung bei einem gemütlichen Essen. Die Frage muss sein, was und in welchem Umfang die Handywelt in die Familie hineinschwappen darf, wo Dämme gebaut werden müssen – wo aber auch Türen eingebaut sind. Gelingt dies nicht im Rahmen einer Familienselbsthilfe, so scheuen Sie sich nicht, die Patentante oder den Patenonkel hinzuzuziehen. Und wenn Sie wirklich befürchten, dass Ihr Kind handyabhängig ist (der Begriff Swombie sollte wegen seines abwertenden Charakters sofort wieder aus unserem Sprachgebrauch gestrichen werden), so ist es keine Schande, eine professionelle Beratung hinzuzuziehen.

Handys sind Bestandteil einer Technik, die wir in Auftrag gegeben haben. Jetzt ist es an uns, gestaltend einzugreifen, statt sie einfach zu Zauberlehrlingen zu erklären.

16. Kapitel

»Ich war total verliebt!«

Sex, Friends and R&B könnte die Überschrift eines Kapitels über Sexualität von Jugendlichen heute auch heißen. Eigentlich lautet der Satz anders: Sex, Drugs and Rock'n'Roll. Dieser Satz der Siebzigerjahre des letzten Jahrhunderts war Ausdruck einer Befreiung und einer Provokation gleichzeitig. Ian Dury und Chaz Jankel stießen mit ihrer Modernisierung des alten »Wein, Weib und Gesang« vor allem deshalb auf Ablehnung, weil sie den Song schon so unverfroren mit der Zeile begannen: »Sex, Drugs and Rock'n'Roll is all my brain and body need.«

Längst liegt die sexuelle Revolution hinter uns, und Sexualität ist scheinbar elementarer und unaufgeregter Bestandteil des täglichen kindlichen und jugendlichen Lebens. Aufklärungsunterricht gehört zum integralen Bestandteil jeder schulischen Bildung, und Eltern sind längst nicht mehr so unsicher wie die Eltern der Siebzigerjahre, wenn es darum geht, wie man Sexualität bei Kindern anspricht und sie darüber aufklärt. Vielfach höre ich aus Familien, alles sei derart »normal« gelaufen, dass Extragespräche über Sexualität gar nicht notwendig waren und sind.

Natassja

Natassja, 16 Jahre, ist zu mir gekommen, weil sie mit ihrem Selbstwertgefühl hadert und insbesondere mit ihrem Körper unzufrieden ist. Auslöser für die Vorstellung bei mir waren immer wieder auftretende Stimmungsschwankungen mit insbesondere abends vorkommenden »Heulattacken«. Meine Diagnostik hatte zwar (noch) keine manifeste Depression ergeben, aber Natassjas Leidensdruck ist doch so groß, dass wir uns erst einmal auf fünf probatorische Sitzungen verständigt haben. Irgendetwas an Natassja bleibt mir unklar und unverständlich. Ihre Berichte über ihr Leben in der Schule und über ihre Familie zeichnen ein Bild einer unauffälligen, liebevollen Familie des Mittelstands. Frau N ist Lehrerin und Herr N Kaufmann in einem mittelständischen Unternehmen. Der ältere Bruder, Nico, steht kurz vor dem Abitur. Die Geschwisterbeziehung, so Natassja, war immer ausgesprochen liebevoll, sodass sie jetzt auch darunter leidet, dass Nico so wenig Zeit hat. So wandern Natassja und ich in den ersten Stunden ein wenig durch ihr Leben und finden nur wenige Anhaltspunkte dafür, wodurch sie so spürbar beeinträchtigt sein könnte.

Ihre Klagen über ihren Körper entsprechen nicht der Wirklichkeit, und obwohl mir das im Kontakt mit jugendlichen Patientinnen natürlich sehr vertraut ist, hat es bei Natassja noch eine zusätzliche, mir unerklärliche Komponente.

In der dritten Stunde schließlich kommt sie von sich aus auf ihren letzten Freund zu sprechen. »Ich weiß gar nicht genau, wie ich das erzählen soll. Ich schäme mich so!« Mein Hinweis, sich Zeit zu lassen und sich nicht unter Druck zu setzen, etwas Bestimmtes unbedingt erzählen zu müssen, entspannt Natassja ein klein wenig, und sie berichtet: »Er war ja mein erster Freund, und ich war total verliebt in ihn. Wir waren noch gar nicht so lange zusammen, als ich einmal nach einer Party, die wir beide früher verlassen hatten, weil es langweilig war, mit zu ihm gegangen bin. Wir waren kaum in seinem Zimmer angekommen, als er mich sofort bedrängt hat und mit mir schlafen wollte. Ich wollte das nicht, es war mir noch viel zu früh für unsere Beziehung. Ich weiß nicht, ob er mein Nein nicht hören wollte oder ob ich nicht deutlich genug war: Jedenfalls hat er keine Rücksicht darauf genommen und hat mit mir geschlafen. Für mich war es schrecklich, ich hab dann irgendwie stillgehalten.« Natassja beginnt zu weinen und stockt. Brüchig und unter Tranen schildert sie dann weiter: »Und dann hat er weitergemacht … Und dann … ist er von hinten … in meinen Po … Es war schrecklich und hat wehgetan. Und ich habe dagelegen wie gelähmt, habe die Zähne zusammengebissen und mich sofort endlos geschämt.«

Jetzt ist klar, worauf sich die Symptomatik von Natassja bezieht. Sexuelle Traumatisierungen gerade bei Mädchen kommen trotz (oder vielleicht sogar wegen?) unserer aufgeklärten Zeiten immer noch und viel zu häufig vor. Natassja hat die subjektive Seite dieses sexuellen Erlebnisses geschildert.

Fatal ist immer wieder die Verantwortungsübernahme der Mädchen für die Gesamtsituation: Sie gehen davon aus, dass sie die Situation selbst herbeigeführt haben oder zumindest mit zu wenig Gegenwehr für keine Unterbrechung gesorgt haben. Immer noch gilt das Geschlechtsstereotyp des offensiven Jungen, von dem die Aktion ausgehen muss, und des passiv-verführerischen Mädchens, das den Verhaltensrahmen vermeintlich einleitet. Innerhalb dieser Stereotype ordnen sich die Mädchen fast immer zu viel Verantwortung und Schuld zu. Das Erleben der Überschreitung von Körpergrenzen, wie sie im Sexualakt automatisch und notwendigerweise enthalten ist, wird von den Mädchen – gerade wenn es gegen ihren Willen geschieht – fast immer schuldhaft verarbeitet. Die Schuld besteht immer darin, sich nicht energisch genug gewehrt und das Eindringen nicht entschlossen genug zurückgewiesen zu haben. Oft manifestiert sich bei den Mädchen in diesem Zusammenhang eine verkehrte Welt: Als wenn die Schrankenwärterin selbst Schuld hat, wenn ihre Schranke mit Gewalt aufgedrückt wird.

Entscheidend ist natürlich, wie deutlich und eindeutig die Schranke für den Jungen heruntergelassen war und wie bereitwillig und feinfühlig er bereit war, die Schranke wahrzunehmen. Ist Alkohol im Spiel, ist die Wahrnehmung dafür häufig herabgesetzt, und gleichzeitig dient der Alkohol oft genug als Ausrede, das Nein des Mädchens nicht gehört zu haben. Darüber hinaus verschiebt sich bei den Jungen unter anderem durch den weitverbreiteten Pornokonsum die Grenze dessen, was »normaler« Sex ist.

Pornowelten

Die unmittelbare und leichte Verfügbarkeit von Pornografie über das Internet hat unterschiedliche Auswirkungen. Zum einen muss man festhalten, dass die Pornowelt auch unter den Konsumenten eine Männerwelt ist. Manchmal führt der Konsum dazu, dass Jungen mir schildern, ihr Umgang mit und die Bedeutung von Sexualität seien deutlich unaufgeregter geworden.

Dennoch werden durch diese Welten bedenkenswerte Stereotype bedient. In der Pornowelt sind die Frauen Opfer, sie sind diejenigen, die sich für Geld vor der Kamera penetrieren lassen und alles daransetzen, den Orgasmus des Mannes in Szene zu setzen. Eigene Sexualität spielt dabei keine Rolle, im Gegenteil, die Frauen werden anal penetriert, und es wird in Mund und Gesicht ejakuliert.

Diese pornografische Welt der Sexualität transportiert eine frauenverachtende Welt, in der Klischees aufrechterhalten werden, die unter aufgeklärten Jungen und Mädchen auf der Suche nach gemeinsamer Intimität nicht mehr vorkommen sollten. Zumindest versucht der Aufklärungsunterricht in den Schulen etwas anderes zu vermitteln, und wahrscheinlich würde auch die Mehrheit aller Eltern – zumindest der Mitte – das Bild der sexuell erniedrigten Frau auf keinen Fall an ihre Kinder weitergeben wollen.

Wie an vielen Stellen unseres Lebens entsteht eine doppelte Buchführung. Auch, wenn die extrem erfolgreiche Verbreitung der Pornografie im Internet nicht zu einer offensichtlichen sexuellen Verrohung in der Öffentlichkeit geführt hat, ist der Prozentsatz an Mädchen, die unangenehme bis schreckliche sexuelle Erlebnisse hinnehmen müssen, nicht geringer geworden. Was deutlich fehlt, ist der Aufschrei dieser Mädchen und ihrer Mütter und Väter: Zu oft bleibt alles in den Schuldgefühlen und der großen Scham stecken – aufseiten der Mädchen.

Scham

Der Geschlechtsverkehr – ist meist schon durch den Akt als solches für die Mädchen mehr als für die Jungen mit Entblößung, Nacktheit und Scham verknüpft. Diese Gefühle verstärken sich entsprechend im Kontext von Grenzüberschreitung und Gewalt, wie Natassjas Beispiel zeigt.

Die Mädchen fühlen sich verletzt und erniedrigt und sind in ihren eigenen Augen gleichzeitig verantwortlich für das, was geschehen ist. Das steigert die Scham ins schier Unendliche und führt fast notwendigerweise zu einem Unwohlsein und Ekel dem eigenen Körper gegenüber. Dann hat sich die destruktive Wucht des Erlebnisses in vollem Umfang auf die Mädchen abgewälzt, und sie haben nicht nur mit dem Schmerz und der Verletzung zu tun, sondern auch mit der Scham und dem Gefühl, an allem selber schuld zu sein. Entsprechend schwer ist es, die Mädchen aus dieser Abwärtsspirale herauszuholen, ohne selber vorschnell, und das trifft mich als Mann besonders, in einen empörten Aktionismus zu geraten. Das möchte ich am Beispiel von Natassja noch verdeutlichen.

Noch mehr als sonst muss ich mit Natassja in der Therapie vorsichtig und respektvoll umgehen. Klar ist, dass wir mehr Zeit als die vereinbarten probatorischen Sitzungen benötigen. Natassja muss erfahren, dass sie Verantwortung für ein Handeln auf sich genommen hat, die gar nicht bei ihr liegt. Sie muss entschuldet werden, und sie muss sich trauen, dies anzunehmen. Sie darf verstehen, dass ihre Liebe zu dem Jungen nicht verantwortlich war für sein Handeln. Es ist extrem schwierig für sie zu sortieren, welches Gefühl wohin gehört, denn die Zuneigung zu ihm ist noch vorhanden. Natassja darf auch verstehen, dass sie in der Gefahr ist, sich selber masochistisch unterzuordnen und sich nicht zu trauen, für sich und ihren Körper klare Grenzen einzufordern. Langsam und mit zusätzlicher Hilfe einer Körpertherapeutin gelingt es ihr, sich ihres ursprünglichen und guten Körpergefühls wieder zu bemächtigen. Wie eine körperliche Wunde langsam verheilt, spürt auch Natassja die Narbe, die sie in Zukunft sehr vorsichtig werden lässt im Kontakt mit Jungen. Lange Zeit bleibt sie von befriedigender Sexualität mit Jungen ausgeschlossen.

Wenn Eltern das Gefühl haben, ihre Tochter könnte ein Erlebnis wie Natassja gehabt haben, sollten sich die Mütter (Väter, haltet euch zurück!) vorsichtig nähern, sich aber nicht aufdrängen. Manchmal ist dabei nicht die direkte Frage hilfreich (»Hast du etwas Schlimmes erlebt?«), sondern indirekte Vorgaben wie: »Manchmal passieren einem Dinge, für die man sich schämt und die dennoch besser ihren Weg nach draußen finden. Das muss nicht ich sein, aber ich kann dir jemanden vermitteln.«

Recht und Ordnung

Immer wieder rufen solche Erlebnisse von Mädchen bei mir Empörung hervor. Wie sehr setzen wir uns miteinander in der Klinik jeden Tag dafür ein, dass ein respektvoller Umgang, egal in welchem Bereich des Lebens, entscheidend für ein gutes Auskommen ist. Daher bin ich jedes Mal aufs Neue empört über Jungen, die sich nach wie vor aggressiv einfach das nehmen, was sie haben möchten, und ohne Rücksicht auf Verluste über den Mädchenkörper hinwegtrampeln. Besonders schwer auszuhalten ist für mich in diesem Kontext, dass die Mädchen in der Regel fast nie wehrhafte Unterstützung haben möchten. Glaubhaft schildert Natassja, dass jeder Versuch ihrerseits, den Jungen zur Rede zu stellen oder gar zu maßregeln, nur dazu führen würde, dass sie von ihm in den sozialen Medien lächerlich gemacht und einmal mehr beschädigt werden würde. Diese Ohnmacht ist auch für mich als Therapeut kaum erträglich. Schließlich bin ich es gewohnt, in meiner Welt darauf zu achten, dass die Regeln eines freundlichen und respektvollen Umgangs gewahrt bleiben.

Doch die Erfahrung zeigt, dass auch andere Formen der Unterstützung von Mädchen wie Natassja abgelehnt werden. Es wäre ein Leichtes, ihnen von einer Anwältin helfen zu lassen, die die Jungen in einem entsprechenden Schreiben harsch und juristisch abgesichert in ihre Grenzen verweisen könnte. Natürlich müsste eigentlich auch die Frage einer Anzeige erörtert werden. Da die Mädchen noch nicht einmal mit den Eltern über ihr Erlebnis gesprochen haben – und sich dies auch nicht zutrauen, weil dadurch die Schamgrenze überschritten wäre –, sind Gerichtsverfahren undenkbar. Trotzdem meine ich, dass sich am Klima zwischen Mädchen und Jungen sicherlich etwas ändern würde, solche Übergriffe vielleicht seltener würden, wenn die Jungen davon ausgehen müssten, dass die Mädchen sich schneller und entschlossener auch unter Einbeziehung der Öffentlichkeit und der Rechtsmittel zur Wehr setzten.

Da ich jedoch der Anwalt für die Seele meiner Patientinnen bin, kann ich nur ihren Vorgaben und Grenzziehungen folgen. Als handelnder Mann wäre mir oft ein anderes Vorgehen lieber, doch als Therapeut weiß ich, dass ich den Mädchen einen anderen Weg zu einer Restitutio – einer erneuten Unversehrtheit – aufzeigen kann und muss. Einen Weg, der unter Umständen lange dauert, einen Weg, der Narben nicht ungeschehen machen kann, aber einen Weg, der in ein zufriedenstellendes Leben mit befriedigender Sexualität führt.

Rasmus

Rasmus macht schon von seiner äußerlichen Erscheinung her einen unglücklichen Eindruck: ein großer, dünner und schlaksiger Junge, der nicht so recht weiß, wohin mit seinem Körper, der zusätzlich durch eine Pubertätsakne gequält ist. Er ist 17 Jahre alt und kommt zu mir, weil er sehr unter seiner sozialen Isolation und seiner Scheu leidet. Zu allem Unglück lispelt er ein wenig.

Mit leiser Stimme erzählt Rasmus: »Ich habe das Gefühl, das Leben läuft an mir vorbei. Alle amüsieren sich und haben Spaß, und ich stehe daneben und gucke zu. Wenn ich mich mit den anderen Jungens vergleiche, dann denke ich immer: Bei dir ist sowieso alles mickrig, und dann schleiche ich mich immer als Letzter in die Duschen. Die Mädchen leben für mich auf einem anderen Stern. Da komme ich nie hin! Neulich habe ich mal einen vorsichtigen Versuch gemacht, ein Mädchen anzusprechen, aber dann habe ich gleich so gestottert, dass ich gleich wieder umgedreht bin.«

Rasmus gehört nicht zu den trampelnden Jungen, denen ich den Kopf zurechtrücken und vor denen ich die Mädchen schützen möchte. Rasmus steht selber auf der Seite wegen einer vermeintlichen Unmännlichkeit und Schwäche. Er musste erleben, wie sein Vater kurz vor Rasmus' zwölftem Geburtstag gestorben ist. Seitdem weiß er, wie es sich anfühlt, wenn die Anforderungen der Welt um einen herum zu groß sind. Wenn man als Junge nicht weiß, wie man psychisch in seinen Körper hineinwachsen, wie man kräftig und mutig werden soll.

Jungen wie Rasmus haben wenig Raum, um über schlechte Körpergefühle, ein schlechtes Selbstwertgefühl und ihre sexuellen Schwierigkeiten zu sprechen. Alleine die Tatsache, dass Rasmus zum ersten Mal in seinem Leben diese Themen mit einem väterlichen Mann teilen kann, entlastet ihn schon. Das Erleben, dafür nicht ausgelacht zu werden, sondern auf Verständnis zu stoßen, tut ihm gut. Wir verabreden eine ambulante Therapie mit begleitender sportmedizinischer Behandlung. Die Oberärztin der Sportmedizin kennt dieses Thema von mir schon, wenn ich sie bitte, einen depressiv getönten Jugendlichen, der sich im falschen Körper wähnt, vorsichtig und schonend aufzubauen. Sie hat – wie ich – die Erfahrung gemacht, dass die Jungen (und auch Mädchen) sich durch den Muskelaufbau schnell anders fühlen, wodurch meine Psychotherapie intensiv unterstützt wird. Wir können gemeinsam verstehen, woher das mangelnde Selbstwertgefühl von Rasmus rührt, und ich kann mit ihm Übungen verabreden, durch die er sich mehr und mehr zutraut. Manche Bestandteile der Therapie mutieren eher zu väterlichen Ratschlägen, wenn ich Rasmus erkläre, wie man im Kino die Signale des Mädchens übersetzt, und wann man reagiert. Im Übrigen macht er aber große Fortschritte in der Selbstreflexion und im Angang der vorher ängstigenden sozialen Situationen. Rasmus ist ein Junge, der unter einem überkommenen Männlichkeitsideal leidet. Was ich damit meine?

Männlichkeit

Kaum sind Jungens heute 16 Jahre alt geworden, drängen sie in die Fitnessclubs, die mal wieder Hochkonjunktur zu haben scheinen. Fast kommt es einem so vor, als sei die erwachsene Klientel abgegrast, und die jungen Kunden täten den Betreibern nun den Gefallen, ihrerseits die Clubs am Leben zu erhalten. Wie so oft ist es eine zweischneidige Angelegenheit: Wer kann schon etwas dagegen haben, wenn die Jungen sich fit halten und Sport treiben? Wie oft verordnete ich meinen jugendlichen Patienten – egal ob Junge oder Mädchen – eine zusätzliche sportmedizinische oder physiotherapeutische Behandlung? Wenn ich diesen Trend hinterfrage, geht es mir auch nicht um den Aspekt von Sport und Gesundheit. Mir geht es darum, dass offensichtlich bei vielen Jungen das Selbstwertgefühl und die Selbstzufriedenheit mit dem eigenen Körper nicht ausreichen und sie vielmehr einem körperlichen Ideal hinterherjagen, das der mitgebrachte Körper nicht erfüllt – und vielleicht nicht erfüllen kann.

Die Jungen scheinen damit zumindest zum Teil das Niveau der Mädchen erreicht zu haben, die mehrheitlich ebenfalls unzufrieden sind mit ihren körperlichen Konturen. So sind die einen ständig zu dick und die anderen zu dünn, zu untrainiert und vor allem zu wenig muskulös. Ausgefeilte Trainingsstrategien mit den entsprechenden Ernährungsplänen und sehr viel Selbstdisziplin sollen die Jungen schnell zu Muskelaufbau und neuer Stärke führen. Als wenn – wie bei den Mädchen – der eigene ursprüngliche und angeborene Körper nicht ausreichte. Und als wenn zu kognitiver Leistung die körperliche unbedingt dazukommen müsste.

Die aus dieser Beobachtung resultierende Diagnose, die man der Gesamtgesellschaft stellen könnte, lautet: mangelndes Selbstwertgefühl. Dies scheint in einem krassen Gegensatz dazu zu stehen, wie die Jungen sich nach außen benehmen und wie der Freund von Natassja sexuelle Gewalt angewendet hat. Mir scheint es dringend geboten, dass wir Väter uns aufmachen, uns um das Selbstwertgefühl unserer jugendlichen Söhne zu sorgen. Möglicherweise ist etwas falsch gelaufen bei dem Versuch, Emanzipation und Aufklärung mit den Anforderungen an den modernen Mann, den »neuen Vater«, zu verbinden. Und das ist ein Thema, das nicht erst in der Jugend beginnt.

Kindliche Sexualität

Auch, wenn viele Erwachsene meinen, dass ihr Kind vor der Pubertät keine Sexualität hat, im Reinen und Unschuldigen mit sich und der Welt lebt: Kinder leben und erleben in jedem Alter und in jeder Entwicklungsphase Sexualität! Der männliche Säugling, der beim Wickeln eine Erektion bekommt, das kleine Kindergartenmädchen, das sich genussvoll zwischen den Beinen reibt – alles das ist Ausdruck kindlicher Sexualität. Kindliche Masturbation kann – solange sie nicht dauerhaft und exzessiv betrieben wird – ein natürlicher Ausdruck der Suche nach Stimulation und Abfuhr sein. Die Betonung dieser Beschreibung liegt auf: kindlich. Kinder erleben eine andere Sexualität als Erwachsene, und sie sind nicht orgasmusfähig. Das Erschrecken mancher Eltern über die frühkindliche Masturbation basiert auf dem Mythos einer Kindheit ohne Sexualität.

Es liegt an uns Eltern, den Kindern einen natürlichen Umgang und Zugang zu ihrem eigenen Körper, zu Körperlichkeit und auch Sexualität zu ermöglichen. Indem wir ihnen vorleben, wie wir das empfinden – wobei die erwachsene Sexualität auf den intimen erwachsenen Raum beschränkt bleiben muss –, ermöglichen wir den Kindern den eigenen Zugang in diese neue Welt während der Pubertät. Doch kindliche Fragen gehören kindgerecht beantwortet – und wenn Kinder nicht fragen, heißt das allerdings nicht, dass sie sich nicht für bestimmte Themen interessieren. Es wird immer an der Offenheit der Eltern liegen, welche Fragen »erlaubt« sind und welche nicht. Insgesamt bleibt mein Eindruck bestehen, dass es aller sexuellen Offenheit zum Trotz, die uns täglich von den Litfaßsäulen aus entgegenruft, noch viel zu tun gibt im Umgang mit Sexualität im Kindes- und Jugendalter.

Ein Wort an die eigene Zunft

Auf kinder- und jugendpsychiatrischen Stationen ist es üblich, dass Sex zwischen Patienten nicht stattfinden darf. Was früheren Zeiten und der Angst vor Verantwortungszuschreibung durch betroffene Eltern, insbesondere der Mädchen, geschuldet ist, mutet heute mittelalterlich an. Eigentlich müssten gerade wir, die wir uns gerne als Beziehungsexperten verstehen, die Ersten sein, die psychisch kranken Jugendlichen dabei helfen, zu befriedigender Sexualität zu kommen. Dasselbe gilt für den Stellenwert der Sexualanamnese bei der Diagnostik: Sie findet allzu oft nicht statt. Mir kommt es fast so vor, als stünden wir Kinder- und Jugendpsychiater und Psychotherapeuten stellvertretend für den Rest der Gesellschaft, die sich immer noch schwertut mit einem offenen und natürlichen Umgang mit dem Thema. Auf der Strecke bleiben alle Jugendlichen, aber besonders und einmal mehr die Mädchen.

Mädchenschutz

Man braucht gar nicht an die vielen Millionen Mädchen zu denken, die weltweit sexuell missbraucht und misshandelt werden. Ein Blick auf die Geschichte von Natassja genügt, um zu verstehen, dass wir dringend dafür Sorge tragen müssen, dass solche traumatisierenden Erlebnisse der Vergangenheit angehören, auch wenn sie sicherlich nicht immer und in vollem Umfang zu verhindern sein werden.

Die Gesamtzahl aus der Dunkelziffer der sexuellen Übergriffe und der zur Anzeige gekommenen sexuellen Misshandlungen an Mädchen in Deutschland hat nicht abgenommen. Das alleine ist Skandal genug. Viele Jugendgynäkologinnen berichten mir sogar, dass die Anzahl der Mädchen, die sich nach einem sexuell aversiven Erlebnis an ihre Gynäkologin wenden, zugenommen hat. Alle – Eltern, Lehrer, die Professionellen, aber auch die Gesamtgesellschaft – sollten sich aufgerufen fühlen, hierzu nicht nur Stellung zu beziehen, sondern präventiv und im Zweifelsfall aktiv einzugreifen, um Mädchen wirksam zu schützen und Jungen rechtzeitig beizubringen, was ein respektvoller sexueller Umgang gegenüber Mädchen ist.

Transgender

Paula ist 15 Jahre. Ein sehr schlankes Mädchen mit kurzen Haaren. Erst auf den zweiten Blick gerate ich etwas ins Stutzen, weil ich nicht ganz sicher bin, ob ich ein Mädchen oder einen Jungen vor mir habe. Paula spürt meine Verunsicherung und kommt mir gleich mit ihrem Thema entgegen: »Eigentlich bin ich Paul, aber seit ich mich Paula nenne, geht es mir besser. Ich hatte schon immer das Gefühl, im falschen Körper zu leben. Meine Eltern waren zuerst erschrocken, besonders mein Vater tut sich schwer. Auch in meiner Klasse haben mich erst alle ausgegrenzt und wollten nichts mehr mit mir zu tun haben. Sogar meine beste Freundin hat sich abgesetzt. Die Lehrer hatten sofort das Problem, auf welche Toilette und in welche Sportumkleide ich gehen sollte. Das hat mich total viel Kraft gekostet. Irgendwann wollte ich dann nicht mehr weiterleben. Und jetzt bin ich hier in der Klinik.« Wenn man Kinderbilder von Paula anschaut, sieht man einen mädchenhaften, weichen Jungen, von dem die Eltern berichten, dass sie schon immer lieber mit mädchenhaften Dingen gespielt hat.

Unsere sexuelle Identität ist ein Kern unseres Erlebens. Natürlich gibt es in der Pubertät Phasen, in denen viele Mädchen und noch mehr Jungen verunsichert darüber sind, ob ihr Interesse am gleichen Geschlecht vielleicht bedeuten könnte, dass sie schwul oder lesbisch sein könnten. In der Regel sind das vorübergehende Phasen, die allenfalls darin enden, dass sich jemand bisexuell entwickelt. Natürlich gibt es in diesem Zusammenhang homosexuelle Entwicklungen, die heute zum Glück niemanden mehr aufregen oder gar den Ruf nach Behandlung laut werden lassen, wie das noch vor 30 Jahren der Fall war. Aber wie viele sind wirklich transsexuell (wie es früher hieß)?

Wir wissen heute, dass Menschen, bei denen der Wunsch, sich in

das andere Geschlecht zu verwandeln, unterdrückt wurde, sehr
unglücklich und depressiv geworden sind. Die Anerkennung von
Transgender-Phänomenen ist ein großer Fortschritt und befreit
die betroffenen Menschen entscheidend.

Es gibt Transgenderkinder, bei denen von früher Kindheit an
der Wunsch besteht, lieber im anderen Geschlecht aufwachsen zu
wollen. Eltern sollten darüber nicht unglücklich oder verwirrt sein,
sondern eine der (wenigen) spezialisierten Ambulanzen dafür auf-
suchen. Wir verabreden dann in der Regel eine längere professionelle Begleitung der Kinder mit ihren Familien, um dann in der
Pubertät gemeinsam mit Endokrinologen und den Sexualwissen-
schaftlern aus dem Erwachsenenbereich die Umwandlung kontinuierlich weiter voranzutreiben, bis die betroffenen Menschen
auch irgendwann – in der Regel als Erwachsene – umoperiert werden.

Geschlechtsdysphorie – also eine mehr oder weniger tief grei-
fende Unzufriedenheit mit dem eigenen Körper und der dazugehörigen Sexualität – ist kein neues Phänomen der Pubertät und
der sexuellen Entwicklung, wir gehen damit heute nur offener um.
Je angstfreier Erwachsene auf die Frage »Lebe ich eigentlich im
richtigen Körper« oder die Aussage »Ich möchte lieber ein Junge / ein Mädchen sein!« reagieren, desto leichter wird Ihr Kind der
Frage nachgehen können. Auch wir sind uns manchmal nicht sicher und nehmen die Jugendlichen stationär auf, um zu sehen, wie
eindeutig sie sich in verschiedenen Kontexten über einen längeren
Zeitraum verhalten.

Die Entscheidung, einen Transgenderpatienten auf seinem Weg
in das andere Geschlecht zu begleiten, fällt immer im Team unter
Supervision und in enger Abstimmung mit den erwachsenen Se-
xualforschern und Endokrinologen.

Transsexualität ist, anders als die Medien durch ihre forcierte
Aufmerksamkeit gerade vermitteln, kein häufiges Phänomen. Die
Entscheidung ist für uns immer sehr aufwendig, weil eine Fehlent-
scheidung verheerende Auswirkungen hat. Wenn Sie ein Kind haben, das immer wieder nachhaltig den Wunsch nach dem anderen

Geschlecht äußert, sollten Sie sich nicht scheuen, professionelle Hilfe in einer der Spezialambulanzen in Deutschland dafür zu suchen.

Das Häufige bleibt jedoch die unauffällige, die »normale« Sexualität.

Sex und Sexualität

Sexualität und Sex sind grundlegende und wichtige Bestandteile unseres Lebens. Natürlich bekommen die Mädchen und Jungen es mehrheitlich gut hin, sich einander so zu nähern, dass es zu keinerlei Verletzungen und Verwerfungen kommt. Der krasse Widerspruch zwischen der Sexualisierung des öffentlichen Raumes und dem Weiterleben überholter Geschlechterstereotype führt allerdings zu einer beständigen Aufheizung, die insbesondere von den »Kleinen«, unseren Jugendlichen, nicht gelebt werden kann. So brezeln sich die Mädchen verzweifelt sexualisiert auf und können nur mit bereits erhöhtem Alkoholpegel in die Nacht starten, während die Jungen sich ebenfalls Mut angetrunken haben, um im Zweifelsfall den starken Cowboy spielen zu können. Und manchmal ist der Preis für diese unbeholfene Inszenierung zu hoch – für die Mädchen häufiger als für die Jungen.

Sexualität ist auch im vermeintlich – in Bezug auf Sexualität – unaufgeregten Jahr 2016 ein elementarer Bereich des kindlichen und jugendlichen Lebens, der unserer besonderen und sensiblen Aufmerksamkeit bedarf. Es ist wie der kostbare Samtstoff, der die Jugendlichen so schön macht, aber der empfindlich ist und keinen Druck verträgt. Wir müssen ihn vor Regen und Schmutz schützen, weil er sonst schnell untragbar wird. Wir müssen aber auch dafür sorgen, dass er mit seinem Glanz und seiner Weichheit nicht das Irritierbare und Verletzliche – das Irritierte und Verletzte – allzu sehr verbirgt. Die weniger romantische Variante ist vielleicht der Hoody, das Kapuzenshirt, das so schön warm hält – und mit dem man dann das Gesicht gar nicht mehr sieht.

Wie man es dreht und wendet: Sexualität bleibt ein wichtiges

Thema, für das die Kids (möglichst unsichtbare) Scouts brauchen. Wie so oft im Leben mit unseren Kindern ist es am besten, wenn sie unsere Begleitung – unser Vorleben! – nicht besonders registrieren.

17. Kapitel

Mein Körper gehört mir!

Lara

Verstohlen triumphierend zieht Lara ihre Ärmel hoch. Beide Unterarme sind übersät mit älteren und frischen, oberflächlichen und tiefen Schnittwunden. Schockt mich der Anblick als Arzt als solches nicht, so bin ich doch jedes Mal aufs Neue beeindruckt davon, welches schreckliche Ausmaß Selbstverletzung annehmen kann. Das Triumphierende in Laras Blick macht mir unmittelbar deutlich, wie schwer es sein wird, das Mädchen aus der Selbstverletzung in die Selbstfürsorge zu führen.

Lara ist mir mit ihren jungen 13 Jahren nach einer langen stationären Behandlung von einer anderen Klinik in eine weiterführende ambulante Psychotherapie überwiesen worden. Nach insgesamt fast einjähriger Betreuung dort waren die Therapeutinnen so verzweifelt, dass sie keinen anderen Ausweg sahen, als Lara doch schließlich zu entlassen. Immer wieder hatte sie den Rahmen der Klinik gesprengt, hielt sich an keine Regeln oder Absprachen, und immer wieder hat sie vor allem den Menschen um sich herum bewiesen, dass niemand sie von der fortgesetzten Selbstverletzung würde abhalten können.

Nun sitzt sie vor mir, und wir wissen beide noch nicht, wie und ob wir uns aufeinander zubewegen wollen und können. Lara ist ein körperlich vorzeitig entwickeltes Mädchen, das zu einem schwarzen T-Shirt mit Totenkopf einen kurzen schwarzen Rock mit löchrigen schwarzen Netzstrümpfen und dicken schwarzen Boots trägt. Ihre vielfachen Ohrringe auf jeder Seite sowie ihr Nasenpiercing vermitteln einen grenzüberschreitenden Umgang mit dem eigenen Körper, ihr gesamter Auftritt wirkt laut und schrill, obwohl sie noch gar nichts gesagt hat.

Die sehr gepflegte Mutter an ihrer Seite macht den Eindruck, als sei sie dieses Verhalten ihrer Tochter längst gewohnt. Frau L ringt mir spontan Bewunderung ab, weil sie den Eindruck vermittelt, auf gar keinen Fall aufgeben zu wollen, auch wenn ihre Geduld schon mehr als einmal bis an die Grenzen beansprucht worden ist.

Lara selber mustert mich kritisch. Sie kennt sich aus mit dieser Art Gespräch und ist allergisch gegen »Sprüche, die so hohl sind wie die Birnen der Therapeuten«. Ich sortiere mich. Ich weiß, wie schnell Lara mich in einen Machtkampf wird verwickeln können, und ich weiß, wie schnell ich sie wieder verlieren kann. Also warte ich erst einmal ab und versuche, mich zu wappnen gegenüber den Fallen, die Lara möglicherweise und mehr oder weniger unbewusst für mich auslegen wird. Diese Fallen dienen dazu, mich genauso loszuwerden wie alle anderen Therapeuten, obwohl sie das eigentlich nicht wirklich möchte – so meine erste Unterstellung.

Lara würdigt schließlich meine Zurückhaltung und beginnt zu erzählen. »Das war einfach eine Scheißklinik. Alle haben mich immer wieder gedisst, auch die Scheiß-Therapeuten. Ich weiß gar nicht, was das soll. Immer wieder das Geheule. Es ist doch mein Körper! Mit dem kann ich schließlich machen, was ich will. Jetzt glotzen Sie mich bloß nicht so salbungsvoll an!«

Meine innere Übersetzung lautet: »Mein Leben läuft schon lange nicht mehr gut. Ich finde mich selber so scheiße, dass ich mich auch zerstückeln könnte. Am besten, mein Leben endet bald. Aber selbst dafür bin ich ja zu feige. Ich habe eine Wahnsinnssehnsucht nach Liebe und Zuwendung, aber meine Mutter ist dafür echt die Falsche. Schon wieder ein neuer Therapeut. Und jetzt guckt der auch noch so freundlich – der wird mich nicht rumkriegen!«

Ich höre mir in aller Ausführlichkeit an, wer in dieser fürchterlichen Klinik wie schrecklich war, und nehme erst einmal alle Beschimpfungen und Entwertungen auf. Lara ist offensichtlich überrascht darüber, dass ich nicht gegenhalte, sondern ihr vielmehr vermittele, dass sie es offensichtlich sehr schwer hat. Sie traut mir nicht wirklich und legt immer weiter nach. Als ich auf ihre maximalen Entwertungen der Kollegen dann schließlich gar nicht mehr reagiere, fragt sie schließlich: »Sie glauben mir nicht, oder?«

Ich freue mich über die Frage, weil Lara sich zum ersten Mal direkt an mich wendet. Ich antworte ihr:»Ich glaube dir deine Verzweiflung. Und ich glaube dir, dass du nicht wirklich weißt, wie es weitergehen soll.«

Lara stutzt. Kein Machtkampf? Kein Streit? Ein klein wenig auf sich selber zurückgeworfen, wird sie einen Moment lang traurig. Ein Moment, in dem wir beide schweigen und ich auch durch mein Schweigen dafür sorge, dass dieser kleine weiche Moment des Mädchens nicht beschädigt oder beschämt wird. Diese Erfahrung wird zu einer zunächst sehr kleinen, aber im weiteren Verlauf immer größer werdenden Eintrittspforte in Laras Seelenleben, in eine Psychotherapie, die vier Jahre dauern wird.

Warum beginnen Mädchen, sich selber zu verletzen?

Selbstverletzendes Verhalten und psychische Struktur

Psychische Struktur ist etwas, was sich vom Tag der Geburt an entwickelt und verändert. Je jünger ein Säugling, ein Kind ist, desto mehr ist es darauf angewiesen, von außen durch die unmittelbaren Bezugspersonen strukturiert zu werden. Dieses elterliche Verhalten umschreiben wir mit den Begriffen Containing und Holding.

Unter Containing verstehen wir die intuitive Fähigkeit von Müttern und Vätern, die Gefühlszustände ihres Kindes in sich aufzunehmen, zu interpretieren und in dieser Form gefiltert wieder zurückzugeben. Praktisch geschieht dies im Kontakt mit einem Säugling ständig: Die Mutter beugt sich über ihr Kind und gibt an es zurück, was gerade mit ihm los ist. So wird sie etwa sagen:»Du lächelst ja! Du freust dich aber!« Oder auch:»Jetzt bist du aber müde. Du wirst jetzt Hunger haben.«

Die elterliche Funktion des Holding ist immer dann vonnöten, wenn das Kind mit seinen ungeregelten Gefühlszuständen »gehalten« werden muss, was im Sinne eines beständigen emotionalen Übersetzungsprozesses mindestens genauso häufig vorkommen muss wie das Containing. Alle diese Prozesse laufen lediglich vom

Schlaf des Kindes unterbrochen ab. Sie dienen dazu, dass das Kind, über die Zuschreibungen gespiegelt, die eigenen Gefühlszustände kennenlernt. Es ist unmittelbar deutlich, welche fatalen Auswirkungen beständige Fehlübersetzungen durch Mutter und / oder Vater haben können. Das Kind erlernt darüber ein falsches Selbst.

Über solche und andere Prozesse laufen sogenannte Mentalisierungsdynamiken ab. Durch diese verinnerlicht das Kind im Laufe seines ersten Lebensjahres sowohl Zuschreibungen über eigene Gefühlszustände als auch über den inneren Zustand seines Gegenübers. Dies alles bildet dann die Grundlage dafür, dass ein einjähriges Kind mit den eigenen ersten Schritten die Beziehung zu Mutter und Vater und seiner gesamten Umwelt selber zu gestalten beginnt. Es bilden sich sogenannte innere Objekte aus, über die das Kind quasi mit einem inneren Abbild der mütterlichen und väterlichen Beziehung wie mit einem Talisman gesichert in die Welt gehen kann.

Sind diese inneren Strukturen unvollständig, widersprüchlich oder falsch ausgebildet und sind die inneren Objekte zerbrechlich, so wird das Kind der Welt mit einer ungenügenden psychischen Ausstattung begegnen. Dann läuft es Gefahr, mit unangemessenen Gefühlen zu reagieren und sich selbst bei Anforderung von außen nicht gut regulieren zu können. Dann kann es sein, dass solche Kinder vorschnell aggressiv reagieren, weil sie bestimmte Frustrationen nicht steuern können. Nicht selten laufen solche Kinder Gefahr, als primär dissozial abgestempelt zu werden, weil sie sich in unsere Gesellschaft nicht einordnen, sich in ihr nicht zurechtfinden können. Später, wenn die fragile psychische Struktur bestehen bleibt, finden solche Kinder – dann meistens die Mädchen – aggressive Impulse der Frustration gegen sich selbst. Menschen, Mädchen, mit so einer psychischen Struktur geben wir häufig die Diagnose einer Borderline-Störung. Damit werden genau die Menschen beschrieben, die große Probleme haben, innere psychische Impulse auf äußere Anforderungen zu steuern.

Es ist allerdings wichtig, darauf hinzuweisen, dass die beschriebene psychische Struktur nicht zwingend auf der Grundlage gescheiterter elterlicher Funktionen in der frühen Kindheit entsteht. Aus unserer Arbeit mit Säuglingen wissen wir, dass Kinder auch mit einem – klinisch ausgedrückt –»schwierigen Temperament« zur Welt kommen können. So gibt es Säuglinge, deren Regulationsstörungen nicht umweltabhängig sind. Regulationsstörungen können sowohl bestehen bleiben als sich erst auch im späteren Kindesalter ausbilden. Solche »schwierigen« Kinder laufen dann unter der Diagnose einer affektiven Dysregulation, bei der es oft die Eltern schwer haben, ihrem Kind bei der Steuerung der Gefühlszustände zu helfen. Es gibt also auch das Umgekehrte: Angemessen fürsorgliche und liebevolle Eltern, die sich mit einem Kind mit schwierigem Temperament abmühen und nicht selten scheitern.

Immer dann, wenn ein Mensch sich verletzt, werden sogenannte Endorphine, »körpereigenes Morphium«, ausgeschüttet, die uns offensichtlich dabei helfen sollen, körperlichen Schmerz zu verwinden. Dasselbe geschieht natürlich auch bei selbstverletzenden Mädchen, die nach ein paar ersten Selbstverletzungen, wenn sie ihre psychische Hemmschwelle dazu überwunden haben, berichten, dass sie so etwas wie eine Sucht nach diesem Gefühl entwickeln.

Selbstverletzendes Verhalten hat unter Mädchen häufig einen ansteckenden Charakter. Dies hat etwas damit zu tun, dass sich die ritzenden Mädchen sicher sein können, dass ihnen die erschrockene Aufmerksamkeit der Erwachsenenwelt sofort zuteilwird. Daraus darf man auf gar keinen Fall schließen, dass die Suche nach Aufmerksamkeit das primäre Motiv für die Mädchen wäre. Der Schreck der Erwachsenen unterstützt lediglich die jugendliche Suche nach Bedeutung.

In jedem Fall ist es wichtig, der Frage des psychischen Leids eines sich selbst verletzenden Mädchens nachzugehen. Selbstverletzende Menschen sind also immer in psychotherapeutische Behandlung zu geben.

Aus vollständiger psychischer Gesundheit wird sich kein Mädchen selber verletzen, es kann lediglich mal sein, dass es bei einem einmaligen Versuch bleibt, dem man dann auch nicht weiter nachgehen muss, wenn man die Einmaligkeit bei ansonsten vorliegender Gesundheit festgestellt hat – was auch Eltern tun können. Bleibt es nicht bei einem Mal, sollten Eltern sofort Hilfe suchen. Für alle Erwachsenen, die mit einem selbstverletzenden Mädchen zu tun haben, gilt: Ansprechen, und sich nicht scheuen, der eigenen Sorge – nicht vorwurfsvoll – Ausdruck zu verleihen.

Hat ein Mädchen mit einer entsprechenden fragilen inneren Struktur einmal angefangen, sich zu ritzen, so weitet sich diese Symptomatik nicht selten schnell zum Schneiden aus und kann dann zu immer tieferen Schnitten führen, die in der Regel chirurgisch versorgungspflichtig sind. Wenn ich mir vor Augen führe, wie Chirurgen darauf reagieren, wenn sie diese Selbstverletzungen verarzten sollen, bemerke ich immer wieder, wie ungeschult sie sind. Denn sie reagieren genauso wie die gesamte Umwelt, nämlich mit Unverständnis und Empörung. Immer wieder müssen wir die Chirurgen sogar in unseren Kliniken fortbilden, damit sie unseren Patientinnen nicht vorwurfsvoll und abwertend begegnen. Die Mädchen hören dann Sätze wie: »Du weißt schon, dass deinetwegen nebenan ein Säugling auf mich warten muss?!«, oder: »Wie kann ein so hübsches Mädchen wie du sich so verschandeln?«

Natürlich sind solche Sätze Ausdruck des Schrecks und der Unsicherheit – und sosehr wir sie natürlich in diesem Kontext verstehen können – bleiben sie doch unprofessionell und schädlich.

Lassen wir Lara an dieser Stelle noch einmal zu Wort kommen, um besser zu verstehen, was in einem sich selbst verletzenden Mädchen vorgeht.

Blut und Teufel

»Gestern Abend war es wieder einmal so weit. Ich war alleine, und es hat nicht lange gedauert, dann habe ich die Einsamkeit wieder nicht ausgehalten. Es fühlt sich an, als ob eine flüssige heiße Masse in meinem Körper immer mehr zu brodeln beginnt, als wenn gleich mein Kopf platzen müsste und alles aus mir herausschießt.

Mir wird heiß, mein Kopf dröhnt, und mein Bauch tut weh. Wenn ich dann das Teppichmesser nehme und langsam und tief schneide, geht es mir sofort besser. Sobald das Blut fließt, wird der Druck besser. Als wenn der Teufel mich reitet. Ich sehe sein triumphierendes Grinsen, wenn die Badewanne rot von Blut ist. Ich fühle mich dann endlich bei mir, ich traue mich, etwas zu tun, was sonst niemand macht. Und der erschrockene Blick meiner Mutter und die Angst meiner kleinen Schwester zeigen mir: Ich bin da, ich spüre mich. Einfach geil! Wenn dann alles verbunden ist, kann ich einschlafen. Am nächsten Morgen fühle ich mich schlecht und nehme mir vor, aufzuhören mit dem Schneiden. Bis zum nächsten Abend …«

Lara hat alle wichtigen Aspekte beschrieben: Den unaushaltbaren inneren Druck, die Schmerzlosigkeit, die Erleichterung und die masochistische Lust sowie die Scham am nächsten Tag, bis der Teufelskreislauf von vorne beginnt.

Das ist etwas, was man sich, von außen betrachtet, oft nur sehr schwer vorstellen kann: Wie kann eine Selbstverletzung, ein selbst zugefügter Schmerz erleichternd wirken? Wie kann man süchtig danach werden, sich zu schneiden?

Die Antwort findet sich in der zerbrechlichen psychischen Struktur der Mädchen. Subjektiv können scheinbar kleine Kränkungen oder auch nur ein abendliches Auf-sich-selbst-Zurückgeworfen-Sein dazu führen, dass innere Druckzustände entstehen, die nicht auszuhalten sind. Das Erleben eines blutigen – was ist schon ein intensiverer Ausdruck für unser Leben als Blut? – Abflusses erleichtert ungemein. Die Verbindung von Schmerz und Lust und der Tanz mit dem Teufel vermitteln für einen kurzen Augenblick ein intensives Lebensgefühl und Kontrolle. Was für uns wie Kontrollverlust aussieht, ist von innen betrachtet wie ein tranceähnlicher Tanz am Abgrund, ein Spiel mit dem Feuer, das bisweilen ekstatisch werden kann und in jedem Fall dazu führt, dass diese Kante des Lebens immer wieder suchtartig aufgesucht wird.

Die Mädchen werden zu Grenzgängerinnen, die in ihrer Verzweiflung jegliche Konvention und Norm verlassen und einen Aufschrei und grenzenlose Ohnmacht auslösen. Mit wie viel Liebe und Zuwendung hatten Mutter und Vater die zarte Babyhaut immer wieder eingecremt und vor schädlichen äußeren Einflüssen zu schützen versucht! Und jetzt schneidet dieses Mädchen sich die Haut auf, sodass dicke Narben zurückbleiben und bald an beiden Armen, am Bauch und schließlich auch an beiden Beinen kaum noch eine unversehrte Stelle übrig bleibt. Das kurzärmelige T-Shirt und der kurze Rock im Sommer wirken wie ein einziger Protestmarsch und ein beständiger Hinweis auf die Grenzüberschreitung und die Lebensgefährdung. Man kann sich gut vorstellen, dass solche wilden Mädchen und Frauen im Mittelalter so viel Angst ausgelöst haben, dass sie kurzerhand zu Hexen erklärt werden mussten. Zum Glück sind wir heute reifer und weiter, und dennoch lassen uns die Mädchen oft ratlos zurück. Sie führen auch uns Fachleuten vor, dass wir immer mal wieder hilflos werden können.

Bis jetzt war in diesem Zusammenhang nur von den Mädchen die Rede.

Und die Jungen?

Auch in unserer Zeit gilt das Geschlechtsstereotyp, dass Mädchen und Frauen eher zu internalisierenden und die Jungen und Männer zu externalisierenden psychischen Erkrankungen tendieren. Die Zuschreibung, dass die Mädchen sich bei Problemen nach innen wenden, depressiv-ängstlich und autoaggressiv werden, während die Jungen ihre inneren Konflikte und Themen nach außen bringen und aggressiv reagieren, hat sich auch in den letzten Jahrzehnten nicht verändert. Selbstverletzungen bei Jungen gibt es zwar auch, allerdings deutlich seltener als bei Mädchen. Bei Jungen gibt es allenfalls manchmal die Tendenz zur Selbstquälerei, wenn Jungen exzessiv und ungebremst, manchmal auch suchtartig Sport treiben und ihre körperlichen Grenzen beständig überschreiten. Außerdem werden masochistische Tendenzen bei Jungen dann deutlich, wenn sie bei Raufereien oder Schlägereien untereinander immer behaupten, dass es »überhaupt nicht wehgetan hat«. Das beständige Ausagieren aggressiver Impulse erfüllt das, was die Jungen und Männer brauchen. Sie benutzen ein unmittelbares Ventil und sorgen auf diese Weise dafür, dass sich möglichst wenig anstaut. Dieser Verarbeitungsmechanismus mag für die Jungen hilfreich sein, doch wir müssen sehr konsequent darauf achten, dass sie bei ihrem Ausagieren die Grenzen anderer Menschen achten. Die Verarbeitung solcher Impulse im Sport bzw. Mannschaftssport ist sicher eine der besten Möglichkeiten, Aggressionen zu kanalisieren. Doch kehren wir wieder zurück zu den Mädchen, zu Lara.

Laras Weg

Obwohl Lara wiederholt betont, wie überflüssig sie die Behandlung bei mir findet, kommt sie immer regelmäßig und pünktlich. Als sie merkt, dass ich nicht darauf bestehe, dass sie 50 Minuten bei mir durchhält, steht sie zu Beginn sogar nach 10 Minuten wieder auf und geht. Sehr, sehr langsam entwickelt sich eine vertrauensvolle Beziehung. Ich kann dann mit Lara besprechen, dass ihr Versuch, die Selbstverletzungen ständig selber kontrollieren zu wollen, eine hoffnungslose Überforderung darstellt. Nach langen Hin und Her kann sie der medikamentösen Unterstützung mit einem atypischen Neuroleptikum und einem schlafanstoßenden Antidepressivum zustimmen. Das Neuroleptikum wird ihr dabei helfen, den inneren Druck besser auszuhalten, und das Antidepressivum wird eine durchschlafene Nacht ermöglichen. Bei jedem Termin frage ich nach neuen Schnitten und schicke Lara von Zeit zu Zeit zur chirurgischen Versorgung.

Zentrales Thema der Psychotherapie mit Lara ist die Frage ihres Selbstwerts und ihrer Selbststeuerung. Nach einem Jahr kann sie mir anvertrauen, dass es vor drei Jahren einen sexuellen Übergriff durch ihren Patenonkel gegeben hat. Dieser hatte sie entkleidet und am ganzen Körper berührt und gestreichelt. Lara war wie eingefroren und hatte sich geschämt und geekelt. Dieser Ekel hat sich seitdem auf ihren Körper übertragen. Durch eine ergänzende körpernahe Tanztherapie bei einer Tanztherapeutin kann Lara langsam wieder Vertrauen zu ihrem Körper fassen. In unseren Stunden können wir Stück für Stück Strategien der Selbstfürsorge besprechen, was Lara auch für einen zunehmend regelmäßigen Schulbesuch stabilisiert. Mit der Zeit schafft es Lara, eine ganze Sitzung bei mir auszuhalten, und muss Phasen des Schweigens oder der Unsicherheit nicht mit Weglaufen beantworten. Nach einem Jahr hört sie mit den Selbstverletzungen auf, nicht ohne mir vorher »für Ihre Vorträge« ein paar Fotos der tiefen Schnitte zuzusenden. Nach insgesamt drei Jahren setze ich die Medikamente ab, das letzte Jahr der Behandlung dient wesentlich der Bewältigung von Alltagsproblemen, die Lara nun schon lange gerne in die Stunden bringt. Nach vier Jahren ist Lara mit ihrem Realschulabschluss beschäftigt, und ich bin mir sicher, dass sie ihren eigenen Weg verletzungsfrei gehen wird.

Natürlich verlaufen nicht alle Behandlungen so erfolgreich wie die von Lara. Es gibt auch Mädchen, die ihre Symptomatik mit in das Erwachsenenalter hinübernehmen, allerdings ist unter erwachsenen Frauen die Selbstverletzung deutlich seltener als unter Jugendlichen oder in der Adoleszenz. Dennoch bleibt die Selbstverletzung ein immer wieder aufrüttelndes und schockierendes Symptom, das so gar nicht in unsere Zeit zu gehören scheint.

Eine blutige Spur

Oft weise ich darauf hin, dass psychische Erkrankungen im Kindes- und Jugendalter in den letzten dreißig Jahren nicht zugenommen haben. Das stimmt für die Gesamtauffälligkeit, aber nicht für alle einzelnen Erkrankungen. Selbstverletzendes Verhalten ist jedenfalls ein Symptom, das seit den Neunzigerjahren deutlich zugenommen hat, wenn auch diese Symptomatik seitdem lediglich bei 1 bis 3 Prozent der Mädchen vorkommt. Wir leben in einer Zeit, die von großem Wohlstand und Frieden gekennzeichnet ist, und plötzlich weisen uns die Mädchen mit einer blutigen Spur zu sich selbst, zu ihrem großen Druck, zu ihrem Leiden. Mir kommt es oft so vor, als wenn diese Mädchen mit ihren von Narben übersäten Armen und Beinen ein Symbol für die Brüchigkeit unserer Zeit geworden sind. Der unversehrte kindliche Körper wird im Übergang von Pubertät und Jugend plötzlich mit einem grellen roten Stift durchkreuzt. Als wenn die makellosen Models in den Hochglanzmagazinen plötzlich ihrer Glaubens- und Lebensgrundlage beraubt würden. Das selbstverletzende Mädchen, das uns seine Narben entgegenhält, macht der heilen Welt einen Strich durch die Rechnung. Niemand möchte das zulassen, und niemand möchte diese Kreuze und Striche sehen müssen. Wer hinschaut, erkennt, dass hinter der Fassade, hinter der einst makellosen und unversehrten Haut der Mädchen, Leid und Zerstörung lauern. Von außen betrachtet, genügen kleinste Anlässe, kleinste Frustrationen, und der nächste Schnitt ist gesetzt. Können die sich nicht auch mal etwas zusammenreißen? Muss das Blut ausgerechnet jetzt in die Designerwanne fließen?

Die Mädchen würden mit einem grellen und gleichzeitig beschämten »Ja!« antworten. Über die Zerstörung des Heilen machen sie uns deutlich, wie ausgeprägt die innere Strukturlosigkeit oder wie tief die innere Verletzung nach emotionalem und/oder sexuellem Missbrauch ist. Manchmal verweisen sie damit auf eine überforderte kindliche oder jugendliche Seele, die schon so zur Welt gekommen ist, mehrheitlich weisen die Mädchen uns damit auf Verletzungen und Verbiegungen hin, für die wir Erwachsenen verantwortlich sind.

In jedem Fall aber sind wir verantwortlich für das Übersehen, die Nicht-Wahrnehmung, die Nicht-Reaktion. Das bedeutet nicht, dass ich mir kriminalistische Eltern oder Lehrer wünsche, aber aufmerksame.

Manchmal erleben wir unsere Kinder, und spüren Erschütterungen, über die nicht gesprochen wird, auch nicht nach mehrmaligem Nachfragen. Das darf uns aber nicht dazu verleiten, uns beruhigt wieder zurückzulehnen, genauso wenig, wie wir ab diesem Zeitpunkt mit dem Blaulicht durch die Wohnung fahren dürfen. Wir können nur eine vertrauensvolle Atmosphäre schaffen, innerhalb derer die Kinder spüren, dass wir die Erschütterung wahrgenommen haben.

Menschliches Leben in Unversehrtheit wird und kann es nicht geben. Das Makellose allerdings entspringt einem Größenwahn, denn Makel gehören in unsere Welt, in unser Leben, zu unseren Körpern. Je verzweifelter und verkrampfter wir den Anspruch an Makellosigkeit hochhalten, desto größer der Schreck über die sich diesem Anspruch verweigernden Mädchen. Wir dürfen sie nicht wie Aussätzige behandeln, sondern sollten uns immer vor Augen halten, dass sie uns mit ihrer blutigen Spur auf erhebliche innere Missstände hinweisen. Das Blut ist immer Hinweis und Vorwurf zugleich, und wir dürfen uns nicht vom Vorwurf – so schwer er auch oft auszuhalten ist – ablenken lassen, den Hinweis zu übersehen.

18. Kapitel

»Aua!«

Carlotta wirkt sehr ernst, als ich sie in der Visite das erste Mal kennenlerne. Sie ist 17 Jahre alt und hat das Gefühl, dass unsere Schmerzstation die letzte Hoffnung für sie ist. Vor drei Jahren wurde bei ihr die Diagnose eines kindlichen Rheumas gestellt, und seitdem hat sich ihr Leben nicht nur verändert, sondern eigentlich haben weder verschiedene Medikamente noch unterschiedliche Behandlungsformen irgendwie geholfen.

»Zu meinen ständigen Gelenkschmerzen sind jetzt noch Bauch- und Kopfschmerzen hinzugekommen. Manchmal weiß ich gar nicht, wie ich den Weg zur Schule überhaupt schaffen soll. Ich habe das Gefühl, dass ich mich dann nur noch durch den Tag schleppe und total erschöpft bin. Meine Eltern wissen schon lange nicht mehr, wie sie mich unterstützen sollen. Komplett unterschiedliche Medikamente haben eigentlich gar nichts gebracht. Und Physiotherapie kann ich schon lange nicht mehr sehen. Und ob das jetzt hier etwas bringen soll, weiß ich auch nicht.«

Die geballte Verzweiflung und Frustration von Carlotta überträgt sich sofort auf mich. Ich habe das Gefühl, dass wir schnell und umfassend dafür Sorge tragen müssen, dass Carlotta von ihren Schmerzen nachhaltig befreit wird. Diese Dynamik im Umgang mit Schmerzkindern ist mir vertraut: Man spürt die Verzweiflung und manchmal sogar den Schmerz selbst fast körperlich, gleichzeitig ist klar, dass es nicht so schnell gehen wird: Chronischer Schmerz ist nicht leicht zu behandeln, und oft haben die Patienten schon einen längeren inneren Weg zurücklegen müssen, um von dem Schmerz in einem Organ hin zu ihrer Psyche zu kommen und unsere Hilfe zu suchen.

Oft aber können wir helfen. Carlotta erfährt dies im Rahmen einer dreimonatigen Behandlung auf unserer Schmerzstation, auf der wir mit ihr die »Rote Karte gegen den Schmerz« (Michael Dobe und Boris Zernikow, Carl Auer Verlag, 2009) erarbeiten. Sie lernt dadurch, sich abzulenken und zu entspannen, selbstsicherer und konfliktfähiger zu werden. Gemeinsam mit den Eltern findet sie ein neues Verständnis für den Zusammenhang zwischen ihrer Seele und ihren Schmerzen. So versteht Carlotta mit der Zeit, dass sie schon immer extrem leistungsorientiert war, und dass dieser Perfektionismus dazu geführt hat, dass sie beständig über eigene Bedürfnisse hinweggegangen ist. Das hat Carlottas Seele so undurchlässig gemacht, dass sie kaum noch formulieren kann, was sie möchte, geschweige denn, was ihr guttut. Inwieweit tatsächlich ursprünglich eine entzündliche Gelenkveränderung vorlag, lässt sich im Nachhinein nicht mehr klären. Deutlich wird nur, dass Carlotta mit mehr und mehr Durchlässigkeit sich selbst gegenüber weniger Schmerzen empfindet.

Psycho-Somatik

Wir psychosomatisch orientierten Ärzte kommen aus einer Tradition der psychosomatischen Medizin, die zunächst davon ausging, dass psychische Impulse oder Konflikte unmittelbar zu entsprechenden körperlichen Symptomen führen können. Heute wissen wir, dass diese Zusammenhänge sehr viel komplexer sind, und dass es somatische Prozesse gibt, die nicht einseitig durch die Psyche beeinflussbar sind. So haben wir frühere Theorien und Konzepte über die Entstehung einer Krankheit durch seelische Prozesse komplett verlassen. Beispiele hierfür sind Neurodermitis oder entzündliche Darmerkrankungen. Früher hat man noch gedacht, dass beispielsweise eine angespannte Mutter-Kind-Beziehung direkt zu einer Neurodermitis führen kann. Heute wissen wir, dass viele chronische Erkrankungen in ihrem Verlauf und auch in ihrer Prognose natürlich durch seelische Abläufe beeinflusst werden, allerdings nicht primär durch sie verursacht sind.

Es gibt umgekehrt Patienten, die – wenn einmal eine körperliche Erkrankung ihren Lauf genommen hat – sehr fixiert darauf sind, dass es sich um eine rein körperliche Erkrankung handeln muss. Solche Patienten sind dann manchmal nur begrenzt in der Lage, sich mit ihrer Krankheit und den Ursachen auseinanderzusetzen und tatsächlich herauszufinden, inwieweit diese tatsächlich bei ihnen selbst zu finden sein könnten. Sie können nur schwer über sich und ihr seelisches Geschehen Auskunft geben und müssen erst langsam und geduldig an die eigene Seele herangeführt werden.

Die Erfahrungen mit den Schmerzpatienten auf unserer dafür spezialisierten Station haben uns aber auch gezeigt, dass es den umgekehrten Weg gibt: Es gibt Kinder und Jugendliche, die nahezu schmerzfrei und ohne ihre körperlichen Krankheitssymptome die Station wieder verlassen. Nicht alle nehmen diesen glücklichen Verlauf. Doch wir sehen sehr viele Patienten, die zwar mit ihrer Krankheit weiterleben müssen, die aber mit deutlich weniger Schmerzen und einem anderen Umgang mit ihrer Krankheit entlassen werden können. Für uns selbst ist es jedes Mal aufs Neue eine spannende Reise und Erfahrung mit der Frage, wie der jeweilige Schmerz sich am besten einordnen und verstehen lässt.

Rosa, 14 Jahre alt, hat eine schwere Skoliose, eine Verbiegung ihrer Wirbelsäule, die so ausgeprägt ist, dass sie operiert und versteift werden musste. Spätestens seit diesem Zeitpunkt hat Rosa immer wieder starke Schmerzen. In der Arbeit mit ihr geht es darum, den Weg eines neuen Umgangs mit den Schmerzen zu finden. Rosa lernt wie die anderen Schmerzpatienten auch, sich abzulenken und – bei ihr noch wichtiger – sich zu entspannen. Sie wird Expertin für ihren Schmerz, indem sie mit unserer Hilfe sehr viel ausprobiert und herausfindet, was hilft und was ihr wann guttut. Dazu gehört auch zu akzeptieren, dass – wenn der Schmerz unbeeinflussbar ist – sie ohne ein Schmerzmittel nicht auskommen muss. Rosa und ihre Eltern werden fast wie Profis für den Umgang mit dem primär körperlichen Schmerz, der manchmal stärker wird, wenn Rosa nicht gut gestimmt ist. Die Tatsache, dass sie das einschätzen kann, gehört auch zum Erfolg der Behandlung. Es geht dann nicht um ein Entweder-oder, sondern um ein flexibles Leben mit dem Schmerz.

Anders ist das bei Ralf, 15 Jahre. »Ich habe inzwischen keinen Tag mehr ohne Schmerzen. Es beginnt immer mit Kopfschmerzen, die sich aber nach und nach über den ganzen Körper ausdehnen. Das führt zu schlechter Stimmung, mangelnder Konzentration in der Schule und totaler Lustlosigkeit.« Ralf ist das Kind von seit 10 Jahren geschiedenen Eltern. Kontakt zu seinem Vater hat er seitdem nicht mehr, und seine Mutter sieht er auch nur abends, weil sie so viel arbeiten muss. Alle körperlichen Untersuchungen waren ohne auffälliges Ergebnis, und so können wir mit Ralf erarbeiten, dass seine Schmerzen wie ein Thermometer angeben, wie es ihm psychisch geht. Schaut Ralf uns zu Beginn noch etwas ungläubig an, wenn wir ihn auf seine Schmerzangaben hin gleich auf sein Befinden ansprechen (»Was hat das denn damit zu tun?«), lässt er sich nach und nach auf die Behandlung ein, weil er merkt, dass ihn ein freierer Zugang zu den eigenen Gefühlen tatsächlich befreit. Nach dreizehn Wochen stationärer Behandlung verlässt Ralf die Station ohne Kopfschmerzen. Er hat sich aus seiner Einsamkeit befreit, besucht eine neue Schule und hat neue Freunde beim Fechten gefunden.

Mit diesem komplexen und modularen Therapieprogramm lernen die Patienten sich selbst besser kennen, lernen, ob und inwieweit sie ihren Schmerz und damit auch ihr Schmerzgedächtnis selbst beeinflussen können, und erfahren und üben Strategien der Bewältigung, der Ablenkung und der Zukunftsorientierung.

Eine besondere Stärke der Station ist die enge kollegiale und multidisziplinäre Verflechtung mit der Klinik für Kinderheilkunde. In gemeinsamen Visiten und Besprechungen versuchen wir sehr intensiv, die Frage der Reihenfolge von Körper und Seele sowie die Frage der gegenseitigen Beeinflussung jede Woche neu festzulegen. Über diese große Flexibilität unsererseits können die Kinder und Jugendlichen uns besser folgen, ihre eigenen Erfahrungen machen und diese dann wieder an uns zurückgeben, was in den Kreislauf des beständigen gegenseitigen Lernens eingespeist wird.

Dabei gibt es niemals einfache oder einseitige Antworten, weil die komplexe Verflechtung von Körper und Seele das gar nicht zulässt.

Noch mehr Schmerzen

Sie kennen das ja, als Erwachsener geht man einfach davon aus, dass der junge kindliche Körper keine Schmerzen kennt. Seit ich alle meine Patienten danach frage, wie es ihrem Körper geht, bin ich immer wieder erstaunt darüber, wie weit verbreitet Schmerzen im Kindesalter tatsächlich sind.

»Immer, wenn ich morgens aufstehe und zur Schule gehe, habe ich ganz dolle Bauchschmerzen«, berichtet mir Fritz, 7 Jahre alt. Er macht eine kreisende Bewegung mit der Hand über seinem Oberbauch und erzählt weiter: »Ich kann dann gar nichts zum Frühstück essen. Auf dem Schulweg ist mir manchmal richtig schlecht. Manchmal beginnen die Schmerzen schon am Sonntagabend. Wenn ich in der Schule bin, werden sie langsam immer besser, und mittags, wenn ich nach Hause komme, sind sie weg, und ich habe großen Hunger.«

Die Versuchung ist groß, die Bauchschmerzen von Fritz als Bagatelle und normalen Schulstress eines 7-jährigen Schuljungen einzuordnen. Es geht auch nicht darum, seine Symptomatik zu dramatisieren. Gleichzeitig ist sie so lange Ausdruck eines unklaren psychischen Ausdrucks, bis wir verstanden haben, worum es geht – und, noch wichtiger, wie sich der Schmerz wieder auflösen lässt.

Da der Schmerz von Fritz offensichtlich unmittelbar mit dem Schulbesuch verknüpft ist, gibt es zwei mögliche Quellen: Entweder der Schmerz hängt mit der Trennungssituation von zu Hause, von der Mutter, zusammen, oder er bezieht sich tatsächlich auf die Schule. Wir müssen also ausschließen, dass Fritz überfordert ist oder dass es andere Quellen der Angst für ihn gibt.

Frau F berichtet, dass Fritz zwar schon immer ein sehr sensibler Junge gewesen sei, aber bislang noch nie Trennungsprobleme gehabt habe. Eine testpsychologische Untersuchung ergibt einen IQ im oberen Durchschnittsbereich mit einem deutlichen Ausreißer nach unten: Fritz hat ein isoliert schlechtes akustisches Kurzzeitgedächtnis. Die Mutter kann bestätigen, dass ihr Sohn häufig verplant wirkt, wenn er nach der Aufforderung seiner Eltern, etwas Bestimmtes aus einem anderen Raum der Wohnung zu holen, ratlos im Flur steht und nicht mehr weiß, was er holen sollte. Dieses schlechte akustische Kurzzeitgedächtnis erfüllt zwar nicht die Kriterien einer spezifischen Teilleistungsstörung, kann aber dennoch so bedeutsam sein, dass die betroffenen Kinder sich bei guter Intelligenz insgesamt unsicherer fühlen.

Ich erkläre sowohl der Mutter als auch der Lehrerin in einem Gespräch, dass Fritz wesentlich über Visualisierungen lernen muss. Auch sollte die Familie ihn nicht mehr einfach als »schusselig« abtun. Und wirklich: Die Situation entspannt sich bald. Es bestätigt sich einmal mehr meine Erfahrung, dass Kinder schnell und unmittelbar reagieren, wenn man ihnen in der Zuschreibung ihrer Fähigkeiten, Konflikte und Handicaps gerecht wird.

Sonja

Sonja ist 10 Jahre alt und hat vor wenigen Monaten die Schule auf das weiterführende Gymnasium gewechselt. Sie ist eine gute und fleißige Schülerin und hat noch nie irgendwelche körperlichen oder psychischen Probleme gehabt. Nun klagt sie seit etwa acht Wochen immer wieder über Kopfschmerzen, die anfallartig über sie hereinbrechen und mit Lichtempfindlichkeit sowie Übelkeit und Erbrechen einhergehen. Das Zusammenspiel dieser drei Symptome sowie der anfallartige Charakter der Schmerzen verweisen schnell auf eine mögliche Migräne. Die gemeinsam mit dem Kollegen aus der Neuropädiatrie durchgeführte Diagnostik bestätigt den Verdacht. Eine entsprechend eingeleitete medikamentöse Behandlung entlastet Sonja schnell. Sonja lernt, Frühzeichen eines Migräneanfalls wahrzunehmen, und sie weiß, dass ihr dann Rückzug und Ruhe helfen. Wir können gemeinsam verstehen, dass der Übergang auf das Gymnasium für Sonja nicht leicht ist und sie sich jeden Tag aufs Neue sehr anstrengt. Nachdem wir durch eine IQ-Diagnostik geklärt haben, dass sie im Prinzip richtig auf der neuen Schule ist, kann ich mit den Lehrern besprechen, wie der Unterricht für Sonja etwas leichter werden kann, indem sie vorübergehend weniger Hausaufgaben machen muss.

Die Schmerzen von Sonja sind ein Beispiel dafür, dass Schmerzen sich immer direkt an der Grenze zwischen Körper und Seele bewegen und es von daher immer notwendig werden lassen, eine differenzierte Diagnostik in alle Richtungen durchzuführen.

Manchmal allerdings liegt auch beides vor, und die jungen Patienten leiden sowohl an einer körperlichen Erkrankung, die Schmerzen verursacht, als auch an zusätzlichen psychogenen Schmerzen, als Beschwerden, die in ihrer Psyche wurzeln. Spätestens dann ist die enge interdisziplinäre Zusammenarbeit zwischen somatischem und psychosomatischem Kollegen gefordert. Und immer wieder stellt sich besonders in diesem Bereich die Frage nach der angemessenen Reaktion von Eltern und uns Professionellen.

Das Sensibelchen und der Schmerz

»Früher haben wir doch auch nicht so viel Aufhebens wegen solcher Lappalien gemacht!« Solche Sätze höre ich nicht nur von Großeltern. Auch Eltern haben manchmal Angst, durch das Eingehen auf die Schmerzangaben ihres Kindes sowohl die Symptome als auch dessen Empfindlichkeit zu steigern. Natürlich gibt es empfindliche Kinder, die durch den ängstlich-besorgten Blick ihrer Eltern nicht mutiger werden. Es bleibt die große Herausforderung für die Kunst jeder Erziehung, ein Kind in die Welt zu führen, das ausreichend widerstands- und durchsetzungsfähig ist. Ein sensibles Kind, bei dem konsequent der innere Zustand oder Schmerzen übersehen werden, wird dadurch jedoch nicht resilienter, dass man ihm seine Empfindungen abspricht! Wichtig ist gerade hier, die Balance zu wahren zwischen Anforderung und Schutz. Meine klinische Erfahrung vermittelt mir immer wieder,

dass Kinder entlastet auf meinen angemessenen Ernst reagieren.
Dieser Ernst kann sich allerdings auch anders äußern, als es die
Kinder erwarten. Manchmal muss ich einem jungen Patienten
erklären, dass sein Schmerz nach meiner Einschätzung zwar
schlimm, aber am besten dadurch zu überwinden ist, dass er igno-
riert wird. Nicht selten fühlen Kinder sich dann unverstanden
und ärgern sich über mich. Da die Grundlage meiner Einschätzung immer eine möglichst umfassende Kenntnis der körperlichen und psychischen Bedingungen des betroffenen Kindes ist
und ich mir die Entscheidung daher nicht leicht mache, hilft meine Forderung in solchen Fällen fast immer.

Wie aber zieht man diese Grenze zwischen Körper und Seele,
zwischen einer inneren Verleugnung und einer inneren Dramati-
sierung? Das ist eine Frage, die nicht leicht zu beantworten ist. Wir
gehen immer so vor, dass wir die Schmerzkinder in enger Abstimmung mit den pädiatrischen Kollegen behandeln. Wir führen zum
Beispiel gemeinsame Visiten durch. Die körperliche Diagnostik
steht oft an erster Stelle, es sei denn, eine Probedeutung (»Deine
Enttäuschung tut weh ...«) zeigt uns schnell einen anderen Weg.
Durch dieses beständige Wechselspiel zwischen somatischer und
psychischer Diagnostik und Behandlung entwickelt sich für jedes
Kind ein individuelles Profil, das uns sagt, wie wir reagieren. Das
kann dann so aussehen: Heute nimmst du für deine Bauchschmerzen die Wärmflasche, morgen machst du deine Entspannungsübungen, übermorgen traust du dich, deine Eltern wegen deiner
Sorgen über ihre Ehe anzusprechen ... und so fort. So ergibt sich
über »learning by doing« für beide Seiten mehr Sicherheit in der
Einschätzung eines Schmerzzustandes, den wir in den Teamsit-
zungen immer weiter ausdifferenzieren. Dann kann es sein, dass
wir zu der Einschätzung kommen, dass ein Kind den Schmerz unbewusst für sich wie einen Schutzschild gegen die Anforderungen
der Welt benutzt. Und dann kann es sein, dass ich den oben schon
erwähnten Satz aussprechen muss: »Jetzt geht es nicht mehr darum, darauf zu setzen, dass deine Schmerzen komplett verschwinden, sondern jetzt geht es darum, dass du dich damit abfindest.«

Sogar die besonders sensiblen und manchmal überempfindlichen Kinder reagieren entlastet, wenn ich ihnen zutraue, mit dem Schmerz fertig zu werden und ihn aus ihrem Körper herauszuwerfen. Dazu aber muss eine gute Basis des Vertrauens zwischen uns herrschen.

Im Zentrum der Einschätzung muss immer die Frage stehen, mit welchem kindlichen Profil wir es zu tun haben und wie wir diesem individuellen und spezifischen Kind gerecht werden können. Es gibt keine pauschalen Antworten, und allein dieses Wissen hilft den Kindern und den Familien und führt zu einer großen Entlastung.

Da wir sehr viel mit Schmerzkindern zu tun haben und auch die Kinderärzte ein Lied von der Häufigkeit kindlicher Schmerzen singen können, muss niemand fürchten, dass wir bei einem Kind vorschnell oder übertrieben oft durch uns zu behandelnde Schmerzen diagnostizieren.

Der kindliche Schmerz

Da wir heutzutage die Kinder ernst nehmen und sie nicht wie in vergangenen Jahren verniedlichen und damit kleiner machen, als sie sind, sondern ihre Eigenwahrnehmung, ihre Seele und ihren Körper als Grundlage für unser Handeln in den Mittelpunkt rücken, stellen wir naturgemäß mehr fest als in der Vergangenheit. Die Diagnosen sind aussagekräftiger. So kann der Eindruck entstehen, als wenn wir Kinder heute kränker machen als in der Vergangenheit. Doch das ist nicht so. Für mich ist es vielmehr eine Frage des genauen Blicks. Wir nehmen kindliche Angaben auf und gehen auf die kindliche Wahrnehmung ein. Jede Mutter kann intuitiv entscheiden, wann sie ihr Kind nach dem Sturz auf das Knie mit blutiger Schürfwunde ins Krankenhaus zur chirurgischen Versorgung fährt und wann sie mit einem Trösterchen aus Schokolade den Schmerz wegzaubert.

Genauso ist es bei allen anderen Symptomen und Angaben der Kinder auch: Wir müssen uns zunächst einen Eindruck verschaffen, bevor wir adäquat reagieren können. Die Betonung liegt auf adäquat. Ich meine, wir reagieren heute (endlich) angemessen.

Das war früher anders. Es ist noch nicht lange her, da wurde der kindliche Schmerz verleugnet. Männer waren Indianer und Soldaten und kannten keinen Schmerz. Diese männliche Welt der Verleugnung hat sich zum Glück gewandelt, und es haben sich andere Wahrnehmungsstrukturen etabliert. Männer haben gelernt, dass sie nicht existenziell bedroht sind, wenn sie »weicher« werden. Im Gegenteil, diese weichen Männer sind einfühlsame Väter geworden, die tatsächlich für einen Qualitätssprung in der Vaterschaft stehen. Wir sollten diese Errungenschaft verteidigen und nicht misstrauisch und ängstlich werden, wenn sich dieses wunderbare Phänomen naturgemäß auch auf die Kinder und den Umgang mit ihnen überträgt.

Schmerzfreiheit?

Die WHO definiert Gesundheit als einen Zustand »vollständigen körperlichen, geistigen und sozialen Wohlergehens« und nicht nur als »das Fehlen von Krankheit oder Gebrechen«. Nimmt man diese Definition ernst, so dürfte es kaum Menschen geben, die gesund sind! Fast mutet es an, als wenn eine medizinische Größenidee dahintersteckt (ich umgehe bewusst den Begriff Größenwahnsinn …), die tägliche Stimmungsschwankungen oder Schmerzen – selbst in geringem Ausmaß – verleugnet oder davon ausgeht, dass der medizinische Fortschritt sie eines Tages komplett beseitigt haben wird.

Durch Verleugnung wird der verleugnete Umstand oder Zustand wirksamer und virulenter. Diese klinische Alltagserfahrung gilt auch für andere Phänomene unseres täglichen Lebens. Doch je mehr wir hoffen, dass ein bestimmtes Phänomen, ein Schmerz, eine psychische Auffälligkeit dadurch weniger wirksam und sichtbar wird, indem wir die Tatsachen verleugnen, erhöht sich deren Potenz. Ein Kind, das konsequent in seinem Leiden nicht ernst genommen wird, erlebt, dass Vernachlässigung der richtige Umgang mit sich selbst ist, was automatisch zu einer Vergrößerung des Leidens führt. In einem »günstigen« Fall wird es plombiert, innerlich weggeschlossen und taucht an anderer Stelle oder sehr viel später mit neuer Wucht wieder auf.

Wenn wir wollen, dass die Schmerzen unserer Kinder weniger werden, dann müssen wir sie ernst nehmen. Verleugnen wir sie, werden sie schlimmer. Und noch einmal: Ernst nehmen kann auch bedeuten, dem Kind die Kraft zuzumuten und ihm zuzutrauen, die Beschwerden eigenständig zu bewältigen. Die Rückmeldungen unserer Schmerzkinder von der Station sind so eindeutig, dass wir uns inzwischen sehr sicher sind, dass nur über diese Strategie Lösungen und Wohlbefinden entstehen. Ein Beispiel dafür ist Stella.

Ein schmerzlicher Weg

Stella, 18 Jahre, beschreibt ihre Entwicklung im Rahmen einer viermonatigen Behandlung auf der Schmerzstation so: »Am Anfang habe ich mich gefühlt wie immer. Sonst hatte ich den Eindruck, dass um mich herum meine Symptome, meine Schmerzen, nicht ernst genommen werden. Dieses Mal hatte ich das Gefühl, dass der Schmerz zwar ernst genommen wird, aber auf völlig falsche Weise. Es war ungewohnt und auch etwas unheimlich für mich, dass ich plötzlich immer auf meine Psyche angesprochen wurde. Was sollte mein Schmerz damit zu tun haben? Als ich mit der Zeit plötzlich spürte, wie die Schmerzen weniger wurden, ohne dass ich ein besonderes Medikament bekommen habe, war ich zuerst verunsichert. Ich konnte nicht glauben, dass es so ›einfach‹ gehen würde. Es hat sich für mich dann auch schnell herausgestellt, dass der Weg alles andere als einfach war. Ich musste mich neu kennenlernen, mich mit allen Menschen auf der Station neu und anders auseinandersetzen und auch innerhalb meiner Familie einen anderen Weg finden. Das war mühsam und auf andere Weise schmerzhaft. Es gab viele Herausforderungen, und es gab Tage, an denen ich die Behandlung abbrechen wollte. Gleichzeitig merkte ich, dass es keinen Weg zurück in das rein Körperliche mehr gab. Und eigentlich wollte ich da auch nicht wieder hin, weil ich ja wusste, dass es keine Lösung ist. Ich gehe jetzt in eine therapeutische Wohngruppe, weil ich weiß, dass mein Weg noch nicht zu Ende ist. Aber ich bin befreiter und habe eine Idee, wie mein Leben weitergehen kann.«

Stella kam mit einem »Körper aus Schmerz« zu uns, nachdem sie durch eine Fehlstellung ihrer Beine mehrere Operationen über sich ergehen lassen musste. Sie ist ein großes, hübsches Mädchen, das sich immer sehr angestrengt hat, die schiefen Beine und die Schmerzen nicht sichtbar werden zu lassen.

Natürlich enden nicht alle unsere stationären Behandlungen so eindeutig und für alle Beteiligten zufriedenstellend. Dennoch bin ich immer wieder beeindruckt, wie differenziert unsere Patienten – auch die jüngeren – diese Prozesse beschreiben können. Oft habe ich den Eindruck, als wenn sie damit unserer Gesellschaft etwas Wichtiges voraushaben.

Kultur der Gesundheit

Nicht umsonst ist die Definition der WHO zur Gesundheit weiterhin gültig und unwidersprochen. Gerade weil unsere Seele und unser Körper weder makellos noch symptomfrei sind und sein können, halten wir solche Definitionen und unrealistischen Ziele hoch wie eine Flagge, die wir vergeblich im Sturm auf steinigem Untergrund zu befestigen versuchen. Diese Flagge wird umso größer und unsere Bemühungen umso stärker, je mehr es um Kinder geht. Es ist so schwer, sich einzugestehen, dass es zwischen Kindheit und Erwachsenenalter prinzipiell keinen qualitativen Unterschied in der Ausbildung von Symptomen gibt. Das macht vor Schmerzen nicht halt. Es gibt zwar Krankheiten und Symptome, die nur auf das Kindesalter beschränkt sind, und dasselbe gilt für das Erwachsenenalter. Genauso oft aber trifft eine Krankheit auf alle Altersgruppen zu.

Das wollen wir nicht wahrhaben und unterstellen, dass es eine Entwicklung von klein nach groß, von weniger zu mehr gibt. Kleine Patienten sollten kleine Schmerzen haben, da große Patienten unter großen Schmerzen leiden. Anders kann es, soll es nicht sein. Genau betrachtet, gibt es jedoch Gesundheit und Krankheit, Wohlbefinden und Schmerz und viele weitere Gegensatzpaare mehr sowohl im Kindes- als auch im Erwachsenenalter. Die Intensität des Erlebens unterscheidet sich im Grundsatz nicht. Auch wenn die kognitive Entwicklung von Kindern naturgemäß Veränderungen in ihrer Wahrnehmungseinstellung und Verarbeitungsfähigkeit mit sich bringt, sind doch im Kern das kleine und das große menschliche Leben unterschiedslos.

Dies anzuerkennen und sich vom Mythos des reinen, unbelasteten kindlichen Lebens zu verabschieden, ist schwer und tut weh. Ich möchte auf keinen Fall dramatisieren, aber ich möchte meine Erfahrung teilen, dass der kindliche Schmerz nur dadurch kleiner wird, dass wir ihn ernst nehmen und ihn nicht durch Verleugnung verstärken. Wenn wir anerkennen können, dass die Flagge auf diesem Grund gar nicht halten kann, wird der Blick frei für den Boden selbst und die Möglichkeiten, die er vielleicht dennoch bietet. Dann müssen wir uns nicht vergeblich mühen, etwas hochzuhalten, was uns und unsere Kinder am Ende überfordert.

Schmerzen bedürfen immer einer schnellen Diagnose. Bei Schmerzen aufgrund von äußeren Verletzungen können wir leicht feststellen, ob es sich um eine oberflächliche, eine großflächige oder eine tiefe Wunde handelt, und dann können wir den Schmerz des Kindes entsprechend einschätzen und therapeutische Maßnahmen einleiten. Bei Schmerzen ohne sichtbare Verletzungen ist das naturgemäß schwieriger.

Schmerzen sind immer subjektiv, und es gibt kein objektives Schmerzthermometer. Daher sind die Schmerzangaben eines Kindes genauso anzunehmen, wie sie angegeben werden. Alle Schmerzen, die länger andauern und das Leben eines Kindes entsprechend beeinträchtigen, bedürfen der fachärztlichen Diagnostik. Auch, wenn es manchmal sinnvoll ist, möglichst frühzeitig mit einer therapeutischen Intervention zu beginnen, wird man in der Regel darauf angewiesen sein, dass zunächst die somatische Diagnostik durchgeführt wird.

Schwierig für den nachfolgenden Kinder- und Jugendpsychiater und Psychotherapeuten wird es dann, wenn die psychosomatische Diagnose eine Ausschlussdiagnose ist, d. h. wenn »nichts« gefunden wurde, und nur die Psyche als Verursacher der Symptomatik übrig bleibt. Deshalb sollten Sie sich als Eltern nicht scheuen, rechtzeitig für eine fundierte Differenzialdiagnostik auch den Arzt für Kinder- und Jugendpsychiatrie oder den psychosomatisch erfahrenen psychologischen Psychotherapeuten hinzuzuziehen. Wichtige Kriterien für die Einschätzung des kindlichen Schmerzes sind also Dauer (mehr als vier bis sechs Wochen), die Schmerzintensität, das Leiden sowie die Beeinträchtigung im persönlichen und sozialen Kontext des Kindes.

Vorübergehende Schmerzen an wechselnden Körperstellen sind im Kindesalter häufig und in der Regel Ausdruck eines allgemeinen Unwohlseins, das sich wieder verflüchtigt. Konstante, ausgeprägte Schmerzen mit sozialer Beeinträchtigung sind immer abklärungsbedürftig. Auch, wenn es im direkten und im übertragenen Sinn kein schmerzfreies Leben gibt: Mindestens die Linderung des Schmerzes bei Kindern und Jugendlichen sollte unser oberstes Ziel bleiben.

Der Schmerz bei Kindern und Jugendlichen ist manchmal so wie die Eisberge im Nordmeer oder der Antarktis: Man sieht nur die Spitze und kann nie wissen, wie groß der Anteil des Berges unter Wasser ist. Deshalb nähern wir uns vorsichtig in dem Wissen, dass der Unterwasseranteil um ein Vielfaches größer sein kann als der sichtbare Teil.

19. Kapitel

»Liebt ihr euch denn gar nicht mehr?«

»Stell dir vor, du bist im Zauberwald, die Zauberfee kommt zu dir und sagt: Du hast drei Wünsche frei: Was würdest du dir wünschen?« – ist eine häufige kinder- und jugendpsychiatrische Frage an meine Patienten. Corinna, 12 Jahre alt, muss nicht lange darüber nachdenken: »Dass Mama und Papa wieder zusammenkommen.« Und die anderen Wünsche? Corinna schüttelt den Kopf. Andere Wünsche hat sie nicht.

Corinna schießen die Tränen in die Augen. Traurig berichtet sie: »Mama und Papa haben uns vor einem halben Jahr gesagt, dass sie sich trennen wollen. Erst habe ich es gar nicht geglaubt, und dann … Jetzt gehe ich alle zwei Wochen mit meinem Bruder zu Papa. Und manchmal auch an einem Mittwoch. Mama und Papa sprechen nicht mehr zusammen. Wir müssen sogar immer vor die Tür gehen, wenn Papa uns abholt. Beide sagen keine guten Sachen über den anderen. Ich habe jetzt schon ganz schön lange Bauchschmerzen und kann nicht einschlafen. Neulich habe ich eine neue Frau bei Papa gesehen, war richtig zickig!«

Corinna kann ich im eigentlichen Sinn gar nicht psychotherapeutisch oder psychiatrisch behandeln – ich kann sie nur trösten und versuchen, ihr einen Weg durch den seit einem halben Jahr verminten Beziehungsdschungel ihrer Eltern aufzuzeigen. Ich weiß es aber jetzt schon: Es wird keine gute Lösung geben, außer Corinna wächst psychisch schneller und arbeitet sich durch ihre Autonomieentwicklung aus dem Dschungel heraus, aber dafür ist sie noch zu klein.

Frau C ist massiv enttäuscht: Sie hat auf ihren Beruf verzichtet, die beiden Kinder, jetzt 8 und 12 Jahre alt, betreut und immer gedacht, dass ihre Ehe wieder besser werden würde mit dem Alter der Kinder. Dann plötzlich der Schock: Ihr Mann hat eine andere.

Tief getroffen wirft sie ihren Mann vor die Tür und wendet sich verletzt ab. Frau C hat das Gefühl, ihr ganzes Leben für diesen Mann und für ihre Familie geopfert zu haben, nur um jetzt eingetauscht zu werden gegen eine Jüngere. Sie bemüht sich, »vernünftig« ihren Kindern den Kontakt zum Vater zu ermöglichen, aber den Kindern ist nicht verborgen geblieben, dass die tiefe Trauer und Verletzung schon längst in große Wut und Rachegedanken umgeschlagen sind. Wenn die Kinder die Schreiben des Anwalts von Frau C lesen würden, müssten sie Angst um ihren Vater bekommen. Gespräche zwischen den Eltern sind längst nicht mehr möglich.

Herr C ist verärgert. Er versteht, dass seine Frau tief verletzt ist, hat aber gleichzeitig für sich das Gefühl, dass es so etwas wie »Schicksal« war. Was kann er denn dafür, wenn er sich plötzlich Hals über Kopf verliebt hat? So glücklich wie mit seiner neuen Freundin war Herr C in seinem ganzen Leben noch nicht. Die aggressiven Anschreiben des Anwalts seiner Frau kann er allerdings so auch nicht stehen lassen. Herr C hat den Eindruck, als wenn er jetzt von seiner Frau finanziell zur Rechenschaft gezogen werden soll. Es wird ein langer Weg durch die Instanzen werden.

Obwohl beide Eltern C angekündigt hatten, sich nicht in meinem Zimmer treffen zu wollen, geschweige denn miteinander zu reden: Ich hatte sehr deutlich werden lassen, dass ich von beiden Eltern für das Wohl ihrer Kinder erwarten würde, dass sie kommen. Die sonst übliche Sitzordnung nebeneinander auf meiner Couch ist nicht möglich. So sitzt Frau C neben mir, und Herr C hat uns gegenüber Platz genommen. Solche Gespräche gehören mit zu den emotional anstrengendsten in meinem therapeutischen Alltag. Die Atmosphäre ist hasserfüllt, zum Schneiden gespannt und nur schwer auszuhalten. Und das schon für mich, der ich erwachsen bin und keinerlei emotionale Bindung an dieses Elternpaar habe!

»Bitte stellen Sie sich vor, ein für Sie sehr wichtiges Freundespaar, mit dem Sie viele schöne und wichtige Erlebnisse hatten und die alles von Ihnen wissen und mit denen Sie alles teilen können, fangen plötzlich an, sich zu hassen. Sie können sich unmittelbar vorstellen, dass damit Ihre Beziehung zu diesem Freundespaar beendet ist. Sie werden sich entscheiden und damit leben müssen, dass Sie nur noch einen Freund haben, der darüber hinaus vielleicht von Ihnen erwartet, dass Ihre Loyalität sich auch darin ausdrückt, dass Sie sich vom anderen Partner fernhalten. Was für Erwachsene in solchen Situationen schon schwer genug ist, bedeutet für Kinder großes Herzeleid. Stellen Sie sich vor, dass zwei von Ihnen gleichermaßen geliebte Menschen, aus deren Liebesbeziehung Sie hervorgegangen sind, sich plötzlich hassen. Das hat unmittelbare zerstörerische Wirkung auf Sie selbst.«

Normalerweise bin ich nicht so moralisierend. Doch mit der Zeit bin ich bei Scheidungseltern wie dem Elternpaar C immer direkter und unnachgiebiger geworden. Wenn es den Eltern nicht gelingt, sich einigermaßen konstruktiv von ihrer Ehe zu verabschieden und ein Elternteam zu bleiben, kann es Corinna kaum besser gehen. Ich empfehle den Eltern, sich als Allererstes auf einen neuen und gemeinsamen Anwalt zu einigen, um sich dann zusätzlich zu einem professionellen Mediator zu begeben. Ich lasse nicht locker und verabrede mit Frau C ein paar Einzeltermine. In diesen Sitzungen vermittle ich ihr, dass ich für das Ausmaß ihrer Verletzung und Enttäuschung und auch für ihre Wut und Rachegedanken Verständnis habe. Tatsächlich entspricht es meiner klinischen Erfahrung, dass es mehrheitlich die Mütter sind, die neben den Kindern von den Vätern betrogen werden. Es gelingt, Frau C davon zu überzeugen, dass ihre bis dato wunderbare Mutterschaft Schaden erleiden würde, wenn sie sich zu einem Rachedämon wandelt. Mir ist völlig bewusst, dass der Verzicht sich dadurch für Frau C potenziert und sie zuschauen muss, wie eines Tages ihre Kinder den Urlaub mit dem Vater und einer neuen, jungen und hübschen Frau verbringen, die darüber hinaus noch nicht einmal die Kriterien einer bösen Stiefmutter erfüllt. Und gleichzeitig wird für Frau C der größte Lohn darin bestehen, dass sie ihren Kindern emotionale Friedensfähigkeit vorlebt und ihnen zeigt, wie elterliche Beziehungen weitergehen können, auch wenn sie einseitig zerstört worden sind.

Mit Herrn C bespreche ich ausführlich, dass er sich von den Racheimpulsen seiner Frau nicht dazu verleiten lassen darf, sich seinerseits zu wehren. Wenn er sich weiterhin als guter Vater seiner Kinder einsetzen möchte, so zeigt er sich durch seine – finanzielle – Unterstützung seiner Familie gegenüber großzügig. Auch sonst wird er seiner dann ehemaligen Frau gegenüber immer wieder beweisen, dass auch er verzichten und ihr den Vorrang bei Urlaubs- oder Festtagsregelungen überlassen kann.

Was sich jetzt so leicht und kurz über wenige Sätze ausdrückt, ist ein Verlauf von ein paar Wochen mit intensiven Gesprächen, in denen ich mich mit allem, was mir emotional zur Verfügung steht, für Corinna und ihr elterliches Beziehungsgefüge einsetze. Als die Eltern spüren, dass es mir ernst ist und ich nicht nur irgendwelche therapeutischen Regeln abspule – und ich vor allem um das psychische Wohl von Corinna besorgt bin! –, folgen sie mir. Corinna entspannt sich deutlich und schenkt mir ein selbst gemaltes Bild mit einer Friedenstaube, die einen Zweig im Schnabel hält, dessen Blätter sich zu den drei Buchstaben MSM formen. Ein paar Monate später meldet mir die Anwältin für Familienrecht, mit der ich eng zusammenarbeite, zurück, dass es möglich war, ein Gerichtsverfahren zu vermeiden.

Zugegeben, das Beispiel von Corinna und ihren Eltern klingt sehr klischeehaft. Natürlich sehe ich klinisch auch viele andere Verläufe: Mütter, die ihren Ehemann verlassen. Mütter, die Hals über Kopf über Nacht gemeinsam mit den Kindern ausziehen. Väter, die abends ankündigen, am nächsten Morgen zu einer neuen Frau zu ziehen. Väter, die über viele Jahre Doppelbeziehungen bis hin zu Doppelfamilien führen – und viele andere Konstellationen mehr, die so vielfältig und manchmal kurios sind, wie die Tiefe unserer menschlichen Seele es hergibt.

Der Riss durch die Kinderseele

Kinder leben emotional davon, dass sie das biologische Ergebnis einer emotionalen Liebesbeziehung sind. Kinder unterstellen immer, dass ihre Eltern sich gegenseitig lieben, genauso, wie sie darauf angewiesen sind, ihrerseits von den Eltern geliebt zu werden. Umgekehrt ist es immer so: Wir Eltern können uns darauf verlassen, dass unsere Kinder uns lieben, selbst dann, wenn wir es eigentlich nicht verdient haben. Die Vorstellung, dass das geliebte Elternpaar, dessen Liebe die Urzelle der Entstehung eines Kindes war, sich plötzlich nicht mehr liebt oder gar hasst, führt unweigerlich zu einer Verletzung der kindlichen Seele. Je nach Konstitution, individuellen Faktoren der elterlichen Entzweiung und Umgebungsfaktoren kann diese seelische Verletzung von der Prellung bis zum Muskelriss reichen – wenn man beim Bild des verletzten Herzens bleibt. Muskelprellungen schmerzen eine Zeit lang und bilden sich nach einer angemessenen Zeit der Schonung wieder zurück. Risse hingegen können zu einer Funktionsbeeinträchtigung des Herzmuskels führen und bedürfen im schlimmsten Fall der chirurgischen Naht. Diese Naht wird in diesem Fall nicht vom Chirurgen, sondern von Kinderpsychotherapeuten ausgeführt, der weiß, dass auch die Zeit Wunden heilt, dass aber die entscheidende psychische Entwicklung nur dadurch entsteht, dass das Kind seinen ganz eigenen Weg durch die zerborstene elterliche Beziehung findet. Dies geht immer nur, wenn wir die damit verbundene Einsamkeit anerkennen. Dann sind Freunde und Geschwister wichtig, ebenso wie der therapeutische Raum. Hier kann sich das Kind sicher sein, dass sein Therapeut im Loyalitätsgeflecht zwischen Mutter und Vater neutral und unabhängig ist und bleibt. Dies führt manchmal dazu, dass Eltern eifersüchtig auf den Therapeuten werden, weil sie dessen Bedeutung für das Kind spüren und erleben müssen, dass das eigene Kind in der Therapie Gefühle und Wahrnehmungen äußert, die es zu Hause aufgrund der geteilten Elternschaft im wahrsten Sinne des Wortes immer nur vorsichtig zuteilen darf.

Bei Corinna bedeutet die psychotherapeutische Begleitung, gemeinsam mit ihr herauszuarbeiten, wie sie ihre Gefühle in Bezug auf Mutter und Vater sortieren kann. Sie wird gestärkt darin, ihrer Wahrnehmung zu trauen und eigene Wege mit Freundinnen und einer – in diesem Fall – wichtigen Patentante zu gehen. Corinna gelingt es, ihre Wut und Enttäuschung in der Therapie zu offenbaren und auch in weiten Teilen dort zu lassen. Sie weiß, dass sie mit ihrem Schmerz nicht alleine ist, und lernt, dass ihre Eltern nicht mehr im vorherigen Umfang emotional für sie zur Verfügung stehen, selbst wenn sie sich große Mühe geben.

Nicht selten kommen einzelne Elternteile – meistens Väter – alleine zu mir, weil sie den Eindruck haben, ihre geschiedene Frau enthielte ihnen die gemeinsamen Kinder vor. Häufig begleite ich solche Väter über mehrere Jahre. Gleich zu Beginn der Begleitung erzähle ich immer eine Parabel, die mir im Zusammenhang von Trennung und Scheidung besonders wichtig ist.

Der kaukasische Kreidekreis

Eine Amme und eine Mutter streiten um ein Kind, das bei der Amme aufgewachsen ist und das die Mutter nunmehr wieder zurückhaben möchte. Sie gehen vor Gericht, und der Richter malt einen Kreidekreis auf den Fußboden, stellt das Kind hinein und sagt zu den beiden Frauen: »Zieht!« Die beiden Frauen ergreifen jeweils eine Hand des Kindes – und die Amme lässt los. Daraufhin spricht der Richter das Kind der Amme zu.

Wer zieht, hat verloren – ist der Lehrsatz, den ich Eltern, meistens den Vätern, mitgebe. »Setzen Sie auf Ihre Beziehung zu Ihrem Kind. Lassen Sie sich nicht irritieren, wenn sich Ihr Kind in bestimmten Phasen mehr von Ihnen abgrenzt oder weniger von Ihnen wissen möchte. Konzentrieren Sie sich auf Ihre Beziehung zu Ihrem Kind, und setzen Sie darauf, dass das Geflecht, das seit der Geburt zwischen Ihnen und Ihrem Kind entstanden ist (… oder auch nicht …), einen Teppich hat entstehen lassen, der tragfähig und weiter knüpfbar ist.«

Insbesondere für Väter, die es gewohnt sind zu handeln und am liebsten den Müttern alles per Dekret und Gericht mitteilen lassen möchten, ist es eine große Herausforderung, meinen Worten zu folgen und loszulassen. Wenn ich dann solche Väter im Einzelfall bis in das Pubertätsalter ihrer Kinder hinein begleitet habe, hat es sich bislang immer als richtig erwiesen, nicht zu drängen und nicht zu ziehen. »Gras wächst nicht schneller, indem man daran zieht«, lautet eine wichtige Beziehungsweisheit. Ich habe immer erlebt, dass die betroffenen Kinder es dem nachsichtigeren Elternteil gedankt haben und dieses Verhalten dann ab dem Jugendalter auch entsprechend würdigen konnten. Manchmal missdeuten Eltern – Väter – diese Nachsicht und halten sie für Schwäche, die ihre Kinder ihnen eines Tages vorhalten könnten.

Immer wieder bemühen Väter das sogenannte Parental Alienation Syndrome, das elterliche Fremdheitssyndrom, das vor einigen Jahren von Gerichtspsychologen für die Konstellation beschrieben wurde. Demzufolge instrumentalisieren Mütter ihre Kinder so weit, dass diese infolge eines mehr oder weniger explizierten mütterlichen Wunsches den Kontakt zum Vater meiden. Vätern, die das fürchten, antworte ich ebenfalls mit dem Hinweis auf die Qualität ihrer Beziehung. Wenn diese Beziehung Tiefe hat und stabil ist, wird sie von niemandem in der Welt ohne Weiteres zu erschüttern sein. Nur in den seltenen Fällen, die ich erlebt habe, bei denen die Väter kurz nach der Geburt des Kindes im Ausland gelebt haben und wenig Möglichkeit (?) zum Kontakt mit dem Kind hatten, waren diese Väter tatsächlich Fremde für ihr Kind.

Es liegt im Ermessen des jeweiligen Vaters, sich regelmäßig und verlässlich um das eigene Kind zu kümmern. Es gibt Regionen in dieser Welt, in denen auch im Falle einer elterlichen Trennung die Kinderrechte hochgehalten werden: So dürfen Eltern beispielsweise in Kalifornien, USA, nicht weiter als 50 Meilen voneinander getrennt leben. Es ist keine Selbstverständlichkeit, dass Eltern wie hier in Deutschland, Österreich oder der Schweiz um das Sorgerecht streiten können, es dem anderen aberkennen oder selber abgeben können. Auch juristisch bleiben in anderen Ländern Eltern immer Eltern, auch wenn sie getrennt sind. Damit ist immerhin unmissverständlich klar, dass man eine Elternschaft weder ab- noch aufgeben kann. Das ist in Bezug auf die Beziehungen anders.

Das gebrochene Versprechen

»Wir bleiben zusammen, bis dass der Tod uns scheidet« – ist der immer noch gültige Satz, der bei einer Trauung das Versprechen gegenseitiger Verbindlichkeit unterstreicht. »Versprochen ist versprochen, und wird auch nicht gebrochen!« – lautet die dazugehörige Weisheit aus Kindermund. Die Zeiten, in denen junge Paare sich nicht ausprobieren konnten und unglückliche Ehen zusammenbleiben mussten, sind zum Glück vorbei. Natürlich rate auch ich sehr zerstrittenen Eltern, sich – friedlich! – zu trennen. Als Kinder- und Jugendpsychiater weiß ich natürlich um die Bedeutung neurotischer Partnerwahlen, die aufgrund eines unbewussten Bezugs zum Liebespartner nicht glücklich verlaufen können. Das Unglück gegen ihren Willen verheirateter Frauen und deren Unmöglichkeit, sich daraus zu befreien, ist nicht zuletzt aufgrund der aktuellen weltpolitischen Lage dringend in unser Bewusstsein geraten und verdeutlicht uns, welche Freiheiten wir haben. Freiheiten, die für unsere psychische Entwicklung und unser psychisches Wohlbefinden von großer und zu verteidigender Bedeutung sind.

Freiheit bedeutet allerdings nicht Beliebigkeit und nicht Leichtfertigkeit. Wenn eine junge Assistenzärztin mir strahlend berichtet, dass sie schwanger ist, dann denke ich mir manchmal den Glückwunsch hinzu, dass sie sich damit entschieden hat, 20 Jahre mit ihrem Mann zusammenzubleiben. Manchmal habe ich den Eindruck, als wenn Menschen heute ungenügend bereit sind, etwas für die gegenseitige Attraktivität in einer längerfristigen Beziehung zu tun. Lange Liebe fällt nicht vom Himmel, sondern muss gepflegt und manchmal auch erarbeitet werden. Die dem Honeymoon nachfolgende Zeit der jungen und glücklichen Familie endet nicht selten im angestrengten Grau eines Alltags, der allenfalls noch von schönen Familienurlauben zehrt.

Wenn heute knapp 50 Prozent aller Ehen wieder geschieden

werden, so sind nicht immer Kinder davon betroffen. Wir wissen allerdings, dass das Phänomen Scheidung in den westlichen Industrienationen das höchste Risiko als externer Faktor in sich birgt, dass ein Kind psychisch auffällig wird. Das ist in diesem Kontext unstrittig.

Beziehungswelten

Welche Bedeutung die Beziehung von Menschen untereinander für die kindliche Entwicklung und für das Menschsein überhaupt hat, muss heute nirgendwo mehr betont werden. Wir wissen, dass wir Menschen – und im Übrigen auch die meisten Tiere – Beziehungswesen sind, deren psychische Entwicklung und deren psychisches Gedeihen unmittelbar auf einem Sich-Beziehen fußen. Der Bezug eines Menschen zu einem anderen ist Ausdruck einer emotionalen Hinwendung, die jeweils einmalig und nicht wiederholbar ist. Diese Einzigartigkeit unseres emotionalen Austausches, der längst nicht nur verbal abläuft, ist die Grundlage für seelische Entwicklung. Wolfskinder oder Kinder in isolierter Gefangenschaft verwahrlosen und verkümmern.

Wenn wir nun auf der einen Seite wissen und verstehen, warum Beziehung wichtig ist, müssen wir hinterfragen, inwieweit aktuell Leichtfertigkeit und Nachlässigkeit bei der Aufgabe elterlicher Beziehung eine Rolle spielen. Unsere Beziehungswelten sind bisweilen beliebiger geworden, und die Bereitschaft, sich zu disziplinieren in einem guten Sinne des Wortes, hat abgenommen. Die Aufmerksamkeit für eine verführerische Alternative zum aktuellen Ehepartner wird uns in den Medien vorgelebt, und auch Politiker zeigen uns, wie wenig beziehungsstabil sie sind. Kinder, die am eigenen Leib erlebt haben, dass ihre Eltern es nicht miteinander ausgehalten haben, sind im Erwachsenenleben selbst einem erhöhten Trennungsrisiko ausgesetzt.

Dennoch möchte ich nicht einfach einer erhöhten Beziehungsbeliebigkeit im Sinne eines Verfalls der Sitten das Wort reden. Die Aufklärung, die industrielle Revolution und nun die digitale Revolution sind unmittelbarer Ausdruck unserer unendlichen narzisstischen Wünsche nach beständiger Inthronisierung und Feiern unseres Selbst. Indem alles immer »leichter« wird und uns die Technik wie eine vermeintliche digitale Sänfte durch das Leben trägt, sind wir in der Gefahr, uns der anstrengenden Basis unserer selbst – der Beziehung – zu entledigen. Damit spitzt sich ein beständiger Widerspruch zu: Wir wissen um uns und um die Bedeutung von Beziehung, und gleichzeitig entsteht durch (Industrie) 4.0 mehr Tempo, Austauschbarkeit und Beliebigkeit.

Mussten wir unsere Beziehungswelten früher mühsam zu Fuß, dann mit dem Pferd und schließlich mit dem SUV erkunden, so sind es demnächst führerlose (!) voll automatisierte Lufttaxis, mit denen wir durch diese Welt flitzen. Wenn wir bei dem Bild der Beziehungswelten bleiben, so bedeutet dies, dass wir notgedrungen weniger zur Kenntnis nehmen können, weil die Landschaft – und damit die Beziehungen unter uns – nur so an uns vorbeirauscht. Noch haben wir es in der Hand, solche Fahrzeuge in Auftrag zu geben. Die Entdeckung der Langsamkeit, nicht als Maß pathologischer Verlangsamung, sondern als Ausdruck von Respekt vor der Notwendigkeit genauer Wahrnehmung – für uns und unsere Kinder –, ist ein Gegenpol, den es zu pflegen gilt. Daher meine Bitte: Nehmen Sie sich Zeit für Ihre Beziehung, Ihre Kinder, Ihre Ehe – und Ihre Trennung.

Familienangelegenheiten

Immer häufiger kommen Eltern zu mir, die sich trennen möchten oder sich in einer Ehekrise befinden und sich von mir Beratung dahin gehend wünschen, wie sie mit ihren Kindern umgehen sollen.

Nachdem ich zuerst den kaukasischen Kreidekreis erklärt habe, ermuntere ich Eltern zum einen, streng zwischen Erwachsenen-, Familien- und Kinderangelegenheiten zu trennen. Natürlich gibt es Ehebelange, die Kinder nichts angehen und die nur auf der Erwachsenenebene zu klären sind. Jede Parentifizierung – die Instrumentalisierung von Kindern als Quasi-Eltern – muss unbedingt vermieden werden. Die Kinder müssen sich darauf verlassen können, dass Eltern Eltern und Kinder Kinder bleiben.

Die nächste Regel, die ich Eltern dann nahebringe, heißt: Transparenz. Es darf in Bezug auf den Fortbestand der Ehe keine Geheimnisse, keine Lügen, keine Beschönigungen geben. Was manchmal von Eltern als hilfloser Versuch gewertet werden muss, ihre Kinder zu schonen, führt in Wahrheit zu einem Betrug innerhalb einer vertrauensvollen Beziehung. Kinder, die es sehr viel später erfahren, dass die Eltern »schon längst« getrennt sind, fühlen sich zu Recht betrogen. Manchmal gehen Eltern so weit, dass sie ihren Kindern nur getrennte Schlafzimmer vorgaukeln oder auch nach einer Trennung stolz darauf sind, dass sie beispielsweise Wochenenden fast wie früher miteinander verbringen können. Rechnen Sie immer damit, dass sich die Kinder – mit der von Corinna beschriebenen Wunschprobe – nichts Sehnlicheres wünschen, als dass die Eltern wieder zusammenkommen. Jeder Kontakt wie früher wird sie dazu verleiten, erneut Hoffnung zu schöpfen. Das bedeutet nicht, dass ich Eltern nicht auch dazu anhalte, den elterlichen Alltag gemeinsam zu gestalten, allerdings immer nur so weit, wie es nicht zu Missdeutungen oder falschen Erwartungen der Kinder kommen kann.

Ich freue mich über jedes Elternpaar, das rechtzeitig zu mir kommt und damit verhindert, dass es im weiteren Verlauf der Trennung seine Kinder bei mir vorstellen muss. Mindestens genauso häufig bin ich mit den Fällen beschäftigt, in denen die Trennung zu einem Krieg ausgeartet ist.

Rosenkriege

Besonders grauenvoll für Kinder sind die Trennungen, die zu anhaltenden persönlichen, dauerhaft zutiefst verletzenden und juristischen Auseinandersetzungen führen. Die Zusammenarbeit mit einer Rechtsanwältin für Familienrecht ist unter anderem deshalb zustande gekommen, weil wir beide, der Psychiater und die Rechtsanwältin, aus unterschiedlichen Blickwinkeln dafür Sorge tragen wollen, die Schwelle für juristische Auseinandersetzungen bei Ehestreitigkeiten möglichst hoch zu halten – im Sinne der Kinder. Von meiner Zeit als forensischer Kinder- und Jugendpsychiater, der unter anderem mit Sorgerechtsgutachten befasst war, habe ich mich schon lange wieder verabschiedet, weil ich keinen Sinn mehr darin sah, die Destruktivität von Eltern durch meine Tätigkeit zu unterstützen. War ich anfangs noch von der Idee getragen, durch meine Gutachten das Leid von Kindern abzumildern, so musste ich nach einiger Zeit ernüchtert feststellen, dass die Gutachten bei Weitem nicht das auszugleichen vermögen, was Eltern angerichtet haben.

Insofern hat es sich mir nie erschlossen, warum elterliche Kriege mit so wunderbaren Blumen wie Rosen in Verbindung gebracht werden. Der Krieg zwischen zwei Menschen, die sich einmal geliebt haben und aus deren Liebe Kinder hervorgegangen sind, resultiert nicht selten aus einem mindestens genauso tiefen Riss, wie er durch die Kinderherzen geschlagen wird. In der Regel ist dieser elterliche Riss nicht mehr heilbar, sondern wird jeden Tag aufs Neue aufgerissen und so schmerzhaft spürbar, dass der wahnsinnige Schmerz in ohnmächtige Wut umschlägt. Bevor also ein Rosenkrieg auszubrechen droht, bauen Sie bitte Beziehungsbrücken.

Vom Brückenbau

Brückenbauer sind oft tollkühne und kreative Ingenieure. Sie stehen vor der Aufgabe, unzugängliche Täler, Flüsse und ganze Buchten mit einem verbindenden Bauwerk zu versehen. Die feierliche Eröffnung von Brücken ist ein Ereignis für die gesamte betroffene Gesellschaft, die sich darüber freut, schneller und unkomplizierter zum anderen Ufer, zu den anderen Menschen (!) zu kommen, und das sogar mit gewagter Ästhetik und bestechender Technik. Im Krieg sind es die Brücken, die als Erstes gesprengt werden, um dem Feind den Zutritt zu verwehren.

Jeder Handschlag mit einem anderen Menschen ist Ausdruck einer menschlichen Brücke, die nur Sekunden oder weniger hält und doch Ausdruck einer Verbindung ist. Jeder von uns kann den oberflächlichen oder abweisenden Handschlag von der herzlichen Überbrückung zwischen zwei Körpern unterscheiden. Insofern gehört der Brückenbau auch als direkter körperlicher Ausdruck menschlichen Miteinanders zu unseren Basisausstattungen. Besinnen wir uns also im Falle eines drohenden Ehekrieges auf unsere grundlegende Fähigkeit, Brücken zu schlagen. Im Notfall genügen auch Behelfsbrücken, mit denen sich Kinder, die Geländeerfahrungen haben, besonders gut auskennen. Solche Behelfsbrücken sind oft anrührend und besonders einladend. Wir dürfen sie nur nicht übersehen.

20. Kapitel

Was wird wohl werden?

Das ist eine Frage, die uns alle umtreibt: Was wird wohl werden? Für mich persönlich fühlt es sich tatsächlich so an, als wenn nach 60 Jahren Frieden, in denen ich aufgewachsen bin, in denen ich mich entwickeln konnte und zufrieden lebe, plötzlich eine neue Dimension von Bedrohung und Unfrieden hereinbricht. Dazu zwei Beispiele aus meiner Klinik: Wir hatten uns schon länger darum bemüht, eine junge ärztliche Kollegin aus Istanbul zu beschäftigen. Sie hatte sich gegen Ende ihres Medizinstudiums in der Türkei aufgemacht, einen Kontakt zu uns herzustellen und auch intensiv Deutsch zu lernen. So kam sie zu uns als fertige Ärztin, um zu hospitieren und ihre Anstellung bei uns formal vorzubereiten. Sie sprach inzwischen perfekt Deutsch, und wir wollten sie gerne zum nächstmöglichen Termin einstellen. Bald schon stellte sich heraus, dass sich das Verfahren für eine Arbeitserlaubnis lange hinziehen würde. Als sie dann schließlich eine Arbeitserlaubnis hatte – die Erteilung einer Promotion in Deutschland würde sich sowieso noch zwei weitere Jahre (!) hinziehen –, machte sie den Fehler zu glauben, dass die Arbeitserlaubnis mit einer Aufenthaltsgenehmigung einhergehen würde – einhergehen müsste. Sie bekam plötzlich eine Vorladung von der Ausländerbehörde und wurde wenige Tage, bevor sie den Arbeitsvertrag in unserer Klinik unterschreiben sollte, ausgewiesen, um im deutschen Konsulat in Istanbul erneut und mit viel Wartezeit ein Visum zu beantragen. Als sie sich vom Team verabschiedete, sagte sie plötzlich: »Vielleicht werde ich ja auch verhaftet.«

Ich habe eine Zeit gebraucht, um die Wirkung dieses Satzes in seiner vollen Bandbreite zu erfassen.

Ich lebe also plötzlich in einer Zeit, in der eine ärztliche Kollegin von mir in einem Land, das zu Europa dazugehören möchte, verhaftet werden könnte, weil sie eine intellektuelle Kurdin ist und in Deutschland als engagierte Kinder- und Jugendpsychiaterin arbeiten möchte. Noch weiß ich nicht, wie es ausgehen wird mit der Kollegin.

Das zweite Beispiel betrifft Fatmah, ein 17-jähriges syrisches Mädchen, das in einer Kindernotaufnahme untergebracht ist. Sie hat auf der Flucht ihre Familie aus den Augen verloren, als sie bei dem Versuch, eine griechische Fähre zu betreten, getrennt wurden. Ihre Familie wird auf einer griechischen Insel festgehalten, und auch die täglichen Telefonkontakte – wenn sie denn finanziell möglich sind – trösten über die Trennung, die Einsamkeit, die Ausweglosigkeit und den Kulturschock nicht hinweg. Immer wieder wird sie in unserer Klinik als Notfall mit Angstzuständen und Panikattacken vorgestellt. Gemeinsam mit dem zuständigen Jugendamt versuchen wir, für sie sowohl medizinisch als auch sozial alles zu tun, um sie zu stabilisieren und ihr eine Zukunft in Deutschland zu ermöglichen.

Obwohl das auch einigermaßen gelingt, bleibt deutlich, dass wir ihren eigentlichen Schmerz und ihr Kriegs- und Fluchttrauma nicht beheben können. Selbst unsere Versuche, dieses immer wieder wenigstens zu lindern, lassen bei uns ein Gefühl von Vergeblichkeit entstehen. Wir wissen, dass wir die Lebensrealität dieses Mädchens nicht behandeln können, wir können immer nur ihr Leid begrenzt abfedern.

Diese beiden Beispiele beziehen sich auf die Folgen der kriegerischen Entwicklungen in der arabischen Welt und der Zuspitzung kultureller und religiöser Konflikte in der Türkei. Nach dem Wegfall der klaren Trennung zwischen dem Osten und dem Westen in Europa – nach dem Fall der Mauer in Deutschland – vor knapp 30 Jahren haben sich die Hoffnungen auf eine Weiterentwicklung friedlicher Kulturen und Gesellschaften nicht verwirklicht. Im Gegenteil, an ihre Stelle sind religionsbasierte Kriege getreten, deren Auswirkungen bis in meinen klinischen Alltag hinein deutlich spürbar sind. Wenn ich als jemand, der professionell seit 30 Jahren mit Traumatisierungen und psychischen Verletzungen arbeitet, selbst irritiert und betroffen reagiere, so ist die Frage, was dies mit unseren Kindern macht, noch wichtiger.

Auf welche politische und gesellschaftliche Zukunft steuern unsere Kinder hin? Müssen sie damit rechnen, dass sich mehr und mehr Gesellschaften in der Welt aufspalten in einen nationalistischen und radikalen Teil und einen anderen, der sich für die friedliche Fortsetzung der Aufklärung und Demokratie einsetzt? Und wird es so sein, dass die Nationalisten überall knapp die Mehrheit erreichen? Werden aus diesen Aufspaltungen Bürgerkriege? In welchen Ländern müssen wir damit rechnen, dass Kollegen und Freunde verhaftet werden? Welche Länder der arabischen, aber auch der ganzen Welt werden zukünftig noch friedlich zu bereisen sein? Wird sich das tägliche Leben, die Zusammensetzung der Klassen, werden sich Freundschaften für unsere Kinder durch Flüchtlinge verändern? Wird es gelingen, sich mit anderen Religionen zu verständigen?

Die Liste dieser Fragen ließe sich noch – gefühlt unendlich – fortsetzen. Wir Erwachsenen müssen uns fragen, welche Welt wir unseren Kindern hinterlassen werden, aber auch, welche wir hinterlassen wollen.

Kinder sind extrem flexibel und anpassungsfähig. Wenn wir also sehen, wie sie unter den jetzigen Bedingungen aufwachsen, ohne auffälliger zu werden, und wie sie die Lebensbedingungen, die sie vorfinden, für normal halten, so sollten wir trotzdem die Zukunft unserer Kinder in einem konstruktiven Sinn infrage stellen. Wir müssen dies intensiver und verantwortungsvoller tun als noch vor wenigen Jahren. Wenn mir heute unsere Kinder sehr ernst vorkommen, so scheint mir das auch ein direkter Spiegel unserer Zeit zu sein.

Die Verantwortungsübernahme für die Zukunft unserer Kinder muss gar nicht in den großen gesellschaftlichen Zusammenhängen gedacht werden, die ja tatsächlich schwer vom Einzelnen zu beeinflussen sind – obwohl sich auch niemand abgehalten fühlen sollte, bestehenden Organisationen, die sich weltweit um Frieden bemühen, beizutreten oder auch selbst etwas zu gründen. Immerhin geht das im digitalen Zeitalter sehr viel schneller und effektiver als zu den Zeiten der Flugblätter! Im Kleinen allerdings können wir mehr tun, als wir vielleicht denken. Wir sollten uns nicht scheuen, dies auch anzugehen! Aber wie?

Vorleben

Wichtiger denn je ist es, unseren Kindern das vorzuleben, was uns als Werte und Verhalten wichtig erscheint. Wenn wir unseren Kindern zeigen, wie abwertend wir über unsere Nachbarn sprechen und wie wenig wir in der Lage sind, ein friedliches Miteinander zu leben, so zeigen wir, wie kriegerisches Verhalten im Kleinen funktioniert. Unser direkter Umgang mit dem anderen, aber auch mit dem Fremden ist unmittelbares Vorbild für unsere Kinder. Es mag Ihnen jetzt übertrieben vorkommen, aus der gegenseitigen Unfreundlichkeit deutscher Nachbarn kriegerisches Verhalten abzuleiten: Bitte unterschätzen Sie nicht, wie eng der Zusammenhang zwischen dem vermeintlich Kleinen und Großen ist.

Kinder tragen ihr Familienleben, die Werte, die dort gelebt werden, und die Beziehungsgewohnheiten von dort unmittelbar aus ihrer Seele in die Welt. Das bedeutet, dass ich mir von Eltern heute mehr denn je wünsche, dass sie ihr eigenes Wertesystem und ihr Verhalten reflektieren. Reflexion bedeutet in diesem Zusammenhang nicht, dass Sie sich jeden Tag bestätigen, dass Sie auf der »richtigen Seite« stehen oder Ihr So-Sein nicht ableiten oder begründen müssen. Reflexion heißt, sich mit unterschiedlichen Positionen konstruktiv auseinanderzusetzen, sich möglichst umfassend zu informieren und die eigene Lebensgeschichte in Relation zum eigenen Verhalten zu verstehen versuchen. Ein hoher Anspruch, der eigentlich nur für Psychotherapeuten gilt, die im Rahmen ihrer Ausbildung eine professionelle Selbsterfahrung durchlaufen? Oder ein Versuch, die ganze Welt in einen psychotherapeutischen Raum zu verwandeln? Nein, das wäre absurd und würde nur zu einer noch weiter fortschreitenden Medizinalisierung und Psychologisierung unserer Welt führen.

Dennoch können wir nicht umhin anzuerkennen, dass wichtige Erkenntnisse aus der Psychiatrie, der Psychotherapie und Psychologie in den letzten 100 Jahren dazu geführt haben, dass einige Aspekte der Aufklärung durch diese Disziplinen konstruktiv unterfüttert werden konnten. Denken Sie nur an die bahnbrechenden Erkenntnisse und Hypothesen von Sigmund Freud und der Psychoanalyse oder an entscheidende Durchbrüche innerhalb der Verhaltenstherapie. Darüber hinaus können wir feststellen, dass es unseren Patienten nach erfolgreichem Abschluss der Behandlung nicht nur besser geht, sondern sie darüber hinaus in der Lage sind, sich selbst intensiver zu reflektieren als andere Kinder und Jugendliche. Dies führt zu einer allgemein erhöhten Reflexivität dieser Menschen, was wiederum unmittelbaren Einfluss hat auf deren Verhalten. Wenn ein Jugendlicher beispielsweise verstanden hat, dass seine aggressiven Impulse auf dem Boden der Trennung seiner Eltern zu verstehen sind, und er auch verstanden hat, dass es sinnvoll ist, sich damit auszusöhnen, dann lassen seine Aggressionen nach, oder er ist in der Lage, sie in vertretbarer Weise herauszulassen. Insofern geht es für mich um einen Mittelweg: Ich wünsche mir, dass Eltern sich mit ihrer Reflexionsfähigkeit auseinandersetzen und nach Wegen suchen, diese ständig zu erweitern.

Immer häufiger kommen Eltern zu mir, um beispielsweise die anstehende Trennung als Ehepaar und die Konsequenzen auf ihre Kinder im Vorwege zu besprechen. Oder es kommen Eltern zu mir, die sich deutlich vor der Manifestation einer psychischen Erkrankung ihres Kindes informieren und beraten lassen möchten. Das ist eine ausgesprochen erfreuliche Entwicklung – und das ist auch ein Grund für dieses Buch, weil ich Eltern darin unterstützen möchte, ihr Kind *und* sich selbst besser zu verstehen. Ich möchte einen Beitrag dazu leisten, dass wir unseren Kindern bewusster etwas vorleben.

Eine Wirkung kann sich nur dann entfalten, wenn wir authentisch bleiben. Eltern, die ihren Kindern bestimmte Ansagen machen und bestimmte Verhaltensweisen von ihnen erwarten, die sie selber nur als Lippenbekenntnis vor sich hertragen, leben nicht vor und dürfen sich nicht wundern, wenn ihre Ansagen ins Leere laufen. Der unschätzbare Vorteil authentischen Vorlebens dagegen ist, dass man kaum noch im eigentlichen Sinne erziehen muss. Pädagogische Ansagen sind dann gar nicht mehr notwendig, da man den Kindern erlaubt, einfach nur zu schauen: auf uns Eltern, uns Erwachsene insgesamt. Eng verknüpft mit unseren vorgelebten Werten und der Gestaltung der Welt für unsere Kinder ist allerdings auch die Frage, welche Kinder wir eigentlich haben möchten.

Barbie und Ken oder Ronja und Birk?

Barbie gehört seit 1959 zu den meistverkauften Puppen weltweit. Gemeinsam mit Ken und vielen anderen Accessoires wird eine schillernde, mit rosa Lack überzogene Welt der Mannequins entworfen, die merkwürdig weltfremd und konservativ anmutet. Welche Eltern von Töchtern kennen diesen Konflikt nicht: Eigentlich hat die Barbie-Welt nichts mit ihren Werten zu tun, und dennoch wünschen sich alle Mädchen einer bestimmten Altersgruppe nichts sehnlicher als Barbie. Genau betrachtet, fällt der Apfel nicht weit vom Stamm: Sind nicht die Magazine, die aus der Welt der Schönen und Reichen berichten, nach wie vor Verkaufsrenner? Haben nicht die voyeuristischen Formate der allabendlichen Soaps die höchsten Quoten?

In uns gibt es beide Impulse: Da ist der Wunsch, aufgeklärte und emanzipierte Mädchen heranwachsen zu sehen. Doch auf der anderen Seite wollen wir unsere eigene Sehnsucht nach Kitsch und Glamour ausleben. Wir Eltern sollten uns intensiv fragen, welche Bedeutung Barbie und Ken in der Welt unserer Töchter haben sollen, welche Jungen und Mädchen aus unseren Familien hervorgehen sollen, und welchen Einfluss die Barbiewelt hat.

Ähnliches gilt für die Gegenwelt. Ronja und Birk aus »Ronja Räubertochter« von Astrid Lindgren, 1981 veröffentlicht, zeichnen die Geschichte einer Rebellion und die Geschichte einer Aussöhnung vermeintlich unversöhnlicher Gegensätze. Sie sind ein Vorbild autonomer Kinder, die bereit sind, für die übergeordnete Idee der Aussöhnung die Eltern zu verlassen und alleine im Wald zu leben, bis die zerstrittenen Familienoberhäupter – die Väter – einlenken. Die realen Ronjas, die ich aus meiner klinischen Arbeit kenne, sind immer die Mädchen und Jungen, die einen hohen Preis zahlen für ihre Autonomie, geboren aus der Not heraus, für andere etwas zu erreichen. Mit diesen Patienten versuche ich regelmäßig zu erarbeiten, dass ihr Preis zu hoch ist, und dass sie sich im Sinne der Selbstfürsorge ruhig mehr um sich selbst kümmern dürfen – ja, dass sie das sogar müssen.

Die eine Seite ist die unwirkliche, rosa Welt der Fantasie und der Sehnsucht, und die andere die Welt der Natürlichkeit, Autonomie und Einsamkeit. Ich greife diese beiden Gegenwelten auf, weil sie mir auch häufig in der Klinik begegnen. Auf der einen Seite die Eltern, die sich für ihre Kinder so etwas wie die unbeschwerte Welt der Hochglanzmagazine mit Reichtum und Glück wünschen, und auf der anderen Seite die Eltern, die naturverbundene, starke und unabhängige Kinder anstreben.

Welches Recht haben wir, unseren Kindern auf der Bühne des Lebens bestimmte Rollen zuzuschreiben? Natürlich sind unsere Kinder keine Wolfskinder, die ohne menschliche Beeinflussung aufwachsen. Gerade hatte ich noch auf die Bedeutung des Vorlebens hingewiesen. Und dennoch sind wir in der Pflicht, täglich immer wieder für uns auszubalancieren, was der Persönlichkeitsanteil unseres Kindes ist, den es mit auf die Welt gebracht hat, und was der Anteil ist, den wir formen. Nur wenn wir die primäre Persönlichkeit unseres Kindes respektieren und reflektieren, wie sich unsere eigene Persönlichkeit mit unserer eigenen Geschichte und unseren Wünschen in Bezug auf unsere Kinder auswirkt, kann eine Kindheit entstehen, die gleichzeitig frei *und* angeleitet ist.

Was für Sie jetzt vielleicht wie ein Widerspruch klingt, ist im täglichen Leben ein beständiges Schwingen zwischen Beobachten und Laufenlassen auf der einen Seite und Zurechtlieben auf der anderen. Sie haben richtig gelesen: zurecht*lieben*, weil Liebe alleine oft nicht ausreicht. Es muss eine Liebe sein, die bereit ist, sich auf den Weg zu machen und nicht zu erwarten, dass alles von alleine läuft. Eine Liebe, die das Kind dahin begleitet, wohin es sich entwickeln kann, will und soll. Nur aus einer ausgewogenen Mischung zwischen Können, Wollen und Sollen entsteht eine gesunde kindliche Entwicklung. Immer wieder sind wir als Erwachsene dabei inneren Strömungen ausgesetzt, die zwischen den Polen einer romantischen und einer misstrauischen Haltung hin- und herschwanken.

Romantik und Misstrauen

Zu jeder Zeit hat die jeweils aktuelle Entwicklung von Kindern die Erwachsenen dazu verleitet, mit einem romantischen Blick rückwärts in die eigene Geschichte zu schauen. Dann entstehen Haltungen, die unterstellen, dass früher alles besser war. Wie schön waren unsere Ballspiele auf der Straße! Wie viel haben wir draußen herumgetobt! Was haben wir unseren Wald eigenständig erkundet!

Wenn die Kinder von heute wieder Anschluss finden würden an die Kinderwelt ihrer Eltern, dann wäre vieles leichter und besser. Aber stimmt das wirklich? War Kindheit früher wirklich besser? Oder ist es lediglich die romantische Verklärung, die uns Erwachsene mit zunehmendem Alter ergreift, wenn wir in unsere eigene Geschichte schauen?

Allein aus medizinischer und soziologischer Sicht könnte ich viele Argumente anführen, die zeigen, dass Kinder früher vernachlässigter und unbeachteter waren, je weiter wir zurückblicken. Sie wurden weniger gefördert, und damals sind viele psychische Symptome und Erkrankungen übersehen worden – um nur ein paar ganz wenige Aspekte aufzugreifen.

In einer aktuellen Publikation des Neurobiologen Gerald Hüther fordert dieser Erwachsene auf, »wie die Kinder« zu sein und sich gemeinsam mit ihnen eine neue Unbekümmertheit zuzulegen. Ich verstehe diese Aufforderung, die natürlich etwas Verführerisches hat, genau in diesem Sinn einer romantischen Rückwärtswendung. Die Zeit lässt sich aber nicht zurückdrehen. Angesichts der oben beschriebenen weltpolitischen Entwicklung sowie der anstehenden digital-automatisierten Revolution diese Unbekümmertheit als Lösung einzufordern, erscheint mir unverantwortlich naiv. Auch ich würde mich gerne gemeinsam mit den Kindern in die Berge oder an die See zurückziehen, um dort in einem unbekümmerten Raum Kreativität entstehen zu lassen und zu pflegen. Sosehr Kreativität unbestritten ein wichtiger und zu pflegender Bestandteil kindlichen Lebens ist, so sehr scheint mir Kreativität alleine kein Mittel zu sein, um in der rauen Wirklichkeit überleben zu können. Ja, auch die Wirklichkeit heute ist rau, aber nicht im Sinne ungezähmter Bergwelten.

Auf der anderen Seite der Romantiker stehen die misstrauischen Eltern und Großeltern. Das sind diejenigen, die nicht nur die eine Kindheit verklären, sondern der aktuellen Generation unterstellen, dass sie immer schlimmer und lebensunfähiger geworden ist. Ein Zitat, das ich in diesem Kontext gerne verwende, lautet: »Die Jugend von heute ist heruntergekommen und zuchtlos. Die jungen Leute hören nicht mehr auf ihre Eltern. Das Ende der Welt ist nahe.« Sie merken an der Wortwahl, dass es sich nicht um ein aktuelles Zitat handelt. Sofern Sie es nicht schon kennen, werden Sie sich aber sicher verschätzen in der zeitlichen Zuordnung, denn es handelt sich um ein Zitat aus der Keilschrift aus Ur 2000 vor Christus. Auch Melanchthon sah um 1530 die Zukunft sehr schwarz, indem er sagte: »Der grenzenlose Mutwille der Jugend ist ein Zeichen, dass der Weltuntergang nah bevorsteht.« Die Deutsche Industrie- und Handelskammer hat 2010 verlauten lassen: »Zusätzlich bemängeln unsere Gesellschaft und die Wirtschaft eine allgemeine Abnahme von Wert-Moralvorstellungen sowie fehlende soziale und personale Kompetenzen.«

Mit einer Fülle von Zitaten kann man belegen, dass die Feststellung, die aktuelle Generation werde immer schlimmer, nicht spezifisch auf ein bestimmtes Zeitalter bezogen werden kann, sondern vielmehr menschheitsimmanent und eines der bleibenden Themen der Menschheit ist. Wenn diese Aussagen damals zugetroffen hätten oder auch heute aktuell zutreffend würden, wären wir schon längst nicht mehr auf dieser Welt, und die Zukunft sähe aktuell sehr düster aus. Auch über meine Generation und über Ihre Generation, lieber Leser, haben Ihre Eltern ähnlich geurteilt.

Weder romantische Zuschreibungen noch misstrauische oder defizitorientierte Betrachtungen helfen unseren Kindern weiter. Wir Erwachsenen sind verantwortlich für die aktuellen Lebenswelten, in die unsere Kinder hineinwachsen, und wir tragen die Verantwortung dafür, dass unsere Kinder so sind, wie sie sind. Wenn sie wirklich so schlimm wären, wäre das allenfalls ein Armutszeugnis für uns Eltern!

Seien Sie also mutig, und entwerfen Sie für sich selbst und für Ihr Kind eine Vision, die Sie gemeinsam leben können. Greifen Sie die eigenen Verunsicherungen und die Ihrer Kinder auf – Verleugnung ist kein gutes Rezept, wenn man sicher durch die Fluten kommen möchte. Dramatisieren Sie aber bitte nicht, da dies bei allen Beteiligten zu überzogenem Stress führen muss. Ein gutes historisches Beispiel hierfür sind zum einen die englischen Mütter, die in London während der Bombardierungen durch die Deutschen mit ihren Kindern in den Kellern saßen und Lieder gesungen haben. Es waren Lieder gegen die Angst, Lieder, die den Kindern die notwendige Sicherheit vermittelt haben, sodass sie nicht zusätzlich geängstigt und traumatisiert wurden. Ein anderes historisches Beispiel stammt aus der Aufarbeitung des sogenannten Hamburger Feuersturms, bei dem die Alliierten die Stadt 1944 massiv in Brand gesetzt und zerstört hatten: Als am nächsten Tag ein Vater mit seiner Tochter an der Hand aus dem Keller auf die Straße trat und die vielen verkohlten Leichen sah, sagte er zu ihr: »Ach, da hat wohl die Puppenfabrik gebrannt!« Was für kluge Mütter, was für ein kluger Vater!

Nun leben wir nicht – noch nicht? – in einer Welt, in der wir den Krieg vor unserer Tür fürchten müssen. Und dennoch geht es darum, auch mit den jetzt schon veränderten Lebensbedingungen umzugehen und unseren Kindern einen Weg durch die Verunsicherung zu zeigen. Damit meine ich nicht, gleich einen Pfad in die globale Zukunft zu eröffnen, sondern ich meine Lösungen für die tägliche »kleine Welt«. Diese kleine Welt besteht für unsere Kinder zu einem großen Teil aus: Schule. Ich möchte in diesem Kapitel über die Zukunft nun einen Ausflug in die Gegenwart machen, weil die Schule der Lebensbestandteil der Kinderwelt ist, in dem sie mindestens die Hälfte ihres Lebens verbringen. Und Schule ist der Bereich des kindlichen Lebens, der am dringendsten zu verändern und zu verbessern ist. Schauen wir also erst, was ich jeden Tag aus den Schulen höre.

Schulwelt oder »Da ist bei mir gleich alles wieder auf null gegangen«

Schülerstimmen

»Heute ist unser neuer Lehrer in unsere Klasse gekommen und hat uns mit den Worten begrüßt: ›Bei mir könnt ihr gar nicht so gut sein, dass ihr jemals eine Eins verdient hättet. Ihr braucht euch gar nicht anzustrengen!‹ – Da ist bei mir gleich alles wieder auf null gegangen. Mathe ist sowieso schwer für mich. Wozu soll ich mich bei diesem Lehrer überhaupt noch anstrengen?« (Magda, 14 Jahre)

»Unsere Lehrerin ist heute mal wieder richtig ausgeflippt. Sie hat rumgeschrien, dass wir nur dumm und faul sind und sie auf die Palme bringen wollen. Da hat sie heute auch tatsächlich gesessen, und es hat bedrohlich geschwankt. Wenn sie uns nicht wieder so beleidigt hätte, wäre es fast lachhaft gewesen. Sie kann sich einfach nicht durchsetzen. Und am Ende hat wieder keiner von uns etwas gelernt. Ja, stimmt, wir waren zu laut, aber der Unterricht ist einfach stinklangweilig.« (Rolf, 15 Jahre)

»Ich bin mir sicher, dass meine Lehrerin mich nicht mag. Auch die anderen haben neulich bei der Zensurenbesprechung zu ihr gesagt, dass sie mich ungerecht behandelt. Das wollte sie aber nicht hören. Ich melde mich genauso viel wie die anderen, aber mich nimmt sie nur dran, wenn ich mich gerade nicht gemeldet habe. Die anderen sagen, dass ich mal ein bisschen schleimen soll, aber das mag ich nicht. Ich kann nur hoffen, dass es im nächsten Jahr mit einem neuen Lehrer besser wird.« (Richard, 16 Jahre)

»Inzwischen habe ich richtig Angst vor Sport. Wir machen immer Mannschaftsspiele, und dann weiß ich schon, dass ich immer als Letzte gewählt werde. Ich hasse das. Und wenn meine Mutter mir eine Entschuldigung schreibt, dass ich am Sport nicht teilnehmen kann, muss ich auf der Bank sitzen und zugucken. Das ist auch nicht viel besser. Dann kann ich auch wieder der letzte Heuler sein. Meinen Sportlehrer interessiert das überhaupt nicht.« (Milena, 10 Jahre)

»Unser Lehrer hat uns heute einen langen Vortrag darüber gehalten, wie schwer das Abitur für uns werden wird. Ob uns eigentlich klar ist, dass wir mit unserer Haltung nichts Vernünftiges auf die Beine stellen werden. Er hat richtig eine riesige dunkle Wolke in den Raum gemalt. Hinterher standen wir völlig bedröppelt zusammen. Meine Freundin meinte sogar, dass sie sich dann überlegen müsste, die Schule abzubrechen, wenn das Abi sowieso zu schwer für sie wird.« (Lena, 17 Jahre)

»Ich liebe meine Lehrerin. Sie versteht es immer, auf uns einzugehen und den Unterricht so interessant zu gestalten, dass ich gerne hingehe. Auch, wenn es einmal Probleme in der Klasse gibt, spricht sie mit uns, und wir nehmen uns extra eine Stunde Zeit dafür. Ich kann mir gut vorstellen, dass ich auch einmal Lehrerin werde.« (Hanna, 13 Jahre)

»Unser Lehrer kann einfach nicht erklären. Es geht uns allen so, dass sie es nicht verstehen. Er ist so chaotisch und schnell, dass ich nicht mitkomme. Wenn ich ihn dann bitte, es nochmals zu erklären, wiederholt er einfach dasselbe noch mal. Ich frage schon lange nicht mehr nach.« (Heinrich, 12 Jahre)

»In der Zensurenbesprechung hat mein Lehrer mir mitgeteilt, dass ich aus pädagogischen Gründen eine Vier statt einer Drei bekommen werde. Er meint, dass ich mich zu wenig anstrenge und eigentlich besser sein könnte. Aber mit einer schlechteren Note habe ich noch weniger Lust!« (Carl, 15 Jahre)

»Die Lehrer erwarten von uns immer Pünktlichkeit, dabei sind sie selber ganz oft unpünktlich. Die interessieren sich doch gar nicht für uns! Nur unser Klassenlehrer, der ist da anders. Er hat uns neulich sogar recht gegeben, als wir uns über die Englischlehrerin bei ihm beschwert haben. Er hat aber gesagt, dass er weiß, dass es mit ihr manchmal etwas schwierig ist, dass er aber nichts daran ändern kann. Ich glaube, dass die Lehrer gar nicht wirklich miteinander sprechen.« (Victoria, 15 Jahre)

Lehrerstimmen

»Ich sehe als Fachlehrer zweihundert Schüler pro Tag. Wie soll ich da auf jeden Einzelnen eingehen? Die Klassen sind viel zu groß, und die Kinder werden immer unerzogener. Wir sollen den Kindern nicht nur etwas beibringen, sondern inzwischen sollen wir sie auch erziehen, weil die Eltern das nicht mehr leisten.« (Herr M, 42 Jahre)

»Ich habe es nicht nur mit dreißig Schülern, sondern mit sechzig Eltern und fünf Anwälten zu tun. Eltern treten heute mit Forderungen an uns Lehrer heran, die wir nicht erfüllen können. Und wenn etwas nicht nach ihrer Nase geht, drohen sie gleich mit dem Anwalt, ohne zu sehen, dass ihr Kind eigentlich tatsächlich ein schlechter Schüler ist.« (Frau C, 51 Jahre)

»Die Kinder werden immer auffälliger. Hatten wir früher mal ein ADS-Kind in der Klasse, so haben heute mindestens fünf eine Diagnose. Und die Lehrer sind damit komplett alleine gelassen, sollen aber auf der Klassenfahrt für eine richtige Medikamenteneinnahme sorgen. Ich bin weder eine Krankenschwester noch eine Nanny.« (Herr D, 55 Jahre)

»Die Stimmung in unserem Kollegium ist nicht gut. Es gibt kaum ein Miteinander und wenig Austausch. Und unsere Rektorin hat das alles nicht im Griff und lässt alles laufen. Ich komme nicht gerne morgens in die Schule. Nur mit meiner Klasse geht es mir besser.« (Frau H, 32 Jahre)

»Jetzt hat uns der Kinder- und Jugendpsychiater erklärt, was eine Dyspraxie ist, wie wir mit dem betreffenden Schüler umgehen sollten und, vor allem, wie wir den Nachteilsausgleich gestalten sollten. Wenn ich das alles auch noch umsetzen soll, kann ich gar keinen Unterricht mehr machen! Die Anforderungen an differenzierten Unterricht werden immer größer, bei gleichzeitig steigenden Anforderungen von allen Seiten und gleichbleibender schlechter Ausstattung.« (Frau B, 38 Jahre)

Stimmengewirr

Vor ein paar Jahren dachte ich angesichts der vielen täglichen und schrecklichen Berichte meiner Patienten aus ihren Schulen, ich müsste ein Buch nur darüber schreiben: darüber, wie Lehrer sich jeden Tag verhalten, darüber, welche Pädagogik in Deutschland immer noch tonangebend ist, und darüber, wie schlecht der Lehrer-Eltern-Dialog ist und vieles mehr. Meine anderen Bücher und vor allem dieses jetzt über die Kindersorgen waren mir wichtiger. Dennoch darf dieses Kapitel über Lehrer nicht fehlen. Die Zitate machen zweierlei deutlich: Ich könnte sie gefühlt endlos fortsetzen. Und: Kinder und Lehrer bewegen sich offensichtlich auf unterschiedlichen Planeten. Die jeweilige subjektive Sichtweise ist so weit von der anderen entfernt, dass man allein beim Lesen dieser Gegenüberstellung ratlos wird.

Das Stimmengewirr, in das sich natürlich auch noch die Eltern – zu Recht – einmischen, wird immer lauter, immer unübersichtlicher. Doch ich habe nicht den Eindruck, Perspektiven könnten sich eröffnen. Und mittendrin stehen neben den Kindern die Lehrer – und sind ebenfalls ratlos.

Pädagogik: Meine Thesen

Dem Eindruck, ich würde alle Lehrer über einen Kamm scheren und kritisieren, möchte ich gleich entgegentreten: Es gibt sie, die engagierten, die erfolgreichen und die beliebten Lehrer. Doch gerade diese berichten mir auch, dass es in jedem Kollegium eine nicht geringe Anzahl von Lehrern gibt, die diesem Bild nicht entsprechen. Das sind die demotivierten, enttäuschten und ausgebrannten Lehrer, die den vorzeitigen Ruhestand herbeisehnen.

Unabhängig von der persönlichen Situation und Ausstattung eines Lehrers muss ich allerdings sehr deutlich die Pädagogik kritisieren, mit der jeden Tag gearbeitet wird. Aus den täglichen klinischen Erfahrungen mit Schülern – und meinen persönlichen Erfahrungen bei Schulbesuchen – leiten sich für mich zehn Forderungen ab, die in deutschen Schulen umgesetzt werden sollten. Diesen Forderungen liegen jeweils Hypothesen über den Zustand von Schulen, Lehrern und deutscher Pädagogik zugrunde.

1. Klassen müssen kleiner und Schulen müssen saniert werden.

Wenn wir in der Klinik Gruppentherapien anbieten, so nehmen wir maximal zwölf Kinder in eine Gruppe. Natürlich ist Therapie etwas anderes als Unterricht, dennoch ist genauso eindeutig, dass für einen erfolgreichen Unterricht und für ein erfolgreiches Miteinander der Schüler kleinere Klassen mit maximal zwanzig Kindern die Voraussetzung sind. Auch, wenn Studien zeigen, dass der Lernerfolg davon wenig beeinträchtigt ist: Es geht darüber hinaus um Zufriedenheit, Stressreduktion und entspannteres Lehren und Lernen.

Schulen sind vielfach in einem baulichen Zustand, der auf einen erheblichen Reparaturstau hinweist. Die technische Ausstattung ist mittelalterlich und oft heruntergekommen. Der »Pflegezustand« unserer Schulen ist dringend verbesserungswürdig.

2. Lehrer sollten in ihrer Haltung grundsätzlich von Respekt getragen sein.

Die obigen Zitate und die täglichen Aussagen von Kindern mir gegenüber lassen es sehr deutlich werden, dass gelebter Respekt nicht wirklich in unseren Schulen praktiziert wird. Beleidigungen und herabsetzende Äußerungen von Lehrern sind an der Tagesordnung und Ausdruck des Gegenteils von Respekt. Und dies, obwohl viele Schulen den Begriff ausdrücklich in ihrem Leitbild erwähnen. Würde an den Schulen diese geforderte Dimension von Respekt tatsächlich gelebt werden, hätten wir ein anderes Schulklima – und ein besseres Lernumfeld.

3. Lehrer sollten sich in psychologischer Pädagogik fortbilden.

Die pädagogische Haltung vieler Lehrer ist defizitorientiert. Sie achten auf das, was fehlt, auf das, was nicht gut funktioniert. Die Idee, einen Schüler aus pädagogischen Gründen schlechter zu bewerten, als seine Leistung eigentlich ist, führt zur Demotivation. Wir wissen aus der Verhaltenstherapie, dass nur positive Verstärkung sinnvoll ist und entsprechende Effekte zeigt. Die psychologische Pädagogik ist ein Bereich, in dem viele solcher Zusammenhänge zwischen Psyche und Lernen aufgezeigt werden. Lehrer müssten sich in diesem Kontext nichts Neues oder Eigenes ausdenken, sondern sich lediglich spezifisch fortbilden – eigentlich eine Selbstverständlichkeit.

4. Lehrer sollten sich über Grundlagen der Soziometrie fortbilden.

Soziometrie ist die Sichtbarmachung sozialer Beziehungen innerhalb einer Gruppe. Jeder Lehrer sollte in der Lage sein, die Soziometrie seiner Klassen zu erfassen, um dann spezifisch z. B. mit Sitzordnungen oder Verstärkerplänen gegenüber Außenseitern zu reagieren. Eine ausbalancierte Soziometrie sorgt für einen größeren Klassenfrieden und damit für lustvolleres und effektiveres Lernen. Viele Unternehmen haben darauf schon in den Achtzigerjahren reagiert und Teams nach soziometrischen Gesichtspunkten zusammengestellt. Das Ergebnis waren nicht nur zufriedene Mitarbeiter, sondern auch eine höhere Effektivität bei niedrigerem Krankenstand.

5. Lehrer sollten verantwortlich für das Klassenklima sein.
Häufig sind Lehrer davon getragen, dass das Klassenklima wesentlich von einzelnen Schülerpersönlichkeiten und dem Zusammenspiel der Schüler untereinander abhängt. Für sie scheint es so zu sein, als könnte man das Klima in einer Klasse oder das Klima in einer Schule tatsächlich nicht beeinflussen. Das ist allerdings ein Irrtum, der vielfach auf mangelhaftem Respekt den Kindern gegenüber beruht – als wenn die Kinder das Klima in ihrer Klasse selbstbestimmt und eigenverantwortlich gestalten könnten. Selbstverständlich müssen wir Erwachsenen den Kindern zeigen, wie man untereinander klarkommt, wie man miteinander umgeht und wie jeder Einzelne dafür sorgen kann, dass ein freundliches, konstruktives, loyales und lernfreundliches Klassenklima herrscht – angefangen beim Verhalten des Lehrers der Klasse gegenüber.

6. Schulleitungen sollten verantwortlich für das Schulklima sein.
Sehr häufig gestehen Schulleiter auch mir gegenüber ein, dass sie keinerlei Einflussmöglichkeiten auf ihre Lehrer haben. So, wie Klassenlehrer für das Klima in ihrer Klasse verantwortlich sind, müssen Schulleitungen jedoch verantwortlich für das Klima des gesamten Kollegiums sein. Jeder Fußballtrainer wird verantwortlich gemacht für den Erfolg seiner Mannschaft, und schon längst ist klar, dass der »mentale Zustand« der Mannschaft einen erheblichen Effekt auf den Erfolg hat. Wenn die Teams in meiner Klinik nicht gut zusammenarbeiten können, liegt es in meiner Verantwortung als Klinikleiter, dies festzustellen und möglichst schnell Abhilfe zu schaffen. Ein gutes Schulklima wird immer unmittelbar über das Kollegium auf die einzelnen Klassen ausstrahlen. Ein Lehrer, der nicht gerne zur Arbeit kommt, kann keinen guten Unterricht machen.

7. Gegenseitige Unterrichtsbesuche/Intervisionen sollten Pflicht sein
Uns Psychotherapeuten wird nicht selten nachgesagt, dass wir ständig zusammensäßen, um zu reden. Sosehr wir uns selbstver-

ständlich darum bemühen, Besprechungs- und Therapiezeiten in einem ausgewogenen Verhältnis zu halten, so sehr wissen wir auch, dass die gegenseitige Falldemonstration wichtig dafür ist, dass sich jeder einzelne Mitarbeiter beständig verbessern kann. Besser bedeutet in diesem Kontext die Reflexion von eigenen Anteilen in der Behandlung, die hinderlich für ein Fortkommen des Kindes sind, aber auch die beständige Überprüfung therapeutischer Strategien. Lehrer aber besuchen sich in der Regel nicht gegenseitig im Unterricht und sind nach der Lehrprobe bis zu ihrer Pensionierung allein in den Klassen. Es versteht sich von selbst, dass dies für den pädagogischen Prozess und vor allem für das pädagogische Fortkommen keine gute Voraussetzung ist. Da Supervisionen durch einen externen Profi voraussichtlich von der Politik aus Kostengründen nicht befürwortet werden, ist mindestens die Intervision, der gegenseitige Austausch zum Beispiel unter Moderation von Koordinatoren und Stufenleitern, ein Instrument, das pädagogische Strategien transparent und der Reflexion zugänglich machen würde.

8. Alle Schulen sollten Feedbacksysteme durch Schüler einführen

Schüler können die Qualität des täglichen Unterrichts sehr gut und differenziert beurteilen. So, wie in vielen anderen Ausbildungssystemen das Feedback der Teilnehmer eine Selbstverständlichkeit geworden ist, sollten auch Schulen sich der regelmäßigen Beurteilung durch ihre Schüler stellen. Als Hochschullehrer weiß ich, welche große Bedeutung die Annahme und Reflexion der Rückmeldungen der von mir unterrichteten Studierenden hat. Ich habe auch erfahren, wie sehr sich dadurch die Lehre beständig zum gegenseitigen Vorteil verbessern lässt. Mir persönlich macht der Unterricht deutlich mehr Spaß, wenn ich weiß, dass die Studierenden sich wohlfühlen und einverstanden sind mit meinem Unterricht. Gäbe es so ein Feedbacksystem in Schulen, würde die Schul- und Lernzufriedenheit automatisch steigen, da die Schüler merken würden, dass sie ernst genommen werden. Es müsste aber zuvor eine Schulkultur sichergestellt sein, die Lehrer dazu befähigt, die

Kritik und die Anregungen ernst zu nehmen und konstruktiv umzusetzen. Das kann auch bedeuten, dass einzelne Lehrer merken, dass sie am Ende der Beliebtheitsskala stehen.

9. Alle Schulen sollten Modelle einer partizipativen Pädagogik entwickeln.

Ein Stichwort, das uns in der Klinik für Kinder- und Jugendpsychiatrie in der letzten Zeit sehr umtreibt, beschreibt die Beteiligung unserer Patienten an therapeutischen Prozessen. Wir haben das aktuell so umgesetzt, dass die Behandlungskonferenzen immer gemeinsam mit den Kindern und unter Umständen auch den Eltern stattfinden, und dass die Kinder und Jugendlichen die Möglichkeit haben, an der Übergabe zwischen Früh- und Spätschicht teilzunehmen. Insgesamt gestalten wir unsere Prozesse für die Patienten so transparent wie möglich. Architektonisch wird sich das demnächst auch dahin gehend auswirken, dass wir die Stationszimmer abschaffen und uns gemeinsam mit den Kindern in sogenannten Lobbys bewegen. Partizipative Pädagogik bedeutet nicht, dass Schüler über Curricula, also über die Lerninhalte, befinden. Aber sie sollten sehr viel mehr als heute an der Gestaltung des Unterrichts mitwirken können – und das nicht nur über zu benotende Referate. Als Argument für die Einführung einer derart ausgestalteten Pädagogik sollte es genügen zu wissen, dass sich im Ergebnis ein stärkerer Zusammenhalt der Klassen einstellen wird, ebenso wie größere Zufriedenheit und effektiveres Lernen.

10. Jede Schule sollte Handreichungen für Elterngespräche vorhalten.

Die Stimmung zwischen Lehrern und Eltern und zwischen Eltern und Lehrern ist vielfach verbesserungswürdig. Gegenseitiges Misstrauen – ich habe in diesem Kapitel die Elternstimmen absichtlich weggelassen, da die meisten Leser ihre eigene Elternstimme im Kopf haben dürften – und Vorurteile bestimmen den Dialog. Gespräche verlaufen oft unbefriedigend und in angespannter Atmosphäre. Wenn sich Lehrer und Eltern mehr über gemeinsame Ziele abstimmen würden und den Eltern die pädagogischen Absichten transparent gemacht würden, wären die Kinder entspannter – und automatisch auch die Eltern. Eltern, die über die Ziele der Lehrer Bescheid wissen, können Lehrer besser unterstützen. Am Ende ist die Schule eine Dienstleistung an unseren Kindern, um sie so mit Wissen, Verständnis für Zusammenhänge, Denkvermögen und Verhalten auszustatten, dass sie sich in der Welt sicher bewegen und diese gestalten können.

Schulwelt

Unsere Kinder verbringen die Hälfte ihrer Lebenszeit in der Schule. Es ist gut, dass Lehren und Lernen in den deutschsprachigen Ländern wesentlich eine Aufgabe des Staates ist. Die Zunahme von Gründungen privater Schulen in Deutschland, die nur von einem spezifischen und ökonomisch gut ausgestatteten Klientel besucht werden können, ist ein Zeichen dafür, wie unzufrieden viele Eltern mit der staatlichen Schule ihrer Kinder sind. Bevor sich hier eine Zweiklassengesellschaft etabliert, sollten wir uns alle aufgerufen fühlen, die Situation für unsere Kinder zu verbessern.

»Wandel durch Annäherung« – ist ein berühmter Satz aus der Ära Willy Brandts, mit der am Ende die Auflösung der Ost-West-Blöcke eingeleitet wurde. Das Gegenteil ist aktuell im Schule-Eltern-System der Fall. Durch Anwälte und Konfrontationen wird sich die Situation nicht verbessern.

Genauso ist es ein Skandal, dass viele Kinder mir gegenüber die Vermutung äußern, nach einer elterlichen Intervention in der Schule würden am Ende sie, die Schüler, leiden. Wie Sie meinen Thesen entnehmen, fordere ich von beiden Seiten, von den Eltern genauso wie von den Lehrern, sich einander anzunähern und miteinander im Gespräch zu bleiben.

Schulen scheinen jedoch wie verschanzte Dörfer darum zu ringen, ihr Leben, also den Unterricht, möglichst unbehelligt von außen abhalten zu können. Doch es sollte uns wachrütteln, dass jeden Tag zu viele Schüler unzufrieden und demotiviert aus dem

Dorf namens Schule nach Hause kommen. Zufriedene und begeisterte Schüler insgesamt sollten unser gesellschaftliches Ziel sein – dass nicht in jedem Fach Lehrer auf hundertprozentige Begeisterung stoßen, liegt in der Natur der Sache. Andererseits ist die Abhängigkeit der Zensuren vom Lehrer und nicht in erster Linie von der Leistungsfähigkeit der Schüler ein Hinweis auf die Gestaltungsmacht der Lehrer. Es könnte so leicht sein, wenn Lehrer sich ihrer Bedeutung bewusster wären und alleine daraus die Kraft schöpfen würden, ihre Schüler zu begeistern. Unsere Kinder sollten es uns wert sein. Ihre Zufriedenheit und Zukunftsfähigkeit kann durch kein Geld der Welt aufgewogen werden. Zumal unsere Kinder heute mehr denn je auf ihre Zukunft vorbereitet werden müssen. Immerhin erwartet sie eine Welt, die von einer neuen Qualität der industriellen Revolution gekennzeichnet ist.

Zukunft 4.0

Es ist schon absurd, dass wir jetzt analog zu Softwaresystemen unsere eigene Zukunft durchnummerieren. Das klingt nach Verfallsdatum und Update. Mag die technische Welt dies auch so sehen und es gar nicht schlecht mit uns meinen, so sind wir alle aufgerufen, eine Haltung dazu zu finden – im Sinne unserer Kinder. Dabei kann es nicht nur die bloße Verteufelung sein, aber auch nicht die unkritische Idealisierung.

Viele von uns haben den Eindruck, dass wir Entwicklungen lediglich hinterherlaufen und an der Gestaltung der Welt und ihrer – technischen – Entwicklung nicht beteiligt sind. Das stimmt und täuscht gleichzeitig: Wenn wir bestimmte Produkte nicht kaufen, wenn wir kollektiv (!) und nicht als Einzelne an bestimmten Entwicklungen nicht partizipieren möchten, sind wir frei, dementsprechend zu handeln und uns auch mit anderen zusammenzutun. Aber tun wir das wirklich? Ist es nicht das Kennzeichen technischer Entwicklung seit jeher, dass sie nicht aufzuhalten ist? Mahnt uns nicht der alljährliche Nobelpreis, dass selbst das nachträgliche Erschrecken über die eigene Erfindung nicht zu einem Umdenken führt? Der Kern der industriellen Revolution verbindet sich so tief mit unseren narzisstischen Bedürfnissen bzw. resultiert aus ihnen, dass sie untrennbar miteinander verbunden scheinen. Die kritischen Rufe dagegen sind so alt wie die ersten Maschinen, die nun einmal mehr erneuert werden für eine automatisierte und selbst lernende Zukunft.

Das soll jetzt keine unkritische Rede pro Technik sein, im Gegenteil. Seit es eine technische Entwicklung gibt, war sie nie aufzuhalten. Nur darüber, dass wir diese selbst gestaltete Auslieferung verstehen, wird sie vielleicht zumindest in Teilen überwindbar. Ein unkritisches Überlassen unserer Zukunft – und unserer Kinder – an die digitalen Zauberlehrlinge wäre fatal.

Aber: Führen wir wirklich eine breite gesellschaftliche Diskussion darüber, wie die Zukunft für unsere Kinder aussehen soll? Gibt es in dieser schnelllebigen Zeit der Twitter, Blogs und Clips überhaupt die Chance auf gesellschaftliche Diskussionen, die länger anhalten als der Wimpernschlag, den es braucht, Twitter wegzuklicken? Wo sind die Foren, in denen wir über die Zukunft ringen?

Unsere Bühne

Was werden wird, hängt von uns ab. Wir bestimmen das Bühnenbild und das Stück, das gegeben wird. Das Theater zeigt uns auf, wie unsere innere Verfassung aussieht: Es sind die immer selben Themen von Macht und Zerstörung, Liebe und Tod, Narzissmus und Untergang, Eifersucht und Beziehung. Das Psychogramm unserer individuellen und kollektiven Verfasstheit hat sich wenig verändert. Das, was wir verändert haben, ist unser Verhalten. Wir sind mehr und besser in der Lage, diese archaischen Gefühle, Wahrnehmungen und Impulse zu erkennen und zu steuern. Das ist eine Entwicklung, auf die wir sehr stolz sein können – und sollten. Dieser Stolz könnte eine Kraft sein, aus der wir schöpfen könnten, eine Kraft, die uns festigt und die wir weitergeben können. Eigentlich gehört Stolz zu den Gefühlsqualitäten, die wir negativ bewerten, weil es so schnell mit Überheblichkeit und Verdrängung anderer einhergeht. Ein zufriedener und reifer Stolz allerdings ist nicht so! Er lässt Platz für andere, dieser Stolz muss nicht konkurrieren und nährt erst einmal seinen Träger. Stolz kann man teilen, und dann vergrößert er sich.

Entwickeln wir also für unsere Kinder ein Bühnenbild, das weder düster und bedrohlich, aber auch nicht wie Disneyworld aussieht. Ein Bühnenbild, das sich nicht scheut zu zeigen, was wir errungen haben und was sich zu verteidigen lohnt. Dann ist ein Gebilde zu sehen, das sehr komplex ausschaut, sich nicht sofort erschließt, aber den Zuschauer einlädt, sich mit Zeit und Muße darauf einzulassen. Dann sieht man die Dimensionen der Demokratie, der Freiheit, des Respekts, der Toleranz und der gegenseitigen Neugier, die ein stabiles Bühnengebilde abgeben und zum Erkunden einladen.

Das Stück, das dann zu sehen sein wird, ist eine Fortführung von »Nathan dem Weisen«. Nachdem Lessing 1783 aufgezeigt hatte, wie sich die Konflikte während des dritten Kreuzzuges (1189–1192) hätten auflösen lassen können, sehen wir nun den Papst, der sich mit den Religionsführern der Weltreligionen trifft, um in direkten Gesprächen dafür Sorge zu tragen, dass der Hass zukünftig nicht mehr den eigenen Glauben als Alibi missbrauchen kann. Sie erzählen sich die Parabel von den drei Ringen: Ein Vater hat drei Söhne. Traditionell vergibt er seinen Siegelring an den ältesten oder den Lieblingssohn. Dieser Vater aber liebt seine drei Söhne gleichermaßen. So lässt er noch zwei identische Ringe anfertigen und vererbt sie an seine Söhne. Diese weise Handlung hinterlässt jeden Sohn mit einer gleichermaßen angemessenen Wertschätzung durch den Vater. Vielfach in der Weltgeschichte haben selbst solche weisen Handlungen nicht dazu geführt, dass die nachfolgende Generation befriedeter in ihr Leben startet. Doch Lessing führt schon Ende des 18. Jahrhunderts vor, dass Frieden in dieser Form möglich ist. Dieser Friede bedeutete allerdings Verzicht auf eigene Ansprüche und einen Blick auf das Ganze, dem eigene Wünsche unterzuordnen sind.

Laden wir unsere Kinder ein, dieses Theaterstück immer wieder zu sehen. Ermuntern wir sie, den Ring anzunehmen, auch, wenn es ihn mehrfach gibt.

Was werden wird

Mein Beruf hat sich in den letzten 30 Jahren kontinuierlich verändert, so, wie die Kinder sich verändert haben. Sie haben sich in so positiver Weise verändert, dass es jeden Tag mehr Spaß macht, mit ihnen zu arbeiten, mit ihnen zu sprechen, sie zu verstehen, von ihnen zu lernen. Unsere Kinder werden diese Welt übernehmen, so wie wir sie von unseren Eltern übernommen haben, wenn es uns gelingt, ihnen eine kritische und selbstreflexive Haltung mitzugeben. Wenn wir es ihnen zutrauen: Dann werden sie es besser machen als wir!

Darauf sollten wir uns freuen. Ich bin gespannt auf die Zukunft, auf die Welt unserer Kinder.

21. Kapitel

Statt einer Zusammenfassung: Kindliche Seelenlandschaften

Aggressionen

Unsere Wanderung durch die kindlichen Seelenlandschaften geht zu Ende. Losgegangen sind wir bei den Aggressionen. Ahmad und Ben haben uns gezeigt, welche unterschiedlichen Quellen Aggressionen haben können. Ahmads Seele ist massiv verletzt worden, er ist traumatisiert und ringt nun unter großen Anstrengungen in einer neuen, für ihn sehr irritierenden und verstörenden Kultur um Fassung und Struktur. Er ist ein Beispiel für die aktuellen transkulturellen Friktionen und Brüche in unserer Gesellschaft.

Die Seele von Ben hingegen ist entgrenzt und verwahrlost, seit er einer viel zu jungen, alleinerziehenden Mutter das Leben schwer gemacht hat. Bens Mutter war selbst völlig überfordert und psychisch krank. Ihr hätte sehr viel früher geholfen werden müssen. Ben ist ein Beispiel dafür, was geschieht, wenn Kinder oder Jugendliche nicht behandelt werden und in diesem Zustand selbst Eltern werden. Eine zerklüftete und erodierte Seele kann keine Grundlage für eine gesunde und fruchtbare Seelenlandschaft bilden. Aggressionen, die nicht aus einem primären Sadismus gespeist werden, sind immer die Reaktion auf Mangel und Verletzung. Aggressionen sind nicht angeboren, und Aggressionen gehören zu einem schrecklichen und weitverbreiteten Phänomen der menschlichen Seelenlandschaft. Damit die dahinterliegenden Verletzungen und der Mangel nicht offensichtlich werden können, verbarrikadieren sich die Betroffenen in einem zerklüfteten, unwirtlichen Gebirge aus Granit, das man kaum durchwandern kann, ohne sich zu verletzen. Das gelingt am Ende nur durch kollektive Strategien der Kultivierung, indem Wege mit Handläufen und Absturzsicherungen gebaut werden.

Aggressive Verhaltensweisen von Kindern und Jugendlichen erfordern immer Begrenzung, entschlossenes Handeln und eine Strategie der Behandlung.

Erschwert wird der Umgang mit Aggressionen dadurch, dass sie in abgeschwächter Form ständig und überall vorkommen und derzeit weltweit zu entsetzlichen kriegerischen Auseinandersetzungen geführt haben.

Verwahrlosung kann aber auch zu Aggressionen führen, die Kinder gegen sich selber richten. Rebecca gibt uns einen Einblick in eine kindliche Seele, die eine ihr zugefügte Verletzung beständig dadurch fortführt, dass sie sich als Prostituierte wegwirft und sich Männern zu Vergewaltigungen hingibt. Diese Seele ist wie eine Steinwüste, in der man nirgendwo Halt findet und in der man sich nicht lange aufhalten kann, ohne selber zu verhungern und zu verdursten. Rebecca gehört dann auch tatsächlich zu den Kindern, die wir nicht halten können und am Ende verlieren.

Egal, ob Granitgebirge oder Steinwüste: Die aggressiven Gebiete kindlicher Seelenlandschaften lassen sich nicht ohne Weiteres in blühende Wiesen verwandeln. Nur unter großen Anstrengungen lassen sich kleine Anteile für menschliches Leben zurückgewinnen. Dies gelingt nur mit großer Geduld, klaren Regeln und Durchsetzungsvermögen.

Angst

An die harte und raue Landschaft der Aggressionen mit ihren beschriebenen Extremformen schließt sich eine Landschaftsform an, die geradezu gegenteilig anmutet. Eine Landschaft, die man sich kaum zu betreten traut, weil sie so empfindsam und anfällig erscheint. In ihr leben Angsthasen, die man kaum zu Gesicht bekommt, weil sie so scheu sind und blitzschnell verschwinden, wenn sie uns bemerken. Das führt dazu, dass auch die Angsthasen selber wenig von der Welt sehen und sich mehr und mehr zurückziehen und einschließen.

Ein Beispiel dafür ist Carl, der schon länger das Haus nicht mehr verlassen konnte und auch seine Schule längere Zeit nicht mehr von innen gesehen hat. Als Carl von seiner Mutter gegen seinen Willen auf die Station gebracht wird, gerät er in einen akuten Zustand von Angstfieber. Leider lässt sich dieses Fieber nicht ambulant senken – Carl wird seine Angst nur im Rahmen einer Trennung von zu Hause bewältigen können.

Während Carl unter einer generalisierten Angststörung leidet, zeigt uns Lea, was eine Trennungsangst ist. Sie bewältigt eigentlich alles in ihrem Leben gut, mit einer großen Ausnahme: Sie kann sich morgens nicht von zu Hause trennen. Auch sie reagiert zuerst enttäuscht und verärgert über meine strikte Maßnahme, sie schnurstracks wieder in die Schule zu schicken, kann sich dann aber über den Erfolg freuen.

Spontan verleiten uns die weiten Landschaften mit den empfindlichen Gräsern und den scheuen Tieren dazu, sie nicht zu betreten, weil wir befürchten, zu viel Schaden anzurichten. Genauso geht es Eltern ängstlicher Kinder, die auf keinen Fall die Angst ihrer Kinder vergrößern wollen. Überlässt man allerdings diese empfindsamen Seelen sich selbst, so verkümmern sie irgendwann, weil auch sie eigentlich auf den Austausch und den Kontakt mit anderen Seelen angewiesen sind. Es bleibt uns gar nichts anderes übrig, als entschlossen schmale Wege durch die Landschaft zu bauen, damit der Angsthase eine Chance hat, in die Welt zu gehen. Dazu wird man immer zweierlei unternehmen müssen: Wir werden ihn locken, wir werden ihn aber auch festhalten, damit er uns nicht wieder zu seinem eigenen Schaden entwischt.

Die Landschaft der Angst beherbergt aber nicht immer so scheue, leicht verletzliche und zurückgezogen lebende Seelen, sondern manchmal sind sie auch schrill und laut. Dann begegnen uns Kinder wie Edda oder Flavia, die eine mit einer spezifischen phobischen Angst vor Hunden, und die andere mit lauten und lähmenden Panikattacken im Rahmen ihrer Abiturarbeiten.

Sowohl die empfindsamen als auch die anklagenden Bestandteile der kindlichen Seelenlandschaft gehören in den Bereich der Angst. Angstlandschaften schauen wir uns nicht gerne an, weil sie unangenehm sind und zu körperlichen Beschwerden führen. Angst gibt es überall, es gibt keine angstfreien Kinder – keine angstfreien Erwachsenen. Die Angstlandschaft ermahnt uns, nicht unüberlegt und vorschnell zu große Risiken einzugehen und uns zu gefährden – manchmal hindert sie uns und unsere Kinder am Fortkommen. Dann müssen wir sie in eine Muckibude gegen die Angst schicken, in der sie lernen, den Hunden zu trotzen und die Panik zu besiegen. Dann lässt sich auch die Heulsuse – die wir ab sofort nie wieder so nennen – in eine Tränenprinzessin verwandeln. Hänsel und Gretel zeigen uns, wie man sich an die Hand nimmt und das Unheimliche durch Zusammenhalt und Solidarität besiegt.

Wir kommen nicht umhin, gemeinsam mit unseren Kindern immer wieder durch Angstlandschaften marschieren zu müssen, deshalb dürfen wir nicht so tun, als gäbe es sie nicht, oder als könnte man sie vermeiden. Wir sollten den Satz des Philosophen Sören Kierkegaard beherzigen, der uns schon 1844 einen Wegweiser geschrieben hat, auf dem steht: »Wer hingegen gelernt hat, sich recht zu ängstigen, der hat das Höchste gelernt.«

Depressionen

An die empfindsame Landschaft der Angst schließt sich ein sehr dunkler Wald an. Es ist so dunkel dort, dass man kaum Tageslicht sehen kann. Man kommt kaum voran, weil das Dickicht uns daran hindert. Wenn man einmal hineingeraten ist, wird es schwer, wieder herauszukommen. Dieser dunkle Wald erinnert an Jorinde und Joringel, die sich dem Schloss der bösen Hexe zu sehr genähert haben, weshalb Joringel sieben Jahre warten muss, bis der die Erlösung für seine Geliebte erreichen kann. Wir lernen daraus: Trauer braucht Trost, braucht einen fürsorglichen Impuls von außen, der Licht in das Dunkel bringt, der einen Weg aufzeigt und einen Lichtschimmer am Ende des Tunnels entzündet.

Das geschieht etwa in einer der tröstlichsten Geschichten, die Astrid Lindgren uns geschrieben hat. In der Geschichte »Ein Kalb fällt vom Himmel« erlebt der Käthnerjunge, dass das Schicksal ihm als tröstlichen Ersatz für die am Vortag verstorbene Kuh tatsächlich ein Kalb zukommen lässt. Kinder wie der Käthnerjunge sind nicht depressiv, sondern traurig und ernst. Sie bewegen sich in einem anderen Teil des Waldes.

Der dunkle Wald, aus dem es keinen Ausgang zu geben scheint, wandelt sich in einen stillen, einsamen Wald der Melancholie. Hier spielt ein Kind zufrieden, nachdenklich und alleine vor sich hin. Vorschnell denken wir manchmal, so ein Kind müsste jetzt schnell in den Waldkindergarten gebracht werden, damit es nicht so einsam erscheint. Wahrscheinlich fürchten wir, dass der dunkle, stille Wald zu schnell wieder übergehen könnte in das undurchdringliche Dickicht. Es gibt aber Kinder, die sich gerne in dem melancholischen Teil aufhalten und dort auch nicht herausgeholt werden müssen und sollten – es gibt aber auch die Kinder, die in das depressive Dickicht geraten sind.

Charlotte beschreibt uns, wie anstrengend es ist, wie sehr sie gefangen ist im Gestrüpp kreisender Gedanken voller Selbstvorwürfe. Sie kann nicht alleine weiter und braucht sowohl medikamentöse als auch psychotherapeutische Unterstützung. Sieht man ein Kind im depressiven Dickicht, gilt: Weder Zurückhaltung noch Bedrängung ist hilfreich. Die allzu scharfe Machete des Bedrängens, um das Kind aus dem Dickicht herauszuschlagen, würde zu viele Kollateralschäden anrichten, das tatenlose Zuschauen ist eine Form der Vernachlässigung. Wie anstrengend es in diesem Wald zugeht, kann sich jeder vorstellen. Immer wieder geraten die betroffenen Kinder in diesen Wald hinein, ohne etwas dafür zu können – sie sind ihren Weg einfach immer weitergegangen, so wie jedes andere Kind auch. Leider hat ihr Weg sie immer tiefer in den Wald hineingeführt, ohne dass jemand da war, der sie zurückgeführt hätte. Deshalb ist es so wichtig, rechtzeitig zu reagieren, wenn ein Kind sich im Dickicht befindet.

Hans ist ein Junge, der uns beschreibt, wie in seinem Leben immer neue Verluste entstanden sind, er nach Halt gesucht und sich dabei immer mehr verloren hat, ähnlich wie Paul. Musste der eine erleben, dass sich seine Eltern und später auch seine Freundin von ihm trennen, so lässt das Schicksal Pauls Mutter sterben. Es ist unmittelbar einleuchtend, dass ein kindliches Leben sich nach solchen Schicksalsschlägen verdunkelt. Die Voraussetzung für Abhilfe wird immer nur dadurch geschaffen, dass die Erwachsenen nicht wegschauen und bereit sind, vorsichtig und entschlossen Licht zu organisieren.

Trauer und Melancholie sind nicht mit Depression gleichzusetzen. Depressionen lassen sich heute in der Regel erfolgreich behandeln. Trauer und Melancholie sollten zu unserem Leben wieder mehr dazugehören. So zu tun, als würden wir nicht auch immer mal wieder gerne in diesem stillen und dunklen Wald wandern, führt dazu, dass man den Übergang in das Dickicht zu spät bemerkt.

Es ist gesünder, sich so wie Pelle und seine Mutter von Astrid Lindgren zu verhalten: Pelle muss traurig und unverstanden ausziehen, und nur weil seine Mutter das erkennt, kann sie Pelle zurück ins Leben holen.

Tics, Tourette-Syndrom und Dissoziation

Kaum haben wir den Wald verlassen, geraten wir in schwieriges Terrain. Plötzliche Spalten im Boden zwingen die Kinder zu springen, und da die anderen die Spalten nicht sehen, sieht es aus wie ein merkwürdiger Veitstanz. Anna beschreibt uns diese Symptomatik, die quälend und anstrengend ist und die schnell mit einem Medikament versorgt werden muss, damit ihr Tourette-Syndrom sie nicht länger beherrscht. Kleinere Unwägbarkeiten im Gelände, die zu einzelnen und kleinen Bewegungen in Form von Tics führen, erleben Kinder häufiger. Dagegen helfen Entspannungsübungen, damit die Kinder nicht bei den kleinen unvorhersehbaren Schwierigkeiten im Gelände zusammenzucken.

Anders bei Michael, der erlebt hat, wie seine Beine plötzlich gelähmt weggeknickt sind, und der sich schließlich im Rollstuhl wiederfand. Aus den Spalten im Boden ist eine Landschaft geworden, die sumpfig und glucksend nicht mehr verrät, wo der Weg verläuft. Ganz im Gegenteil, Michael kann nicht wissen, wie er weitergehen soll, als er ein hübsches Mädchen auf der Tanzfläche anzutanzen versucht. Die unbewusste innere Angst vor der eigenen Courage, vor Trieb und Sexualität, lässt vor ihm eine schwefeldampfende Sumpflandschaft entstehen und droht ihn zu verschlingen.

Überhaupt gibt es eine intensive Verbindung zwischen Körper und Seele. Kinder drücken viele Befindlichkeiten körpernah aus, wenn sie über verschiedene Schmerzen klagen, die Ausdruck seelischer Zustände sind. Jeder Schmerz verlangt eine schnelle und zuverlässige elterliche Diagnose. Reicht es, einem Kind zu sagen, dass der kleine Spalt im Boden locker übersprungen werden kann, oder müssen wir ihm spezielle Leitern bereitstellen, mit denen Spalten oder glucksende Sumpflöcher überwunden werden können? Diese Frage muss von den Wanderführern, den Eltern, beständig beantwortet werden. Eine fälschlich angereichte Leiter richtet allerdings weniger Schaden an als die Aufforderung, es in jedem Fall ohne Hilfsmittel zu probieren – und dann dem Kind beim Hineinfallen zuzusehen.

Ausscheidungsstörungen

Wir kommen von den gefährlichen Spalten und Sümpfen zu den Moorseen. Dunkel und undurchdringlich liegen sie da, wenig einladend und irgendwie schmutzig, groß und nur schwer überwindbar. So geht es auch Christian und Erika, die nicht wissen, wie sie trocken und sauber werden können – wie die Moorseen sich überwinden lassen. Das Verständnis für die Größe und Unübersichtlichkeit ist die Voraussetzung dafür, dass die beiden sich den Moorseen nähern können. Behutsames und konsequentes Schwimmtraining bei gleichzeitigem Abbau der Angst vor den undurchsichtigen Gewässern führt schon bald dazu, dass beide Kinder mit ihren Ausscheidungen angemessen umgehen können. Der eine, indem er lernt, seinen Schließmuskel zu aktivieren, und die andere, indem sie ihren Schließmuskel im richtigen Moment entspannen kann.

Ausscheidungsstörungen sind häufig, und nicht immer wissen Kinder, wie sie sich angesichts des Moorsees verhalten sollen, denn als solcher erscheint ihnen, was aus ihrem Körper herauswill: dunkel und unheimlich. Indem wir Erwachsenen auch sie ernst nehmen und Toiletten, die zivilisierte Form des Moorsees, zu einem einladenden Ort machen, der vielleicht unheimlich ist, aber vertraut werden kann, helfen wir ihnen an das andere Ufer.

Schlafstörungen

Wir sind weit nach Norden gewandert und befinden uns im hellen Licht einer lauen Mittsommernacht. Die Helligkeit und die warme Temperatur sorgen dafür, dass die Kinder nicht einschlafen. Wir verstehen, dass der Schlaf mit seiner Dunkelheit für Kinder nichts Anziehendes hat, sondern dass sie zurückwollen zum Licht, wo die Eltern um das Lagerfeuer herumsitzen. Am liebsten bleiben sie dann bei den Eltern und bewältigen die Trennung nicht. Hanna lernt, sich von der Mittsommernacht zu verabschieden und wieder nach Hause in ihr eigenes Bett zu finden, wo es dunkler ist und sie Angst vor dem Alleinsein hat.

Der jugendliche Piet hingegen nutzt die helle Nacht für seine Partys und kommt dann übermüdet nicht in den Tag. Er freut sich über den verordneten Schlafentzug, merkt aber auch schnell, dass der Spaß in den frühen Morgenstunden vorbei ist. Da er dann nicht einschlafen darf, ist er am nächsten Abend ausreichend müde und schafft es, die nächtliche Party am nächsten Abend auszulassen.

So schön und anziehend die Mittsommernacht auch sein mag, sie hält unsere Kinder vom gesunden Schlaf ab. Wir müssen ihnen die Trennung von uns und den Weg in die Nacht hinein zutrauen – und es ihnen im Zweifelsfall mit kreativen und verlässlichen Ritualen beibringen.

Geschwisterrivalität

Nun führt unsere Wanderung durch ein Gebiet voller Disteln und Brennnesseln. Wer keine langärmelige Kleidung mit langen Hosen anhat, ist bald übersät mit kleinen Verletzungen von den Stacheln und Quaddeln vom Gift der Brennnesseln. Es ist, als ob diese Landschaft uns nicht da haben möchte, uns nicht gönnt, hindurchzuwandern. Alle Kinder, die Geschwister haben, fühlen sich bisweilen so wie wir jetzt auf diesem Weg. Manchmal allerdings wechseln sie die Seite und werden zu dem unwirtlichen Gestrüpp, das gerade noch sie selbst verletzt hat.

Eltern lieben diesen Teil ihres Gartens voller Unkraut überhaupt nicht. Hatten sie doch nur die schönsten Sommerblumen ausgesät! Und jetzt so ein Gestrüpp. Niemand kann diese unangenehmen Pflanzen, die genauso wie alle anderen ein Anrecht auf Wachstum und Dasein haben, verhindern, und doch wäre das Familienleben einfacher ohne sie.

Anton zeigt uns, wie unangenehm er mit seinen Disteln und Brennnesseln seiner Schwester gegenüber werden kann und wie intensiv sie das gesamte Familienklima vergiften. Da sind dann alle gefragt: Die Eltern müssen lernen, wie das ungebremste Wachstum des Unkrauts begrenzt werden kann, und Anton muss verstehen, woher seine Vorliebe für diese unbequemen Pflanzen kommt.

Anders ist es bei Pablo, der erlebt, dass durch seine kleine Schwester plötzlich eine Distel in sein Leben getreten ist, die ihn in seiner Entwicklung ein klein wenig zurückwirft.

Das Leben ist voller Geschwister, und jeder sommerliche Wanderweg enthält Abschnitte, die mit Brennnesseln so zugewachsen sind, dass wir im ersten Moment denken, es ginge nicht weiter. Erst die Akzeptanz und Aussöhnung, d. h. der richtige Schutz unserer Haut, bringen uns weiter. Und dann kann man irgendwann verstehen, dass ein Bruder oder eine Schwester an unserer Hand hilfreich werden können, wenn es heißt, die böse Hexe zu überwinden.

ADS

Unser Weg durch die kindliche Seelenlandschaft wird plötzlich unterbrochen von einer Kulturlandschaft: Eine Großstadt taucht vor uns auf mit vielen Wolkenkratzern, engen Häuserschluchten, einer Unmenge von Menschen und Verkehr sowie schriller und hektischer Leuchtreklame an allen Häuserwänden. Unsere Kinder wissen überhaupt nicht, wo sie zuerst hinschauen sollen, verlieren den Überblick und werden wuschig und nervös. Unruhig wie der Zappelphilipp von Heinrich Hoffmann laufen sie hin und her, und es geht ihnen wie Kevin, der sich in der Schule nicht konzentrieren kann.

Während wir unseren Kulturschock in der Großstadt dadurch behandeln würden, dass wir wieder hinaus in die Landschaft fahren, benötigt Kevin eine komplexe medikamentöse und psychotherapeutische Behandlung, da er seine Klasse – die Großstadt – nicht verlassen kann. Er muss in ihr zurechtkommen, weil ansonsten der Ausschluss in Form eines unangemessen schlechten Schulabschlusses droht.

Immer wieder haben Eltern den Eindruck, als würde es lediglich darum gehen, ihre Kinder an Bedingungen anzupassen, die eigentlich unangemessen sind. Verändert die Bedingungen und nicht die Kinder, ist eine Forderung, die immer wieder laut wird. Wenn es so leicht wäre, die hektische Großstadt mit ihrer Leuchtreklame abzuschaffen: Ich hätte nichts dagegen. Allerdings weiß ich, dass Kinder mit einem signifikanten Konzentrationsdefizit auch im Waldkindergarten große Probleme hätten. Es geht nicht darum, sie zu übermäßigen Leistungen zu bringen, aber sie haben ein Anrecht auf eine Förderung, die sich an ihrer – guten – Intelligenz bemisst.

Auch Pippi Langstrumpf hätte ein Anrecht darauf, dass jemand überprüft, ob sie an ADS oder einer Teilleistungsstörung leidet, die sie von der Schule fernhalten. Und auch unsere ADS-Jungen sind keine Derwische, denen wir lediglich beim Tanzen zuschauen dürfen.

Teilleistungsstörungen

Wir müssen noch in der Kulturlandschaft ausharren. Sie bietet viele Errungenschaften, die unser Leben lebenswert und interessant machen. Dazu gehören Lesen, Schreiben, Rechnen sowie Feinmotorik und Orientierung.

Wenn wir versuchen, ein Puzzle zusammenzusetzen, bei dem ein Teilchen aus einem anderen Puzzle stammt, werden wir an diesem letzten falschen Teilchen verzweifeln. Wie wir es drehen und wenden, es wird nicht passen.

So geht es Kurt, wenn er versucht, die Buchstaben beim Lesen zusammenzusetzen und sie beim Schreiben in der richtigen Reihenfolge aufs Papier zu bekommen. Ähnlich ist es bei den Kindern, die nicht rechnen können, und noch etwas komplexer bei den dyspraktischen, tollpatschigen Kindern. Sie sind unfreiwillig wie die Clowns, die immer hinfallen, sich nicht zurechtfinden, den Ball nicht fangen können und die Kakaotasse über den Tisch fliegen lassen.

Man kann sich vorstellen, was geschieht, wenn es Kinder in unserer Kulturlandschaft gibt, die aufgrund einer Gehirnverschaltungsstörung an bestimmten Kulturtechniken scheitern. Was für eine Errungenschaft, dass wir heute wissen, dass es sich um eine psychische Erkrankung und nicht um eine Form der Verweigerung oder um Dummheit handelt!

Wenn Ihnen zukünftig auf der Wanderung durch die Kulturlandschaft, durch die Städte und Schulen, ein Kind mit einer Teilleistungsstörung begegnet, versuchen Sie, sich immer vorzustellen, wie sich das wohl anfühlt, wenn man ein richtiges Puzzleteilchen im falschen Puzzle ist und irgendjemand ständig versucht, Sie in eine Form zu pressen, in die Sie nicht passen.

Zwangsstörungen

Bevor wir die Stadt verlassen, gehen wir in den Park. Ein englischer Garten, der nach einem strengen, übergeordneten Prinzip angelegt worden ist. Die meisten Pflanzen sind in ihrer Form zugeschnitten und folgen einem geometrischen und nicht ihrem natürlichen Wachstum. Alle Blumen sind so angeordnet, dass sie Muster wiedergeben, die unsere Sehnsucht nach Symmetrie und Ordnung befriedigen. Die Wege folgen ebenfalls geometrischen Mustern, alles ist blitzsauber, und es versteht sich von selbst, dass niemand die Wege verlässt.

Während wir dieses hübsche Gefängnis verlassen können, wenn wir genug gesehen haben, gibt es Kinder, die genau das nicht können.

Vincent, Gloria und Rico zeigen auf, wie man sich fühlt, wenn man im engen Korsett des englischen Gartens verbleiben muss, und machen deutlich, wie sehr sich der Garten dann in ein Betonlabyrinth verwandelt hat, aus dem es kein Entrinnen gibt.

Wir alle besuchen Parks wie englische Gärten gerne. Die Geometrie und Symmetrie entlasten uns von den ungeregelt auf uns niederprasselnden Eindrücken und Informationen des Alltags. Der englische Garten ist wie ein Ritual, das wir freiwillig in Anspruch nehmen und auf das wir ebenso freiwillig wieder verzichten können. Der englische Garten ist wichtig, aber er darf nicht zu unserem Lebensmittelpunkt werden und schon gar nicht zu einem Betonlabyrinth, aus dem es keinen Ausgang gibt. Bisweilen mutet der Beton an wie Felsbrocken, die keineswegs mehr zu einer Kulturlandschaft dazugehören. In diesem Fall sind Psychotherapeuten als Landschaftsarchitekten gefragt, die verstellte Landschaft der Kinder wieder begehbar zu machen, sodass sie freier in ihren seelischen Bewegungsabläufen werden.

Pubertät

Die Landschaft wird freier – und wilder. Wir können nicht sehen, wie es weitergeht, wir haben keine Karte, kein GPS, und zu allem Überfluss überraschen uns extreme Witterungsbedingungen mit ständig neuem und unvorhersehbarem Wetter. Darauf waren wir nicht gefasst! Die Seelenlandschaft unseres Kindes war uns doch so vertraut – und jetzt dieser ständige Wechsel zwischen brüllender Hitze und schneidender Kälte.

Solche unwägbaren und unbekannten Landschaften entstehen immer dann, wenn es für unsere Kinder notwendig wird, die Heimatstadt zu verlassen und in die Welt hinauszuziehen. Sie wissen dann auch nicht, wie und wo es weitergeht, und das Brüllen und das Schneiden haben sie nicht gerufen, es bricht über sie und ihren Weg ebenso herein wie ein plötzlicher Wettereinbruch im Gebirge.

Ruby lässt uns verstehen, was geschieht, wenn Eltern dann mit Hochleistungsscheinwerfern und geländegängigen SUVs versuchen, hinterherzufahren, um sicherzustellen, dass der (ehemaligen) Prinzessin nichts passiert. Dann wird das Gelände noch unsicherer, und irgendwann kommen die Eltern nicht mehr hinterher. Das ist gut so und notwendig, weil sich dieser Teil der kindlichen seelischen Entwicklung aus allem weiterentwickeln muss, was vorher gut gelaufen ist – ohne ungefragte Pfadfinder, ohne Besserwisserei und ohne Karten von früher.

Zum Glück verstehen das heute viele Eltern und bleiben in ihrem Territorium: in dem Wissen, dass es später wieder Landschaften geben wird, die man gemeinsam durchwandern kann. Aber nur, wenn man abwarten konnte.

Wir verlassen das Reservat der Pubertät noch nicht, weil es in ihm noch einige spezielle Bereiche gibt, die wir nicht übersehen sollten.

Mobbing

Das unbekannte Gelände der Pubertät enthält für manche Kinder Abschnitte voller Drachen. Die hausen in ihren Höhlen und kommen ab und zu fauchend hervorgeschossen. Wie viel Angst das macht, kann uns Sofia berichten. Nicht nur, dass die Drachen sie anfauchen, sie verbünden sich auch noch und spielen miteinander – ohne Sofia, die ausgegrenzt, verletzt und einsam zurückbleibt.

Wir wissen, dass die Drachen immer mal wieder darauf angewiesen sind, dass sie jemanden wegfauchen können. Dann fühlen sie sich untereinander wieder sicherer und wohler.

Sofia wird stärker werden durch die Behandlung, und die Drachen brauchen einen Drachenbändiger, der ihnen beibringt, wie man sich benimmt – gerade gegenüber jemandem, den man nicht so gerne mag. Die Drachenschule der Toleranz bringt ihnen bei, dass Fauchen und Feuerspucken verboten sind und dass sie ihre Kraft besser woanders einsetzen können.

Drogen

Manchmal entdecken die Kinder am Wegesrand ihrer pubertären und wilden Landschaft Früchte, von denen sie sich sehr angezogen fühlen. Es müssen nicht gleich verbotene Früchte wie illegale Drogen sein, es genügt schon der süße und betäubende Geschmack des Alkohols oder des Nikotins.

Johann demonstriert uns, wie schnell und intensiv Jugendliche so weit im Hain der Betäubung verschwinden können, dass wir mit keinem Gefährt der Welt hinterherkommen würden. Nur der Bulldozer würde zwar hinkommen, aber bei der ersten Gelegenheit wären Johann und seine Freunde wieder zurück im Hain.

Es gehört zu den wichtigen Erkenntnissen der Drogenbehandlung, dass diese am besten unter Bedingungen der Freiwilligkeit durchgeführt wird, sodass wir keine Chance haben, Johann aus seiner Hanfplantage herauszulocken.

Ein vorübergehender Kontakt im Hain der betörenden und betäubenden Früchte auf dem Weg durch die Pubertät ist nichts Ungewöhnliches. Mehrheitlich bleibt es auch dabei. Für diejenigen, die es nicht schaffen, weiterzuwandern, gilt, dass sie möglichst rechtzeitig von einem Scout aufgegriffen werden, der sie in die Klinik außerhalb des Reservats bringt – freiwillig.

Essstörungen

Jetzt verändert sich die Landschaft wieder grundsätzlich. Wir kommen in ein Gebiet, das auch noch zu den Kulturlandschaften zählt, allerdings im Sinne von Ackerbau und Viehzucht. Jetzt begegnen uns Kinder und Jugendliche, die davon nichts wissen möchten. Mädchen wie Alberta, die durch diese Landschaft läuft, ohne nach links oder rechts zu schauen, immer nur darauf bedacht, viele Kalorien zu verbrauchen und möglichst wenig Essen zu sich zu nehmen. Auch Alberta muss aus dem Reservat ihrer Pubertät herausgeführt und in einer Klinik behandelt werden. Ein Weg, der unter Umständen lange dauert und sie auch noch beschäftigt, wenn sie eigentlich schon längst erwachsen sein wird.

Neben Alberta geht Norma, die vor kaum einem Lebensmittelstand am Wegesrand vorbeikommt. Tief beschämt erbricht sie das Gegessene wieder und ist so verzweifelt, dass wir sie zu Alberta in die Klinik bringen müssen.

Die bäuerliche Kulturlandschaft, die schon lange von einer riesigen Lebensmittelindustrie ergänzt und zum Teil abgelöst ist, gehört zu den zentralen Landschaften unseres Lebens. Wir alle sind intensiv damit beschäftigt und entsprechend erschrocken, wenn Kinder und Jugendliche damit nicht zurechtkommen. Sosehr wir den überschlanken – insbesondere weiblichen – Körper idealisieren, so sehr ist das Essen eine zentrale und beziehungsstiftende Angelegenheit geblieben. Schneewittchen ist diejenige, die uns gezeigt hat, wie eng Essen und Trieb, Gier, verschlingen und ausspucken in unserer Seelenlandschaft zusammenhängen.

Wenn dann schon kleinere Kinder wie Fritz den Übergang von breiiger zu stückiger Kost nicht schaffen, entstehen schnell beängstigende Fantasien, er könnte verhungern. Fritz kann nur im Rahmen einer tagesklinischen Behandlung lernen, sich angstfrei und neugierig allen Nahrungsmitteln zu nähern.

Anders bei Paul. Er kann ähnlich wie Norma an keinem Lebensmittelstand vorbeigehen, nur, dass er das zu sich genommene Essen nicht wieder ausspuckt. Das darüber erworbene extreme Übergewicht wieder loszuwerden, ist ein sehr langer Weg.

Kinder bewältigen diese Kulturlandschaft des Essens normalerweise mit Freude, Genuss und Normalgewicht. Diejenigen, die Schwierigkeiten haben, brauchen schnell unsere Unterstützung und ein differenziertes Behandlungsangebot.

Digitale Medien

Ein Ausbund von Kultur und Technik wird durch die digitalen Medien repräsentiert und dringt immer weiter in das Familienleben, aber auch die Seelenlandschaften unserer Kinder ein. Wir haben Angst, dass die Seelen unserer Kinder durch diese Medien verkümmern, dass sie beziehungsunfähige und verdummte Monster werden, die einsam, ungebildet und sozial unfähig vor sich hinvegetieren.

Lea und ihre Familie zeigen uns, wie eine Familie einen Ausweg finden kann. Es gibt *keinerlei* Hinweise darauf, dass die Angst der Eltern berechtigt ist. Wenige Jugendliche werden – meistens vorübergehend – von PC-Spielen abhängig. Diese sollten selbstverständlich entsprechend behandelt werden.

Für alle anderen gilt, dass Eltern gemeinsam mit ihren Kindern eine Lösung finden müssen, wie sich digitale Medien und digitale Techniken in unser Leben integrieren lassen. Immerhin sind wir Erwachsenen diejenigen, die dafür verantwortlich sind, und zwar sowohl für die Entwicklung als auch für den Kauf und die Verbreitung.

Dann tauchen in unseren familiären Landschaften aber plötzlich Zauberlehrlinge auf, von denen wir nicht wissen können, ob sie nicht eines Tages so ein Eigenleben entwickeln, dass wir sie nicht mehr steuern können. Das kann uns dann so bedrohen, dass wir mit Goethe irgendwann nur verzweifelt rufen können: »Herr, die Not ist groß! Die Geister, die ich rief, werde ich nun nicht los!«

Sexualität

Dieser Landschaftsteil der Seele unserer Kinder ist schlüpfrig. Nicht in einem übertragenen, anzüglichen Sinn, sondern wörtlich: Es wird glatt, und keines der Kids weiß, ob es nicht doch das eine oder andere Mal ausrutschen könnte. Das kann glimpflich verlaufen, aber auch zu größeren Verletzungen wie bei Natassja führen. Aller sexuellen Aufklärung zum Trotz sind unsere Kids nicht automatisch gut darauf vorbereitet, wie man in einen für beide Seiten guten sexuellen Kontakt kommt. Natassja jedenfalls erlebt einen traumatisierenden ersten Geschlechtsverkehr, der wahrscheinlich auch dadurch befördert wurde, dass ihr Freund Praktiken wie Analverkehr aus seinem Pornokonsum in die Beziehung zu seiner Freundin überträgt, weil er denkt, das sei normal.

Auf der anderen Seite gibt es Jungen wie Rasmus, die sehr unbeholfen sind und nicht wissen, wie sie überhaupt mit dem anderen Geschlecht in Kontakt kommen sollen.

Schließlich hat sich Geschlechtlichkeit verändert, und die alten starren Grenzen von männlich und weiblich lockern immer mehr auf. Ein besonderes Beispiel hierfür ist Paula, die uns erklärt, wie aus Paul Paula geworden ist. Geschlechtsdysphorische Kinder brauchen unsere Aufmerksamkeit, weil sie nicht wissen, wie sie zu sich kommen sollen und was für ein Körper mit welcher Sexualität zu ihnen gehört.

Es bleibt dabei, dass wir aufmerksam sein müssen, wenn unsere Kinder in den sexuellen Bereichen ihrer seelischen Landschaft ausgerutscht sind und sich verletzt haben. Auch hier gilt, dass wir Erwachsenen in unseren Beziehungen vorleben müssen, wie ein gutes sexuelles Miteinander funktioniert – ohne dass dieses nach außen sichtbar werden muss.

Selbstverletzendes Verhalten

Die Landschaft wird gefährlich. Überall Blutreste und Blutspuren. Lara gehört zu den Mädchen, die sich immer wieder über eine lange Zeit selbst verletzen, bis es keine narbenfreie Stelle mehr auf ihren Armen gibt. Diese blutige Landschaft ist schwer auszuhalten und bedarf immer professioneller und erfahrener Behandlung. Nur darüber, dass man gemeinsam mit den Mädchen versteht, was sie in diese Blutspur gebracht hat und warum ihr Selbstwertgefühl beschädigt ist, kann es eine Chance geben, sie langsam, aber sicher wieder herauszuführen bzw. ihnen zuzutrauen, selbst ihren Weg in die Unversehrtheit zu finden.

Somatoforme Schmerzen

Es bleibt schmerzhaft, allerdings nicht selbst zugefügt, sondern weil die kindliche Seele manchmal keinen anderen Ausdruck weiß, als Schmerzen zu äußern. Erwachsene kennen das aus ihrer eigenen Seelenlandschaft auch: Aufgrund von Stress oder innerseelischen Konflikten kommt es zu Schmerzzuständen im Körper, die nicht durch eine körperliche Krankheit hervorgerufen sind. Das ist dann ein wenig so, als wenn der Rucksack auf der Wanderung doch zu schwer ist und das Kind etwas atemlos und erschöpft immer wieder stehen bleiben muss. Vielleicht war auch die Route zu anspruchsvoll oder die Luft in großer Höhe zu dünn.

Mit den vielen Kindern auf unserer Schmerzstation erarbeiten wir dann, wie man das eigene Schmerzgedächtnis und das Schmerzerleben verändern und zurückdrängen kann.

Scheidung

Manchmal gehen Kinder ihren Weg, und plötzlich stehen sie vor einem Abgrund. Niemand hat sie vorbereitet, und niemand weiß, wie es weitergehen soll, weil die Trennung der Eltern endgültig ist. Zu erleben, wie sich Menschen, aus deren Liebesbeziehung man selbst hervorgegangen ist, plötzlich nicht mehr mögen oder gar hassen, führt immer zu inneren Verwerfungen. Die Kinder geraten in einen Loyalitätskonflikt, der sich nicht auflösen lässt, und bleiben ratlos am Abgrund der gescheiterten Ehe ihrer Eltern stehen.

Eltern müssen verstehen, dass sie ein Elternteam bleiben und alles daransetzen sollten, dass dies auch einigermaßen gut funktioniert. Viel zu viele Kinder demonstrieren uns jeden Tag, was es bedeutet, wenn Eltern das nicht schaffen. Dann laufen sie am Abgrund entlang und pendeln ratlos und hin- und hergerissen von einem Elternteil zum anderen.

Zukunft

Unsere Kinder sind insgesamt nicht ratlos, und trotzdem müssen wir uns aus Elternsicht der Frage stellen, was wohl werden wird, wie die menschliche Landschaft sich weiterentwickeln wird und soll. Obwohl für uns vieles unklar ist – und auch wir selbst beunruhigt in die Zukunft schauen –, bleibt es extrem wichtig, dass wir unseren Kindern mehr denn je die Werte aktiv vorleben, die wir vermitteln wollen. Wir müssen uns der Frage stellen, welche Kinder, welche Kindheit möchten wir. Und wie wollen wir ihnen welche Zukunft gestalten? Dabei sollten wir weder rückwärtsgewandt romantisch noch mit misstrauischem Blick in die Zukunft vor unseren Kindern stehen. Es ist gar nicht so leicht, mit der angemessenen Ernsthaftigkeit und Nachdenklichkeit in unbekanntes Gelände voranzugehen, ohne die notwendige Portion Optimismus und Leichtigkeit zu verlieren.

Neben den Visionen geht es aber auch um Veränderungen in der konkreten täglichen Welt unserer Kinder. Nach wie vor möchte ich nicht hinnehmen, in welchem Ausmaß Kinder und Jugendliche Grund haben, sich jeden Tag über ihre Schulen und Lehrer zu beschweren. Ich meine, es ist notwendig, sowohl den Schülerstimmen als auch den Lehrerstimmen nachzugehen und beide ernst zu nehmen. Dann aber komme ich nicht umhin, einen Katalog von Anforderungen an Schulen und Lehrer zu formulieren, der als Basis für einen intensiven Dialog dienen könnte.

Am Ende läuft es darauf hinaus, dass wir uns ein Bild von uns selbst machen, bevor wir unseren Kindern vorleben, wie wir gemeinsam Zukunft verantwortungsvoll gestalten können. Eigentlich könnten und dürften wir auf das Erreichte in unserer Welt zumindest im deutschsprachigen Raum stolz sein. Wir sollten unsere Kinder mitnehmen ins Theater, in dem in Anlehnung an Lessings Nathan den Weisen ein Stück gespielt wird, in dem es um uns geht. Um die Dimensionen von Demokratie, um Freiheit, Toleranz und gegenseitige freundliche Neugier.

Wir sollten es unseren Kindern zutrauen, dass sie ebenso wie wir ihre Zukunft gestalten werden – und, dass sie es besser machen werden als wir!

Statt eines Nachwortes:
Noch einmal Zukunft

Nehmen Sie sich Zeit für sich, und nehmen Sie sich Zeit für Ihre Kinder. Lassen Sie sich nicht irritieren von defizitorientierten Blicken auf unseren Nachwuchs, die uns einreden wollen, sie würden immer schlimmer und kränker.

Obwohl es in diesem Buch um psychische Krankheiten, Symptome und Sorgen von Kindern gegangen ist, möchte ich einmal mehr einen Beitrag dazu leisten, dass wir einen angemessenen und fürsorglichen Blick auf unsere Kinder werfen. Wir sollten möglichst wenig übersehen, wir dürfen und müssen ihnen aber auch alles zutrauen.

Die Verantwortung für die aktuelle Zukunft liegt bei uns. Machen wir uns Gedanken darüber, welche technische Entwicklung wir haben möchten und welche Landkarte unserer Welt wir an unsere Kinder übergeben möchten.

Die Seelenlandschaften unserer Kinder sind voller Reichtum und Vielfalt. Die Erkundigungen, die ich jeden Tag unternehmen darf, erfüllen mich mit Dankbarkeit und Demut. Davon möchte ich gerne etwas weitergeben. Wenn wir alle zusammen den Reichtum, den unsere Kinder uns bescheren, an sie zurückgeben, brauchen wir uns weniger Gedanken um ihre Ausstattung zu machen.

Die aktuelle politische Lage erfordert sicherlich etwas anderes als Demut und Dankbarkeit. Sollte es uns hierbei nicht gelingen, in einem solidarischen Schulterschluss gegen Angst und Destruktion Veränderungen herbeizuführen, so bleibt gar nichts anderes, als es unseren Kindern zu überlassen. Meine Schuldgefühle für den Fall des Scheiterns gegenüber unseren Kindern wären sehr groß.

Im täglichen Kontakt mit den Kindern und Jugendlichen überwiegen die Bereicherung und die Dankbarkeit. Dann entfachen die

Kinder immer wieder den Optimismus in mir, den die Zusammenarbeit und das Zusammenleben mit ihnen mit sich bringt.

Danke.

Danksagung

Danke
Dieses Buch habe ich nicht ohne Unterstützung geschrieben.

Danke, Elisabeth.
Danke, Antonia.
Danke, Vinzenz.
Danke, Freunde.
Danke, Kinder.
Danke, Caroline Draeger.
Danke, Kollegen.
Danke, Verlag.

Register

Seit Jahren unterstütze ich die Arbeit der
Stiftung Kulturglück
in Hamburg. Diese Stiftung setzt sich dafür ein,
dass große und kleine Menschen Zugang zu Museen erhalten,
so auch die Kinder und Jugendlichen der Kinder- und
Jugendpsychiatrie in Hamburg:

Kontoinhaber: Stiftung Kulturglück
Bank: Hamburger Sparkasse, Hamburg
Konto-Nr.: 1002184735
BLZ: 200 505 50
IBAN: DE32200505501002184735
Swift Code: HASPDEHHXXX

Doch diese Stiftung ist eher regional tätig.
Wer sich ganz allgemein für Kinder engagieren möchte,
ist sicher richtig mit einer Spende beim
SOS Kinderdorf.

Über deren Homepage www.sos-kinderdorf.de lässt sich
das passende Spendenkonto leicht herausfinden,
und jeder kann sich aussuchen, ob er sich durch eine
Partnerschaft längerfristig binden oder mit einer einmaligen
Spende etwas für Kinder tun möchte.

Viele Kinder werden Ihnen danken, nicht nur ich,
weil Sie ihre Sorgen verringert haben.

Michael Schulte-Markwort

Burnout-Kids
Wie das Prinzip Leistung unsere Kinder überfordert

Kinder können vor Erschöpfung ausbrennen

Sie sind einfach fertig. Sie müssen perfekt gestylt sein für den Auftritt in der Klasse. Die Noten müssen sowieso stimmen. Nach Schulschluss wartet schon der Trainer, dann die Klavierlehrerin. In der Summe ist dieser Druck auf unsere Kinder unerträglich, denn sie unterwerfen sich fast völlig freiwillig dem Diktat unserer Leistungsgesellschaft – und leiden unter den Folgen.

Der erfahrene Kinder- und Jugendpsychiater Professor Michael Schulte-Markwort diagnostiziert täglich Burnout bei Kindern. Er fordert deshalb von unserer Gesellschaft eine Antwort auf die Frage: »Was für Kinder wollen wir?«

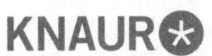

Michael Schulte-Markwort

Superkids

Warum der Erziehungsehrgeiz
unsere Familien unglücklich macht

Für die richtige Balance
zwischen Fördern und Fordern

Der Wunsch nach optimaler Erziehung belastet alle. Die Heranwachsenden sollen nach Zeitplan funktionieren. Und ihre Eltern vergessen vor lauter Sorge um die Zukunft, dass die Kids den Wirbel aushalten müssen, der um sie gemacht wird. Welche Auswirkungen das haben kann, zeigt der renommierte Kinderpsychiater Michael Schulte-Markwort anhand zahlreicher Beispiele. Und er lehrt uns, die Kids wieder mit offenen Augen zu sehen.

»Wie man es schafft,
nicht immer noch superer werden zu wollen.«
Eltern Family

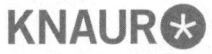